Entdecke deinen Feinstoffkörper

W0383719

Ronald Göthert

ENTDECKE DEINEN FEINSTOFFKÖRPER

Das Praxisbuch für Schutz und Stärkung der Lebensenergie

Lotos

Die in diesem Buch vorgestellten Informationen und Empfehlungen sind nach bestem Wissen und Gewissen geprüft. Dennoch übernehmen der Autor und der Verlag keinerlei Haftung für Schäden irgendwelcher Art, die sich direkt oder indirekt aus dem Gebrauch der hier beschriebenen Anwendungen ergeben. Bitte nehmen Sie im Zweifelsfall bzw. bei ernsthaften Beschwerden immer professionelle Diagnose und Therapie durch ärztliche oder naturheilkundliche Hilfe in Anspruch.

Sollte diese Publikation Links auf Webseiten Dritter enthalten, so übernehmen wir für deren Inhalte keine Haftung, da wir uns diese nicht zu eigen machen, sondern lediglich auf deren Stand zum Zeitpunkt der Erstveröffentlichung verweisen.

MIX
Papier aus verantwortungsvollen Quellen
FSC® C083411
FSC www.fsc.org

Penguin Random House Verlagsgruppe FSC® N001967

Erste Auflage 2021
Copyright © 2021 by Integral Verlag, München,
in der Penguin Random House Verlagsgruppe GmbH,
Neumarkter Straße 28, 81673 München
Dieses Werk wurde vermittelt durch die
Literarische Agentur Thomas Schlück GmbH, 30161 Hannover.
Alle Rechte sind vorbehalten. Printed in Germany.
Redaktion: Diane Zilliges
Umschlaggestaltung: Guter Punkt, München
unter Verwendung eines Motivs von: © martialred / adobestock
Illustrationen: Wolfgang Pfau
Satz: Satzwerk Huber, Germering
Druck und Bindung: CPI books GmbH, Leck
ISBN 978-3-7787-8301-6
www.Integral-Lotos-Ansata.de
www.facebook.com/Integral.Lotos.Ansata

Inhalt

Kapitel 1: Einladung zu einer Entdeckungsreise **11**
Eine Wanderkarte durch die Landschaften der feinstofflichen Gesundheit 16
Was in den Rucksack gehört 25

Kapitel 2: Unser erweitertes Ich **27**
Die vergessene Realität 32
Feinstofflich, was bedeutet das überhaupt? 34
Skepsis und Vertrauen 40
Anleitung 1: Ertasten des Feinstoffkörpers 42
»Per Du« mit dem Feinstoffkörper 52
Die innere Ordnung 69

Kapitel 3: Flüstern als Feinstoffsprache **79**
Ihr persönlicher Wegweiser: Das innere Wissen 89
Ein Gast im Haus 99
Anleitung 2: Die horchende Hand 103
»Bin ich bloß erschöpft, oder hungere ich innerlich?« 116

Kapitel 4: Die ewige Suche nach Ersatznahrung ... **121**
Der Kampf um die Aufmerksamkeit ... 127
Gejagte Jäger ... 140
Schluss mit dem Energieraub ... 148
Eine Welt ohne Jäger und Beute ... 161
Anleitung 3: »Hinterer Raum« ... 167

Kapitel 5: Was feinstofflich hängen bleibt, wiegt schwer ... **183**
Feinstoffliche Belastungen ... 184
Feinstoffliche Schmerzempfindungen ... 212
Dankbarkeit in Zeiten des Überflusses ... 231

Kapitel 6: Lebensnahrung ... **241**
Universalschlüssel Verständnis ... 245
Anleitung 4: Neugeborenes ... 252
Wie man Nahrung feinstofflich unterstützt ... 259
Drei Schritte: Ich will – ich darf – ich habe Verständnis ... 260
Feinstoffliche Nahrungsaufnahme ... 267

Kapitel 7: Der innerlich erfüllte Mensch und die Gesellschaft ... **271**
Ein paar inspirierende Fragen ... 274

Schlusswort 277

Danksagung 281

Über Ronald Göthert 282

Angebote der Göthert-Methode® 284

Verzeichnis der Anleitungen und Übungen

Anleitung 1: Ertasten des Feinstoffkörpers 42
Schritt 1: Aufwärmübung 43
Schritt 2: Grundanleitung 45

Übung 1: Die Oberfläche des Feinstoffkörpers ertasten 51

Übung 2: Feinstoffkörper und physischen Körper wahrnehmen 61

Übung 3: Die drückende Hand 86

Übung 4: Zugang zum inneren Wissen 94
Partnerübung 95
Allein üben 98

Übung 5: Zu Gast bei Ihrem Feinstoffkörper 100

Anleitung 2: Die »horchende Hand« 103
Schritt 1: Den Windhauch orten 107
Schritt 2: Dem Ton lauschen 109
Schritt 3: Mit »horchender Hand« den Feinstoffkörper ertasten 111

Anleitung 3: »Hinterer Raum« 172
Schritt 1: Den hinteren Raum wahrnehmen 172
Schritt 2: Die »horchende Hand« im Stereomodus . . 174
Schritt 3: Drei Wahrnehmungsperspektiven 178

Übung 6: Nahrung feinstofflich überprüfen 204

Übung 7: Nahrungsmittel wahrnehmen und den hinteren Raum spüren 207

Übung 8: Widerstand am Mund 210

Übung 9: Den Zählfluss beobachten mit Farben 225

Übung 10: Den Zählfluss beobachten mit Nahrungsmitteln 228

Anleitung 4: Neugeborenes 254

Übung 11: Feinstoffliche Unterstützung der Nahrung 264

Übung 12: Feinstoffliche Nahrungsaufnahme 269

- Kapitel 1 -

Einladung zu einer Entdeckungsreise

Uns Menschen steht von Natur aus ein wahres Füllhorn an Energie zur Verfügung – wir müssen nur seine Quelle entdecken und freilegen.

Eine starke Behauptung?

Hiermit lade ich Sie herzlich zu einer Entdeckungsreise ein, die Sie zu ebenjener Quelle der in uns Menschen liegenden Lebensenergie führen wird. Der Weg dorthin bietet einige Herausforderungen, die allerdings mit Interesse und Aufmerksamkeit nicht nur gut zu bewältigen sind, sondern immer wieder überraschende Meilensteine parat halten, wie es sich für eine echte Entdeckungsreise gehört.

Sie werden unterwegs vielleicht auch immer wieder einmal feststellen, dass Ihnen einige Etappen des Wegs bereits bekannt sind. So werden Sie es vermutlich kennen, dass Ihnen während eines Morgenspaziergangs, zu dem Sie mürrisch und mit Kopfschmerzen aufgebrochen waren, plötzlich alles so leicht schien, dass Sie am liebsten ewig weitergelaufen wären. Oder dass sich bei einer Arbeit plötzlich ein Flow einstellte, sich alles wie von selbst entwickelte und Sie gar nicht bemerkten, wie die Zeit verging. Anstatt sich anschließend den Schweiß von der Stirn zu wischen, haben Sie sich energiegeladen und unternehmungslustig erlebt. Möglicherweise haben Sie sogar gedacht, wie großartig es wäre, in dieser Stimmung zu bleiben – nur leider verflüchtigt sie sich meist nach einer Weile. Etwas schiebt sich, einem Bollwerk gleich, zwischen uns und die Kraftquelle, mit der wir in Berührung gekommen sind. Bevor wir uns versehen, hat uns das Alltagsleben mit seiner Schnelligkeit, der steten Reizüberflutung und dem hohen Stresspegel fest im Griff. Die Quelle unserer Kraft, die eben noch so lebendig in uns war, gerät außer Reichweite und manchmal sogar in Vergessenheit.

Dieser Ablauf ist vielen Menschen so geläufig, dass man geradezu von einer Gesetzmäßigkeit reden könnte. Ab und zu bricht die Sonne durch die Wolken, darüber kann man sich freuen und ihr wärmendes Licht einen Augenblick lang genießen. Ewigen Sonnenschein zu erwarten wäre jedoch naiv, weil offenbar aussichtslos. Aufziehende Wolken lassen sich nicht einfach beiseiteschieben, nur weil man es gern hell und warm mag.

So sieht der allgemeinen Wahrnehmung nach heutzutage das gewöhnliche Alltags(er)leben aus: ein oft verhangener Himmel und nur gelegentlich ein überraschend hervorblitzender Sonnenstrahl. So sei das eben.

Ich persönlich bin da anderer Meinung. Aus meiner Forschung heraus weiß ich, dass es durchaus eine Möglichkeit gibt, die eigene Lebensenergie frei und zu jeder Zeit voll in Anspruch zu nehmen – und als schöne Nebenwirkung gegen den berüchtigten Stress- und Hektikterror resistent zu werden. Die Lösung liegt meiner Forschung und Erfahrung nach in der

Rückbesinnung auf eine fast vergessene Realität, die uns umgibt und gegen deren Regeln wir aus Unkenntnis oft verstoßen. Dabei wissen wir, dass der Mensch mehr ist als nur Haut und Knochen. Nur worin dieses »Mehr« besteht, darüber herrscht Unklarheit. Die Folgen dieser Ahnungslosigkeit bekommen wir zu spüren, wenn wir uns beispielsweise mitten am Tag geistig und körperlich träge fühlen, von allerlei Zipperlein geplagt werden und düsteren Stimmungen ausgeliefert sind.

Für viele Ohren mag die Vorstellung, dass der Mensch im wahrsten Sinne *mehr* ist als sein physischer Körper, verblüffend klingen, auch wenn das Wissen darüber schon seit Tausenden von Jahren vorhanden ist. Zu den ältesten bekannten Aufzeichnungen darüber gehören zum Beispiel die Veden. Auch dort ist schon die Rede davon, dass wir nicht nur über den uns vertrauten fleischlichen Körper verfügen, sondern auch über einen energetischen beziehungsweise einen Feinstoffkörper – ein Begriff, mit dem ich vorwiegend in diesem Praxisbuch arbeiten werde. Denn dieser Körper ist zwar feinerer Natur als der sogenannte physische Körper, aber er ist durchaus stofflich, wie Sie schon bald selbst herausfinden dürfen.

Auch wenn uns aktuell noch allgemein übliche Begriffe zum Erfassen dieser Realität fehlen, wird das Bewusstsein für das Feinstoffliche in unserer Gesellschaft immer breiter. Das zeigt zum Beispiel das zunehmende Interesse an der Traditionellen Chinesische Medizin, kurz TCM, die auf der Annahme beruht, den Menschen durchfließe die Lebensenergie »Qi« auf Energiebahnen beziehungsweise Meridianen. Auch die immer beliebter werdende traditionelle indische Heilkunst Ayurveda geht davon aus, dass der Mensch ein energetisches Wesen ist, in dem unter anderem ein immaterielles, sprich feinstoffliches Gleichgewicht der Kräfte, der sogenannten Doshas, wirkt. Ein weiteres populäres Beispiel wäre das vom Yoga her bekannte Chakrensystem, dessen einzelne Zentren wie feinstoffliche Energieumwandler funktionieren und den physischen Körper mit Lebensenergie – auch Prana genannt – versorgen sollen.

Wer sich schon einmal mit diesem Thema beschäftigt hat, wird vielleicht auch an das populäre Wort »Aura« denken. Deshalb werde ich auch öfter gefragt, ob denn der Feinstoffkörper der »Aura« entspricht. Vielleicht so viel: Ich verwende den Begriff »Aura« nicht, weil er mir zu diffus und undefiniert ist. Manche scheinen darunter eine elektromagnetische Ausstrahlung des Menschen zu verstehen, eine Art Lichtkranz. Der Feinstoffkörper, den ich seit Jahrzehnten aus meiner eigenen Wahrnehmung heraus erforsche und mit dem ich arbeite, ist zwar fein, aber auch stofflicher Natur. Er wird nicht von der physischen Materie ausgestrahlt, sondern stellt eine eigenständige, dem Menschen zugehörige Struktur dar. Deshalb verwende ich auch den Begriff »Energiekörper« nicht, obwohl manche damit scheinbar das Gleiche meinen wie ich mit dem Feinstoffkörper. Die wissenschaftliche Erforschung dieser Ebene der Materie steckt noch in den Kinderschuhen. Irgendwann, davon gehe ich aus, werden manche Teilchen, die aktuell in der Quantenphysik untersucht werden, den feinstofflichen Gegebenheiten des Menschen zugeordnet werden können. Bis dahin bleibt es uns vorbehalten, das Feinstoffliche durch empirische Forschung zu entdecken, zu betrachten und zu verstehen.

Ihre eigene Erfahrung mit dem Feinstoffkörper ist es, was Ihr Wohlbefinden und Ihr Leben verwandeln kann.

Die Entdeckungsreise in diesem Praxisbuch soll also ins Reich des Feinstofflichen gehen, das für viele Menschen nach wie vor *terra incognita* ist. Schauen wir uns einmal an, was für eine solche Reise gebraucht wird.

Vielleicht ein Reiseführer, der alles ganz genau erklärt? Nun, es gibt einen großen Wissensschatz, den man sich über das Feinstoffliche anlesen kann. Ich begegne immer wieder Menschen, die meinen, durch das bloße Lesen das Feinstoffliche bereits zu kennen. Wenn ich aus meiner therapeutischen und seminaristischen Arbeit mit dem Feinstofflichen berichte, nicken sie und sagen: »Ja, ja, das kenne ich alles schon, darüber habe ich einiges gelesen« oder »In diesem oder jenem Buch wird es folgendermaßen beschrieben ...«. Das ist genauso, wie wenn man sich in das Thema Meer eingelesen hat und nun über sein Wesen diskutieren will, ohne das Meer jemals besucht und seine Natur am eigenen Leib erfahren zu haben. Jedes noch so gut gewählte Wort ersetzt jedoch nicht die eigene unmittelbare Erfahrung, mit den nackten Füßen im heranflutenden Wasser zu stehen, den salzigen Geruch der schäumenden Brandung einzuatmen und zu beobachten, wie sich das Licht auf dem Wellenspiel bricht. Worte sind austauschbar, authentische Erfahrungen nicht. Entsprechend entgegne ich in solchen Fällen meist: »Erforschen Sie das Feinstoffliche erst einmal selbst – und dann sprechen wir darüber.«

Im Seminar erlebe ich immer wieder, wie Teilnehmende, die jahrelang Wissen zu dem Thema angesammelt haben, zum ersten Mal voller Erstaunen ihren eigenen Feinstoffkörper ertasten. Oft fällt die direkte Erfahrung dann anders aus, als sie es sich vorgestellt hatten. Und manchmal steht die Idee, wie es denn ihrer Meinung nach sein müsste, der echten Erfahrung im Weg. Offen gesagt ist es oftmals einfacher, Menschen, die noch nie etwas von der Existenz ihres Feinstoffkörpers gehört haben, bei seiner Entdeckung anzuleiten, weil ihnen keine theoretische Vorstellung den Zugang versperrt.

Doch gleichgültig, ob Sie sich bereits mit der Feinstofflichkeit beschäftigt haben oder Neuland betreten, möchte ich Sie bitten, Ihre Vorstellungen beiseitezulegen und für die direkte Wahrnehmung Ihres Feinstoffkörpers offen zu sein. Brechen Sie unbeschwert zu einer Entdeckungsreise ins Feinstoffliche auf, und nutzen Sie dabei dieses Buch als Wegweiser.

Eine Wanderkarte durch die Landschaften der feinstofflichen Gesundheit

Die letzten Jahrzehnte haben uns gezeigt, dass die Entdeckungsreise hin zu dem, woraus der Mensch besteht, noch lange nicht abgeschlossen ist. In jener Zeit, als die Pioniere der Hygiene ihre Aufklärungsarbeit begannen, erahnte man noch nicht, welche positive Auswirkung ihre Forschungen auf die Langlebigkeit und die Gesundheit der Menschen haben würde. Und selbst als sich dieses neu errungene Wissen durchzusetzen begann, war es gewiss eine Herausforderung für die Gesellschaft, aber auch für die Wissenschaft, diese Vorstellung anzunehmen und die Erkenntnisse in den Lebensalltag zu integrieren. Je weiter das Verstehen gedeiht, was den Menschen und seine Gesundheit ausmacht, desto klarer wird, dass wir nicht hilflos einem Schicksal ausgesetzt sind, das über unser Wohlergehen entscheidet. Vielmehr können wir aus einem immer umfassender werdenden Verstehen heraus Eigenverantwortung übernehmen und unsere Verfasstheit mitgestalten. Die Idee, dass es sinnvoll ist, die moderne Hygiene auch im Alltag anzuwenden, musste sich erst einmal einbürgern. Es war ein großer Vertrauensvorschuss, die Vorstellung zuzulassen, dass es für unser bloßes Auge nicht sichtbare Bakterien und Viren gibt, deren Treiben mit unserem Wohlbefinden zusammenhängt.

Seitdem ist die Entwicklung im Bereich der Gesundheit nicht abgerissen, sie hat sich vielmehr beschleunigt – und mit ihr eine Gesellschaft, die sich in einem inzwischen rasanten Tempo neuen Erkenntnissen gegenübersieht und dadurch immer besser versteht, diese in ihr Leben zu integrieren.

Allen Entwicklungen auf dem Gebiet der menschlichen Gesundheit zum Trotz stellen wir in unserer heutigen westlichen Gesellschaft fest, dass es weiterhin gewisse gesundheitliche Beeinträchtigungen gibt, für die es nach aktuellem Wissensstand keinen Erklärungsansatz zu geben scheint. Das allerdings kann sich sehr schnell ändern, wie etwa die Entdeckung zeigt, welche Bedeutung die Faszien für unser Wohlbefinden haben. Viele körperliche Beschwerden, die noch bis vor Kurzem aus Erklärungsmangel als »psychosomatisch« abgetan worden sind, lassen sich heute durch den in Mitleidenschaft gezogenen Zustand des Fasziengewebes erklären. Brauchte das Durchsetzen eines allgemeinen Hygienestandards noch seine Zeit, können sich Neuerungen heutzutage – wie das Beispiel Faszien zeigt – schnell etablieren, was neben der Geschwindigkeit des Informationsaustauschs gewiss auch mit dem besser entwickelten Gesundheitsbewusstsein zu tun hat. Gestern im allgemeinen Bewusstsein noch nicht existent, heute schon in aller Munde und Teil der gängigen Gesundheitspflege.

Doch dieser Trend geht weit über die westliche Medizin hinaus. Noch vor einigen Jahrzehnten war der Hausarzt die erste und meist einzige Anlaufstelle bei gesundheitlich und psychisch wahrgenommenen Beeinträchtigungen. Nach und nach hat sich diese Haltung gewandelt, es wurden Alternativen wie zum Beispiel die Chinesische Heilkunst bekannter, und auch die Naturmedizin rückte wieder ins Licht der Aufmerksamkeit. Dank der modernen Medien sind wir in der Lage, uns breit zu informieren, woraus die Vorstellung erwächst, für seine Gesundheit, zu der nicht nur der physische Körper, sondern auch das innere Wohlbefinden zählt, (Mit-)Verantwortung zu tragen und sie nicht allein der Fürsorge eines Hausarztes oder einer Hausärztin zu überlassen. Das Gesundheitsbewusstsein hat eine erhebliche Ausweitung erfahren, sei es, was unterstützende Sport- und Bewegungsarten anbelangt, die individuell passende Ernährungsweise oder die viel diskutierte Work-Life-Balance. Der einzelne Mensch übernimmt immer mehr Verantwortung für seine umfassende Gesundheit, während er zugleich durch die Beschleunigung von Technik und Wissenschaft persönliche Neuerungen miterlebt, die noch kurz zuvor undenkbar gewesen wären. Es herrscht die Einsicht vor, dass sich das, was wir uns heute noch nicht erklären können, morgen möglicherweise schon viel klarer darstellt.

Bei alldem registrieren wir in der westlichen Gesellschaft der Gegenwart durchaus einen unspezifischen Mangel, obwohl wir unbestritten im Überfluss leben – auch wenn nicht alle Teile der Gesellschaft daran teilhaben können, wie etwa die grassierende Kinderarmut zeigt. Im Prinzip gibt es jedoch von allem Lebensnotwenigen mehr als genug, und alles ist jederzeit verfügbar. Trotzdem herrscht eine breite Klage über innere Unruhe, sehr viele sind unzufrieden und haben das Gefühl, für nichts ausreichend Zeit und Aufmerksamkeit übrig zu haben. Die Volksgesundheit stand historisch gesehen noch nie so gut da, wie die allgemeine Lebenserwartung zeigt, dennoch scheint vielen Menschen jeder Handgriff zu aufreibend. Hat man ihn bewältigt, wartet schon die nächste Aufgabe, obwohl man bereits erschöpft ist. Oftmals fühlt man sich so dünnhäutig, dass man die Nähe seiner Mitmenschen kaum erträgt, und gleichzeitig ist man einsam. Abgespanntheit und bleierne Müdigkeit machen sich bemerkbar, während man sich genötigt fühlt, sich vor der übergriffig scheinenden Außenwelt zu schützen und zu verteidigen, sodass sich das Leben wie ein immerwährender Kampf anfühlt. Selbst das Essen, mit dem eigentlich eines unserer Urbedürfnisse befriedigt werden soll, hinterlässt den beklemmenden Verdacht, uns nicht wirklich gutzutun.

Man fragt sich, ob im Lebensstil der westlichen Welt etwas fehlt, das der Mensch jedoch braucht, damit er ein kraftvolles Leben führen kann, anstatt sich die meiste Zeit nur irgendwie durchzumogeln.

Ich denke, ja, uns heutigen Menschen fehlt etwas.

Ich spreche in diesem Zusammenhang vom *inneren Hunger*, einem Zustand, in dem wir nicht im vollen Umfang auf die uns zur Verfügung stehende Lebensenergie zugreifen können, auch wenn wir auf anderen Ebenen der Gesundheitspflege gut dastehen. Uns fehlt das Wissen über einen wesentlichen Bestandteil unseres menschlichen Seins – und solange wir auf diesem Auge blind sind, können wir uns auch nicht passend um diesen Bereich kümmern und ihn schützen.

Dieses Praxisbuch hat es sich zur Aufgabe gemacht, hier Abhilfe zu schaffen, damit unser schon so weit gediehenes Gesundheitsbewusstsein um einen grundlegenden Aspekt erweitert werden kann, der auf viele Fragen eine Antwort gibt: Es geht um die Entdeckung des Feinstoffkörpers und damit einhergehend um eine umfassende Sorge für die eigene feinstoffliche Gesundheit.

Die Realität des Feinstofflichen ist nach wie vor weitgehend unbekannt in unserer westlichen Gesellschaft und somit auch die Bedeutsamkeit, die der Zustand des menschlichen Feinstoffkörpers für das Wohlbefinden des Einzelnen und für das menschliche Miteinander hat. Dabei ist es höchste Zeit, dass wir unseren Feinstoffkörper entdecken, verstehen und uns passgenau um ihn zu kümmern lernen. Dann können wir auch wieder frei über unsere Lebensenergie verfügen, anstatt uns aufgrund des grassierenden inneren Hungers, der nichts anderes als ein Ausdruck des desolaten Zustands der allgemeinen feinstofflichen Gesundheit ist, ständig schützen zu müssen. Die vielschichtig vorgebrachte Klage über eine undefinierbare Sehnsucht, über Erschöpfungszustände, zwischenmenschliche Entfremdung, aber auch über diffuse, physisch wahrgenommene Schmerzen oder Schlafstörungen weisen auf einen feinstofflich weitverbreiteten Hungerzustand hin. Auf einen Zustand, den wir als normal hinnehmen, weil wir nicht wissen, was dahintersteckt und wie wir ihn wandeln können.

Eine Ahnung, dass es die feinstoffliche Realität gibt, ist bei vielen Menschen in unserer westlichen Gesellschaft durchaus vorhanden, vielleicht sogar verbunden mit konkreten persönlichen Erfahrungen. Das zeigt auch die breite Akzeptanz von Techniken, wie etwa der Achtsamkeit, östlichen Meditationspraktiken, Akupunktur oder der ganzheitlichen Naturheilkunde. Psychische Erkrankungen wie Depressionen oder Essstörungen, aber auch Erschöpfungszustände wie das Burn-out-Syndrom sind allgemein bekannt, und es wird über Vorbeugemethoden diskutiert. Was früher als Esoterik galt, wird heute als Mainstream-Anleitung zu einem erfüllteren Leben angesehen, wie äußerst erfolgreiche Techniken wie Walden oder Kundalini-Yoga beweisen. Sie deuten auf die Suche vieler Menschen, die sich »mehr« als die üblichen Glücksversprechungen der westlichen Welt, wie Konsum, Schulmedizin, Erfüllung durch Vollzeitarbeit und klassische Freizeitaktivitäten, erhoffen.

Als Spezialist für das Feinstoffliche stelle ich immer wieder fest, dass viele Menschen einen anderen Zugang zu ihrem Leben finden, sobald sie die Existenz ihres Feinstoffkörpers entdecken. Wer sich mit dem Feinstofflichen auseinandersetzt, beginnt, Lebenszusammenhänge zu verstehen, und entwickelt ein Verständnis für eigene Verhaltensweisen und das Verhalten seiner Mitmenschen, die zum Beispiel vom genannten inneren Hunger geleitet werden. Und zwar nicht auf einer spirituellen, sondern auf einer äußerst substanziellen Ebene.

Wenn ich gefragt werde: »Muss ich denn an das Feinstoffliche glauben, um mit diesem Praxisbuch zu arbeiten?« oder »Ich glaube ganz fest an das Feinstoffliche. Sie bestimmt auch, oder?«, würde ich beide Male mit einem beherzten »Nein!« antworten. Ich glaube genauso wenig an das Feinstoffliche, wie Sie an den Stuhl »glauben«, auf dem Sie sitzen. Sobald man etwas mit den Sinnen erfährt, es selbst erforscht und es auch einsetzt und nutzt, glaubt man nicht mehr daran – man lebt damit. Unser Feinstoffkörper hat ebenso seine Bedürfnisse wie unser physischer Körper. Und wie es uns ergeht, wenn wir unseren Leib nicht mit dem Notwendigen versorgen, davon dürfte jeder eine Vorstellung haben.

So gesehen überrascht es nicht, dass sich die Feinstoffkörper der meisten Menschen, so wie ich es in meiner Seminar- und Praxistätigkeit seit Jahrzehnten mitbekomme, in einem desolaten Zustand befinden und oft kurz vorm Verhungern stehen. Der Mensch ist dann nicht in seiner Mitte, er ist nicht mehr »in Ordnung«, obwohl er sich doch genau danach sehnt. Diese als schmerzhaft wahrgenommene Leerstelle versuchen viele durch Überessen, übermäßigen Konsum in all seinen Spielarten und durch Energieentzug von den Mitmenschen auszufüllen.

Um dem Kreislauf des inneren Verhungerns zu entkommen und feinstofflich zu gesunden, sodass man sich seinem (Alltags-) Leben mit einem Lächeln stellt, braucht es einen praktischen Zugang zum eigenen Feinstoffkörper. Wenn Sie wissen, wie er funktioniert und was er braucht, können Sie sich die Kraft zur Verfügung stellen, die Sie für ein gelassenes Leben brauchen. Darum bietet dieses Praxisbuch eine Einführung in die Grundbedürfnisse des menschlichen Feinstoffkörpers, begleitet von leicht auszuführenden Übungen, mit deren Hilfe Sie Ihren unsichtbaren »Freund« kennenlernen und seine Sprache erlernen können. Unser Feinstoffkörper spricht nämlich tatsächlich mit uns, wie Sie im Kapitel »Flüstern als Feinstoffsprache« herausfinden werden.

Im Kern geht es um die Frage: Wie verhelfen Sie Ihrem Feinstoffkörper zu einem freien Strömen, sodass Sie in Ihrer Mitte sind und aus ihr heraus Ihr Leben führen und Ihr natürliches Potenzial ausschöpfen können?

Es gibt verschiedene, teilweise sehr bekannte Methoden der Energiearbeit, die zugleich auch auf die Heilung des physischen

Körpers abzielen, wie etwa Reiki. In diesem Praxisbuch und in den hier vorgestellten Übungen geht es allerdings einzig und allein um den Feinstoffkörper, der das Gefäß für unsere Lebensenergie ist, ein Gefäß, das es zu entdecken, zu verstehen und dann auch zu schützen gilt.

Das weitverbreitete Schutzbedürfnis entspringt, wie Sie im Kapitel »Die ewige Suche nach Ersatznahrung« erfahren werden, dem heute weitgehend üblichen Energieraub der Menschen untereinander. Hinter ihm verbirgt sich ein Kreislauf, der durch den grassierenden inneren Hunger, der unser soziales Leben heutzutage maßgeblich prägt, ausgelöst wird. Denn ohne es zu wissen, kämpfen wir Tag für Tag um Ersatznahrung für unseren unterversorgten Feinstoffkörper, leider oftmals, indem wir uns am Energiehaushalt unserer Mitmenschen bedienen. Rechthaberei, Streitlust, Profilierungsdrang und viele andere störende Verhaltensweisen sind Wege, um anderen Energie zu entziehen, damit der eigene quälende Hunger gestillt wird. Als Folge sind wir innerlich ständig in Habtachtstellung, aus Sorge, selbst »angezapft« zu werden. Ein anstrengendes zermürbendes Dasein, in dem unsere Welt einem einzigen großen Jagdgebiet gleicht. Kein Wunder, dass wir manchmal schon am Vormittag feierabendreif sind. Doch je besser wir diesen Kreislauf verstehen, desto leichter wird es, aus ihm auszuscheren und unsere Lebensenergie nicht nur zu genießen, sondern auch auf natürliche Weise geschützt zu wissen.

Eine weitere Grundvoraussetzung für Harmonie im Feinstoffkörper ist, dass wir eine bestimmte tägliche Belastungsquelle vermeiden – die Rede ist von feinstofflichen Anhaftungen der Nahrung, die wir mit dem Essen zu uns nehmen. Sie werden darüber im Kapitel »Was feinstofflich hängen bleibt, wiegt schwer« lesen können. Mit einer aufschlussreichen Übungsreihe können Sie diese Anhaftungen neutralisieren und damit an das Lebendige in der Nahrung, das eigentlich für uns vorgesehen ist, gelangen. Im anschließenden Kapitel »Lebensnahrung« erfahren Sie dann, wie Sie Ihren Feinstoffkörper nähren können und erhalten die letzte von insgesamt vier aufeinander abgestimmten Anleitungen zur feinstofflichen Gesundheit. Sie alle geben Ihnen die Möglichkeit, sich selbst auf eine natürliche und doch bislang oft unbekannte Weise kennenzulernen, die meiner Erfahrung nach für viele Menschen eine einzigartige Bereicherung darstellt.

Mithilfe dieses Praxisbuchs können Sie Kontakt zu Ihrem Feinstoffkörper aufnehmen. Sie lernen, ihn zu ertasten und sein feines Flüstern zu verstehen. Denn er weiß, was ihm – und somit Ihnen! – guttut. Mein Ziel ist es, Sie durch vier aufeinander aufbauende Anleitungen und leicht verständliche Übungen in die Lage zu versetzen, sich eigenständig um Ihre feinstoffliche Gesundheit kümmern zu können.

Entdecke deinen Feinstoffkörper ist nicht nur ein Buchtitel, sondern mein Angebot an Sie, ein Experte für Ihren eigenen Feinstoffkörper zu werden und dadurch endlich wieder eins mit sich selbst zu sein und kraftvoll im Leben zu stehen. Das Ziel ist nicht weniger als innere Fülle und ein freieres Leben.

Was in den Rucksack gehört

Hier noch ein paar Tipps, wie Sie mit diesem Buch arbeiten können. Um einen gesunden und fitten physischen Körper zu erhalten, ist es selbstverständlich, ihm die passende Ernährung, ein regelmäßiges Training und ausreichend Erholung zu gönnen. Wir wissen, dass das Durchblättern von Ernährungsratgebern und ein Gang durchs Fitnessstudio nicht genug sind, genau wie eine Meditationsanleitung auf dem Nachttisch allein noch keine Entspannung bringt. Dasselbe gilt für das Feinstoffliche: Es reicht nicht aus, dieses Buch nur zu lesen und etwas über das Thema in Erfahrung zu bringen. Seinen ausgehungerten und in Mitleidenschaft gezogenen Feinstoffkörper wieder gesund zu bekommen erfordert reelle Arbeit und Training. Wie das geht, zeigt Ihnen dieses Buch – aktiv werden müssen Sie selbst.

Die Informationen und Übungen sind so aufgebaut, dass Sie sich Ihrem Feinstoffkörper ganz behutsam nähern und Erfahrungen mit ihm machen können, während er sich durch Ihre Zuwendung bereits zu erholen anfängt. Denn tatsächlich unterstützt es ihn schon, dass Sie ihm Beachtung schenken und ihn berühren. Deshalb ist es wichtig, sich Kapitel für Kapitel, Übung für Übung, Anleitung für Anleitung vorzuarbeiten.

Noch ein Tipp, bevor wir beginnen: Lesen Sie *Entdecke deinen Feinstoffkörper* in Ruhe, und genießen Sie die einzelnen Übungen als je einen weiteren Schritt auf Ihr Leben mit dem Feinstofflichen zu. Machen Sie die Erfahrungen bewusst – und Sie werden feststellen, dass sie Ihnen nicht bloß Aufmerksamkeit und Zeit abverlangen, sondern die Tür zu einer neuen und bereichernden Welt immer noch ein Stück weit mehr öffnen.

Ich wünsche Ihnen dabei viel Vergnügen.

\- Kapitel 2 -

Unser erweitertes Ich

Der Volksmund weiß: Der Mensch ist »mehr« als Haut und Knochen. Und manchmal glauben wir auch, dieses »mehr« zu sehen, etwa, wenn wir jemandem begegnen, der aus sich heraus zu strahlen scheint, der ganz goldig und rundum wohlig aussieht. Von solchen Menschen geht eine Ruhe und gleichzeitig eine Kraft aus, die auf uns anziehend wirken. Am liebsten möchte man sie nach ihrem Geheimrezept fragen, denn in uns flüstert etwas: »Warum auch immer diese Person so aufgeräumt und frisch wirkt, ich wünsche mir das auch für mich!«

Und warum sollte das nicht möglich sein?

Vielleicht erinnern Sie sich an Situationen, in denen Ihnen die gleiche Kraft zur Verfügung gestanden hat, möglicherweise in Ihrer Kindheit oder in der Jugend, als Sie morgens aufwachten und glaubten, alle Türen stünden Ihnen offen. Egal, wie lange diese Erfahrung zurückliegen mag, sie gibt Ihnen eine Aussicht darauf, was für Sie möglich sein kann, auch wenn es Ihnen zum gegenwärtigen Zeitpunkt unwahrscheinlich vorkommen mag. Zu Beginn dieses Buches habe ich die Behauptung aufgestellt, dass jeder Mensch über ein Füllhorn an Lebensenergie verfügt. Tatsächlich würde ich sagen, dass mir noch kein Mensch begegnet ist, der nicht über ausreichend eigene Lebenskraft verfügt hätte – nur ist der Zugang oftmals versperrt, und es gilt, die Quelle freizulegen und wieder sprudeln zu lassen.

Lassen Sie mich einen feinstofflich gesunden Menschen in einem Idealzustand beschreiben, damit sich ein Bild von den Möglichkeiten abzeichnet. Ich sage bewusst Idealzustand, weil wir heutzutage in einer Gesellschaft leben, die vom inneren Hunger so sehr gezeichnet ist, dass der Einzelne im Alltag immer wieder feinstoffliche Belastungen und Verletzungen erfährt. Aber – und das ist wichtig – wir brauchen keine hundert Prozent feinstoffliche Gesundheit, um ein erfüllendes Leben zu führen. Eine relative Gesundheit reicht dafür bereits aus, ähnlich wie bei der physischen, bei der uns ein gelegentlicher Schnupfen oder eine durchwachte Nacht auch nicht aus dem Gleichgewicht bringt, wenn wir im Großen und Ganzen in Balance sind.

Ein Mensch, der sich seiner feinstofflichen Gesundheit erfreut, würde sich in seinem physischen Körper gewiss wohlfühlen, sofern dieser nicht durch spezifische Beeinträchtigungen belastet ist (ein gebrochener Arm ist eben ein gebrochener Arm – wobei ein gesunder Feinstoffkörper den Heilungsprozess durchaus unterstützen kann). Die Muskeln, Faszien und Gelenke machen nicht durch Spannungsgefühle auf sich aufmerksam, der Kopf ist frei, der Bauch arbeitet so entspannt, dass man sein Tun kaum bemerkt, der Atem geht tief und ruhig. Auch auf der mentalen und emotionalen Ebene herrscht bei einem solchen Menschen Ruhe, weil er sich im inneren Gleichgewicht befindet und die Gedanken klar ausrichten kann. Seinen Mitmenschen begegnet er offen und voller Vertrauen auf ein wohlwollendes Miteinander, mit echtem Interesse und Freude an der Begegnung. Körperlich und geistig ist diese Person in der Lage, ihre Ideen und Vorstellungen in die Tat umzusetzen. Nach getaner Arbeit ist sie auch nicht erschöpft und müde, sondern fühlt sich frisch genug, um den Tag in Ruhe abzuschließen.

Ein Mensch, der feinstofflich in der Balance ist, ist entspannt und gleichzeitig voller Vitalität. Er findet leichter Zugang zum eigenen Potenzial und erlebt eine innere Lebendigkeit, die ihn inspiriert. Er fühlt sich geborgen, als würde ihn das Leben mit einem Kokon umhüllen, in dem er vor Unruhe, den alltäglichen äußeren Stressoren und den Launen seiner Mitmenschen geschützt ist. Vieles, was früher als belastend wahrgenommen wurde, federt jetzt sanft von ihm ab, sogar wenn ein Krankenwagen die Sirene direkt neben ihm anschaltet oder ein Kleinkind im Supermarkt einen Wutanfall erleidet. Es ist, als habe dieser Mensch eine Schutzschicht, die ihn gelassen und zufrieden macht.

Man könnte sagen: Ein Mensch mit einem ausgeglichenen Feinstoffkörper empfindet Freude, ohne einen Grund dafür zu brauchen.

Das Leben des feinstofflich gesunden Menschen fließt im Idealfall wie ein ungestörter Strom. Er ist ganz bei sich und doch Teil des Flusses. In diesem Zustand gibt es kaum Hindernisse, auf die das Wasser treffen könnte, und so fließt es kraftvoll und zugleich ruhig.

Ein schöner Nebeneffekt eines solchen Zustands besteht in dem Gefühl, ausreichend Zeit für alles zu haben. Man kann seine Aufgaben in dem Bewusstsein angehen, dass es sich passend fügen wird, auch wenn man nicht unablässig alle Bälle in der Luft hält und ihre Flugbahnen akribisch kontrolliert. Außerdem kann sich der feinstofflich gesunde Mensch gut konzentrieren, da es die übliche Ablenkung à la »Ich brauche jetzt ganz dringend ...« oder »Ich muss mich schützen!« nicht gibt.

Nach dem Essen verspürt ein solcher Mensch eine wohlige Wärme und Kraft– kurzum, er fühlt sich genährt und vital. Es müssen auch keine Belastungen aufgearbeitet werden, wie etwa bei jemandem, der vom inneren Hunger geplagt wird (dieses Thema wird in den folgenden Kapiteln genauer beleuchtet). Wer vom inneren Hunger getrieben ist, stürzt sich auf sein Kantinenessen und schlingt es umgeben von hektischen Mitmenschen herunter, den Blick auf die viel zu schnell tickende Uhr gerichtet. Schließlich ist der Bauch voll, doch anstatt die Kantine energiegeladen zu verlassen, überkommt den »hungernden« Menschen eine bleierne Müdigkeit, er fühlt sich wie gelähmt und ist kaum zu einer geistigen Regung fähig. Leider ist dieses Erlebnis nicht die Ausnahme, weil die Pastaportion heute einfach zu mächtig war, nein, so ist es jeden Tag.

Quält sich der Kantinengast mit der gefühlten Kanonenkugel im Bauch nun durch seinen Arbeitsnachmittag, weil sein Verdauungsapparat ihm sämtliche Energie abzieht? Wenn das so wäre, dürfte niemand nach dem Mittagessen voller Elan an sein Tageswerk zurückkehren. Einige Menschen aber tun es. Was also führt dann zu dieser typischen Erschöpfung? Dieses Buch wird Ihnen aufzeigen, warum auf die Energiezufuhr durch Nahrungsaufnahme nicht zwangsläufig ein Energieschub folgt. Denn entgegen der weitverbreiteten Meinung »Nach dem Essen fließt alle Energie in den arbeitenden Magen, weshalb man ein

Päuschen braucht« zeigt die feinstoffliche Forschung nach der Göthert-Methode, dass die Schwere nach dem Essen nicht unbedingt der Verdauung geschuldet ist.

Normal wäre nach dem Essen das Gefühl: »Ich habe mehr Energie als vorher«, weil der Feinstoffkörper genährt wurde und wir über die uns neu zur Verfügung stehende Lebensenergie auch frei verfügen können.

Ist es dann also der Mangel an Vitaminen, Mineralien und anderen wertvollen Nahrungsbestandteilen, der uns müde, schlapp und gereizt sein lässt? Oder vielleicht der Stress in der lauten Kantine, das Gefühl des ständigen Zeitdrucks? Sind die Mahlzeiten in unserer heutigen Zeit schlichtweg belastend?

Wenn das so wäre, dann dürfte es sie nicht geben, jene Menschen, die munter durch ihren Alltag gehen und abends zufrieden ins Bett sinken, während sie sich auf den nächsten Tag freuen. Klar könnte man einwenden, das sind in erster Linie Kinder, Jugendliche und die wenigen Glückskinder, denen eh alles in den Schoß fällt. Ach ja, und dann gibt es da noch eine Handvoll Menschen, die sich dank ausgiebiger Meditation von allen belastenden Gefühlen und Gedanken befreit haben oder die wegen ihres Temperaments leicht durch das Leben kommen. Der Rest von uns wird im Laufe des Lebens halt immer müder und erschöpfter.

Nun, ich vertrete eine andere Meinung. Ich gehe davon aus, dass wir unabhängig von unserem Alter kraftvoll und bewusst leben können, wenn wir lernen, uns um unsere feinstoffliche Gesundheit zu kümmern und für die innere Ordnung Sorge zu tragen (mehr dazu im Kapitel »Die innere Ordnung«).

Also doch meditieren, so wie es gerade überall empfohlen wird, um für den nötigen Ausgleich im modernen Leben mit seinen vielfältigen Anforderungen zu sorgen? In der Meditation wird meist ein Zustand von Geistesgegenwart und innerer Ruhe angestrebt, in dem man ungestört von umherschweifenden Gedanken, Emotionen oder Erinnerungen ist. Meiner Erfahrung nach kann man diesen Zustand allerdings auf ganz alltagstaugliche Weise erreichen, indem man seinen Feinstoffkörper wahrnimmt, ihm Beachtung schenkt und seine Bedürfnisse stillt. Sobald auf dieser Ebene Gesundheit und auch eine Grundordnung vorherrschen, können Ruhe, Klarheit und Präsenz im Augenblick unser normaler Grundzustand sein. Dann müssen wir uns nicht erst durch eine spezielle Atemtechnik, Mantras oder zeitaufwendige Visualisierungen wie durch einen verwilderten Wald auf eine Lichtung bringen, wo wir ohnehin nur für wenige Augenblicke bleiben können, bis uns der nächste Baum wieder die Sicht versperrt, sondern wir leben auf der Lichtung.

Doch wenn eine innere Balance eigentlich unser Naturzustand ist, *wer* in uns erleidet dann diesen inneren Hunger, der uns auf die Ersatzbank zwingt, sodass wir nicht mit voller Begeisterung am Lebensspiel teilnehmen können? Schauen wir uns den Feinstoffkörper, der damit eng zusammenhängt, doch einmal genauer an.

Die vergessene Realität

Energiegeladen und voller Zuversicht durchs Leben gehen, wie wir es als Kind noch kannten. Offen und erwartungsfroh, um dann kreativ und mit der richtigen Portion Ausdauer mit Herausforderungen umzugehen. Für unsere vom Krach der (Innen-) Welt oft überstrapazierten Ohren klingt diese Vorstellung utopisch.

Die gute Nachricht lautet: Der Zustand, in dem alles geordnet ist und man sich leichten Herzens und mit voller Kraft auf die Realisierung seiner Themen konzentrieren kann, ist der natürliche Zustand des Menschen – im Gegensatz zu dem »Sichdahinschleppen« aufgrund des inneren Hungers, der uns feinstofflich gesehen ans Krankenbett fesselt, anstatt uns am Leben teilnehmen zu lassen.

Statt innerem Hunger – innere Fülle!

Kraft und Unbeschwertheit als gegebene Basis für das menschliche Leben? Dieser erfüllte Zustand scheint ein fernes Ziel zu sein, schlimmstenfalls ein unerreichbares Ideal. Aber etwas ganz Natürliches? Wohl kaum.

Und doch stimmt es.

Jedem Menschen steht sein eigenes, perfekt auf ihn abgestimmtes Energiereservoir zur Verfügung, aus dem er sich bedienen kann, wenn nicht sogar muss. Denn diese Energie sehnt sich danach, umgesetzt zu werden. Die Erde scheint kein Urlaubsplanet zu sein. Fänden sich die Menschen plötzlich auf einer Trauminsel wieder, auf der sie rundum versorgt werden, würden sich die meisten nach einer Weile fragen, was sie wohl mit ihrem Tag anfangen könnten, außer bloß Wellen zu zählen und sich im sonnenwarmen Sand zu aalen. Wir haben nun einmal Ideen, sind neugierig auf andere Menschen und möchten wissen, was sich hinter der nächsten Palme verbirgt. Wenn wir trotzdem im Sand sitzen bleiben, fühlen wir uns nach einer

Weile gar nicht mehr entspannt, sondern als würden wir jeden Augenblick implodieren. Da ist es schon besser, aktiv dem Lebenspfad zu folgen, während man sich im Inneren einen paradiesischen Zustand lebendig erhält.

Warum also sind so viele Menschen nicht imstande, diesen ersehnten Zustand zu leben? Aus meiner Sicht liegt es daran, dass wir in unserer Gesellschaft eine wichtige Realität vergessen haben und nur noch das anerkennen, was wir mit unseren physischen Sinnen wahrnehmen. Wir blenden aus, dass es neben der »realen«, materiellen, grobstofflichen Welt auch die Ebene der feinstofflichen Realität gibt, die für die meisten Menschen unsichtbar scheint und nichtsdestotrotz substanziell ist. Wie alles Substanzielle unterliegt sie dem Gesetz von Ursache und Wirkung. Das bedeutet nichts anderes, als dass wir die Auswirkungen der feinstofflichen Realität am eigenen Leib zu spüren bekommen, wenn wir gegen ihre Regeln verstoßen – egal, ob wir sie nun als Realität anerkennen oder nicht. Auch einen Sturm bekommen wir zu spüren, obwohl wir seine Luftströmungen nicht sehen können.

Feinstofflich, was bedeutet das überhaupt?

Wie bereits erwähnt, gibt es ein seit Jahrtausenden überliefertes Wissen um das Feinstoffliche, wie etwa die Vedischen Schriften zeigen. Außerdem gründen ganze Gesundheitssysteme wie Ayurveda oder TCM auf der Grundannahme, dass der Mensch über einen energetischen Körper verfügt, der nach eigenen Regeln aufgebaut ist und den physischen Körper beeinflusst.

In unserer gegenwärtigen westlichen Gesellschaft ist die feinstoffliche Ebene zwar von der wissenschaftlichen Forschung noch nicht ausreichend bestätigt. Trotzdem handelt es sich um etwas objektiv Überprüfbares und Untersuchbares: Wir können unseren Feinstoffkörper wahrnehmen. In der feinstofflich-therapeutischen Ausbildung nach der Göthert-Methode lernen die Teilnehmenden, den Feinstoffkörper einer Person zu untersuchen, ohne dabei deren physischen Körper zu berühren. Mit etwas Übung wird diese Wahrnehmung so konkret, dass mehrere Teilnehmende nacheinander den Feinstoffkörper derselben Person untersuchen können und zum gleichen Ergebnis über dessen Zustand kommen. Somit ist die Erforschung dieses Aspekts des Menschen, auch wenn seine Existenz von der Wissenschaft noch nicht erfasst ist, jenseits von Glaube oder Esoterik, denn ihre Ergebnisse sind wiederholbar und Teil der Erfahrungswissenschaft.

Oftmals erleben wir das Feinstoffliche auch ganz von allein, etwa wenn wir beim Gärtnern Raum und Zeit vergessen. Menschen berichten immer wieder von Momenten einer inneren Lebendigkeit, die Belastendes wie durch Zauberhand auflösen. Eben war man in Gedanken noch bei einer Schlagzeile der Tageszeitung, die einem Sorgen bereitet hat, und plötzlich scheint dieser Schatten weit, weit weg, als habe man, während die Hände in der Erde steckten, eine Welt betreten, in der Schlagzeilen keine Rolle mehr spielen. Eigentlich spielen Gedanken insgesamt keine besonders große Rolle mehr, alles fließt ganz natürlich. Aus feinstofflicher Sicht würde man davon sprechen, dass der Feinstoffkörper gerade ungestört seiner Aufgabe nachkommt, wie etwa der Versorgung mit Lebensenergie, und der Mensch sich dadurch in seinem natürlichen Gleichgewicht befindet.

Wie wunderbar wäre es, einen solchen Zustand als normal zu erleben und nicht bloß als glückliche, jedoch flüchtige Fügung? Leider haben wir dies verloren, die Tür zur Ausgeglichenheit und dem satten inneren Erleben scheint uns verschlossen. Stattdessen vergessen wir viel zu schnell solche Momente der natürlichen Harmonie in der ansteckend wirkenden Hektik des Alltags.

Aus meiner Perspektive als Feinstoffspezialist ist es keine große Überraschung, dass der Zustand vieler Feinstoffkörper von Belastungen geprägt ist, weil die Menschen diese Dimension ihrer selbst schlichtweg vergessen haben. Jemanden, um dessen Existenz man nicht weiß, den ernährt man nicht angemessen und ignoriert seine Schmerzempfindungen, weil man sie nicht zuordnen kann.

Das Grobstoffliche ist das, was wir anfassen, sehen, riechen, schmecken, kurzum mit unseren physischen Sinnen wahrnehmen und entsprechend beschreiben können. Das kennen wir. Es ist so selbstverständlich, dass im Alltag nicht darüber nachgedacht werden muss. Warum auch? Jedem fallen auf Anhieb unzählige Beispiele für Erfahrungen ein, die man mit der physischen Welt gemacht hat.

Wie aber wäre es mit ein paar Beispielen, die viele von uns gelegentlich mit dem Feinstofflichen machen, ohne sie bewusst als solche auszumachen? Typisch dafür wären Aussagen wie:

- »Es läuft mir kalt den Rücken runter.«
- »Ich stand wie vor einer unsichtbaren Wand.«
- »Seine Wut traf mich wie eine Faust.«
- »Sie ist mir in den Rücken gefallen.«
- »In mir ist etwas zerbrochen.«
- »Ich war außer mir vor Wut.«

- »Hier herrscht ›dicke Luft‹.«
- »Heute stehe ich neben mir.«

Diese Aussagen dürften den meisten bekannt vorkommen, vermutlich könnten Sie die Liste aus dem Stand sogar ergänzen.

Nimmt man – gern als Gedankenexperiment – an, dass die feinstoffliche Ebene substanziell, also auf ihre Weise körperlich ist, bekommen die aufgelisteten Sätze eine neue Bedeutung. Dann trifft uns »seine Wut« tatsächlich wie eine Faust, die allerdings feinstofflicher Natur ist, deshalb aber nicht minder bedrohlich wirkt. Und einen Verrat nehmen wir als feinstoffliche Verletzung am unteren Rücken wahr (möglicherweise endet das Erlebnis sogar mit einem Hexenschuss, den wir dann meist dem Stress zuschreiben). Aber auch schöne Erlebnisse, bei denen sich in uns alles zu weiten scheint und wir uns in einen Kokon aus Wärme und Licht gehüllt glauben, sind feinstofflichen Ursprungs. Wir nehmen all diese Facetten der feinstofflichen Realität wahr, verpacken ihr Erleben sehr exakt in Worte ... und halten diese dann bloß für Metaphern.

In unserer heutigen Zeit zeigt sich allerdings, wie lebenswichtig es ist, die Feinstofflichkeit mitsamt ihren Gesetzen wiederzuentdecken und entsprechende Sinne zu entwickeln, damit wir ihrer Ausdrucksmöglichkeiten gewahr werden können. Nicht bloß, weil sich dadurch eine neue Welt für uns eröffnet, wir uns spirituelle Wachstumschancen erhoffen können oder dadurch ein besserer Mensch werden. Es hat ganz handfeste Gründe:

Nur, wenn wir uns der Feinstofflichkeit bewusst sind, können wir dem inneren Hunger ein Ende bereiten und in ein erfülltes und vertrauensvolles Leben starten.

Es gibt eine Krankheit, bei der Menschen aufgrund eines Gendefekts keine körperlichen Schmerzen empfinden; sie nennt sich Hereditäre sensorische und autonome Neuropathie, kurz HSAN. Meist haben diese Menschen eine sehr lange Krankenakte (und ein kurzes Leben), weil sie keine Orientierung darüber haben, was ihrem Körper schadet. Sie registrieren es nicht, wenn ihre Hand auf einer glühenden Kochplatte liegt, weil sie den Schmerz nicht empfinden. Oft können sie sich erst im Nachhinein zusammenreimen, warum sich die eine Hand plötzlich nicht mehr gebrauchen lässt. Sie nehmen die Auswirkung wahr, jedoch nicht die Ursache – und es ist ihnen unmöglich, Sinne zu entwickeln, die wie ein Frühwarnsystem funktionieren.

Genauso ergeht es den meisten Menschen in Hinsicht auf das Feinstoffliche, das ihnen genauso unbegreiflich ist, wie den an HSAN Erkrankten der Schmerz: Ihre feinstoffliche Krankenakte ist sehr lang. Ihre Sinne sind für diese Realität nicht ausreichend entwickelt (wenn nicht sogar völlig blockiert), und sie ignorieren feinstoffliche Schmerzempfindungen so lange, bis sie dafür taub werden – was jedoch nichts an den Auswirkungen ändert, wie der berühmte Hexenschuss zeigt. Hätten die Menschen, die ohne körperliche Schmerzempfindung ihr Leben bestreiten müssen, eine Möglichkeit, sich die Wahrnehmung der Schmerzempfindung anzutrainieren, würden sie das bestimmt sofort tun. Wir haben das Glück, dass unsere feinstofflichen Sinne nur abgestumpft oder außer Gebrauch sind. Dadurch haben wir die Möglichkeit, uns durch spezielle Übungen wieder für die feinstoffliche Schmerzempfindung zu sensibilisieren und somit unser Wohlergehen besser zu schützen.

Dieses Buch möchte Ihnen die Gelegenheit bieten, wieder einen bewussten Zugang zur feinstofflichen Welt zu bekommen.

Dazu müssen Sie ihre Gesetzmäßigkeiten kennenlernen. So wissen die meisten von uns, dass sie einen Ziegelstein besser nicht einfach so fallen lassen, weil er ihnen sonst aufgrund der Schwerkraft auf den Zehen landen könnte. Im Feinstofflichen gibt es ähnlich allgemeingültige Regeln, deren Missachtung sehr reale Auswirkungen hat. Nur leider sind wir für gewöhnlich nicht darin trainiert, den feinstofflichen Ziegelstein fallen zu sehen. Deshalb wundern wir uns bloß, warum uns plötzlich der Fuß wehtut. Es gelingt uns nicht, uns einen Reim darauf zu machen – und deshalb stürzen die feinstofflichen Ziegelsteine munter weiter herab und richten Schaden an.

Als Kinder durften wir lernen, mit den Naturgesetzen zurechtzukommen. Schon bei unserer Geburt startete die Ausbildung »Leben im physischen Körper«. Wie intensiv und arbeitsam die verschiedenen Stationen der Ausbildung waren, wird meist vergessen, bis dann eigene Kinder aufgezogen werden. Ein Kind braucht etwa ein Jahr, bis es aufrecht zu gehen beginnt, nur um dann auf erste Hindernisse zu stoßen und die Erfahrung zu machen: Die Schwerkraft gilt immer, es gibt keinen Freischein fürs Schweben. Genauso ist es mit der Wirksamkeit des Feinstofflichen. Wir haben keine Wahl, ob wir etwas mit den Auswirkungen im Feinstofflichen zu tun haben wollen oder nicht.

Heute geht es für uns als »erwachsene Kinder« darum, die Welt des Feinstofflichen zu erforschen. Einen Großteil dieser Arbeit haben wir bereits geleistet: Wir haben Erfahrungen damit gemacht, dass wir nach dem Mittagsessen oft von einer bleiernen Müdigkeit heimgesucht werden. Dass wir nur schlecht in den Schlaf finden, weil in unserem Kopf das Gedankenkarussell rast. Oder dass sich nach bestimmten Telefonaten Kopfschmerzen ankündigen. Der nächste Schritt besteht darin, den Zusammenhang zwischen diesen Erfahrungen und dem Feinstofflichen bewusst zu erkennen. Bevor wir uns diesem Anliegen praktisch mit einer Übung zuwenden, vorab noch eine Anmerkung.

Skepsis und Vertrauen

Möchten Sie gern noch mehr Anhaltspunkte zur feinstofflichen Realität haben, weil Sie weiterhin skeptisch sind?

Ich gebe sie Ihnen gern, aber zunächst erst mal: Glückwunsch zur Ihrer skeptischen Haltung! Die ist nämlich durchaus wünschenswert und wichtig, wie meine Erfahrung mit vielen Seminarteilnehmenden zeigt. Um sich einem neuen Thema anzunähern, braucht es zwei »Scheinwerfer«, um den aus dem Dunkel auftauchenden Gegenstand richtig auszuleuchten. Auf der einen Seite das Vertrauen, mit dem wir das neu Erfahrene vorläufig als »den Tatsachen entsprechend«, also »wahr« annehmen. Durch das Vertrauen öffnen wir uns für eine neue Erfahrung, für die wir noch keine Schublade haben. Auf der anderen Seite braucht es die wache Skepsis, die es uns ermöglicht, uns dem Thema mithilfe der Vernunft anzunähern.

Beim zweiten Scheinwerfer, der Skepsis, wahren wir einen gewissen Abstand und gestehen uns zu, uns das Neue erst einmal in Ruhe anzuschauen. Nur wenn wir es bewusst durchleben, entgehen wir der Gefahr, bloß einer Wissens- oder Glaubensgemeinschaft beizutreten. Der Verstand neigt nämlich zu der Annahme, er »wisse« schon etwas durch das pure Lesen und Hören. Tatsächlich benötigt er aber die persönlich gemachte Erfahrung, um etwas endgültig als »wahr« zu klassifizieren.

Erst durch diesen Prozess bekommt er die Chance, neue Dinge aufzunehmen und in den bereits vorhandenen Wissensschatz einzufügen. Ansonsten kann es passieren, dass der Verstand das Neue entweder als »Unsinn« abtut. Oder, was viel prekärer ist, er lässt es ganz unauffällig wieder aus unserem Bewusstsein gleiten, und es verpufft. Später denkt man dann höchstens das berühmte »Da war doch noch was ...«.

Ein Beispiel gefällig? Angenommen, während Sie gerade in diesem Buch lesen, würde plötzlich eine fliegende Untertasse auftauchen, die außer Ihnen niemand bemerkt. Eine Luke öffnet sich, und ein grünes Männchen wünscht Ihnen freundlich einen »Guten Tag«, um dann wieder davonzufliegen. Im Ganzen würde der Vorgang nur wenige Momente in Anspruch nehmen.

Was würde anschließend wohl passieren?

Würden Sie die Begegnung als »wahr« einordnen und fortan an die Existenz von Ufos glauben? Oder würde Ihnen Ihr Verstand umgehend zu verstehen geben, dass es sich zweifelsohne um eine Sinnestäuschung gehandelt hat? Wahrscheinlich würde Letzteres der Fall sein, der Verstand würde die außerirdische Stippvisite leugnen, weil er es nicht schafft, die gewonnene Information in sein bereits vorhandenes System zu integrieren. Schon bald würde die Erfahrung als skurriler Tagtraum in Vergessenheit geraten.

Ähnlich könnte es Ihnen mit dem Feinstofflichen ergehen. Damit Sie gleich eine umfassende Erfahrung damit machen können, braucht Ihr Verstand Unterstützung, um in seinem Tempo und auf seine Art mitkommen zu können. Diese Zeit dürfen Sie sich ausdrücklich zugestehen!

Hier können wir von einem Kleinkind lernen, das vor einem Steckkasten mit verschiedenen geometrischen Förmchen sitzt.

Immer wieder versucht es, das Kreisförmchen in die ausgestanzten Öffnungen zu stecken. Aus einem unerfindlichen Grund will der Kreis jedoch nicht in die Dreiecksöffnung passen. Auch nicht ins Rechteck und erst recht nicht in die Raute. Schließlich verschwindet der Kreis in der runden Aussparung. Ein Siegerlächeln breitet sich auf dem Kindergesicht aus. Es schnappt sich ein Dreieckförmchen und versucht, es ebenfalls durch die Kreisform zu zwängen. Vergeblich. Eben hat es doch noch geklappt, warum jetzt nicht? So geht es eine Weile weiter, bis das Kind das Spiel dank ausreichender Erfahrung begreift. Dann ist das Spiel »Baby« und wird beiseitegeschoben. Man könnte auch sagen: Das Spiel mit seinen Gesetzen wurde dank ausreichender Erfahrung in das bereits vorhandene Wissenssystem integriert.

Wir alle sind große Kinder, wir dürfen weiterhin Erfahrungen machen und sie entsprechend in unser Leben einfügen. Fangen wir gleich damit an, und wagen wir uns an eine erste bewusste Kontaktaufnahme mit dem Feinstofflichen!

Anleitung 1: Ertasten des Feinstoffkörpers

In dieser ersten Anleitung geht es darum, durch gezieltes Vorgehen herauszufinden, ob sich tatsächlich so etwas wie ein eigener Feinstoffkörper ertasten lässt.

Ein Tipp: Gehen Sie die Übung ganz entspannt und ohne Erwartungen an. Die Sinne für das Feinstoffliche sind bei den meisten Menschen unterentwickelt, falls sie sich nicht sogar in einem Schlafmodus befinden, aus dem sie erst wieder (re-)aktiviert werden müssen. Und behalten Sie bitte im Hinterkopf, dass dies die erste von insgesamt vier aufeinander aufbauenden Anleitungen auf dem Weg zur Gesundung des Feinstoffkörpers ist, der noch durch zusätzliche Übungen gepflastert sein wird.

Es kann übrigens vorkommen, dass Sie beim ersten Übungsdurchgang kaum etwas erfahren. Die feinstofflichen Sinne müssen erst aus ihrem Schlaf aufgeweckt werden! Wenn man die Übung am nächsten Tag wiederholt, so hat es mir die jahrlange Zusammenarbeit mit Menschen auf diesem Gebiet gezeigt, hat sich meist schon etwas weiterentwickelt, sodass man mehr wahrnehmen kann. Die feinstofflichen Sinne sind schon ein bisschen mehr aufgewacht, es gilt jedoch, besonders in der Anfangszeit, am Ball zu bleiben.

Probieren Sie am besten gleich selbst aus, inwieweit sich Ihre feinstofflichen Sinne durch die folgende erste Anleitung sensibilisieren lassen. Atmen Sie noch einmal in Ruhe durch, und fokussieren Sie sich dann auf die Übung.

Anleitung 1; Schritt 1: Aufwärmübung

Für die Übung benötigen Sie einen ruhigen Platz, an dem Sie für etwa zwanzig Minuten ungestört sind. Dazu gehört auch, dass Handy, Radio oder Fernseher ausgeschaltet sind.

Legen Sie sich Stift und Zettel zum Schreiben bereit.

Nehmen Sie sich einen Stuhl, denn die Übung wird im Sitzen durchgeführt. Setzen Sie sich aufrecht, mit nebeneinander aufgestellten Beinen hin.

Wir beginnen mit einer Aufwärmübung, bevor es zur eigentlichen ersten Anleitung geht: Versuchen Sie, rein instinktiv Ihren Feinstoffkörper zu ertasten. Was fällt Ihnen dazu ein? Wie möchten Sie vorgehen? Ein Tipp: Er ragt etwa eine Handbreit über den physischen Körper hinaus. (siehe Abbildung 1) Lassen Sie sich darauf ein, frei herumzuprobieren. Es könnte sich als spannender Start einer Entdeckungsreise zum eigenen Feinstoffkörper herausstellen. Probieren Sie es ruhig mehrmals nacheinander mit verschiedenen Ansätzen aus.

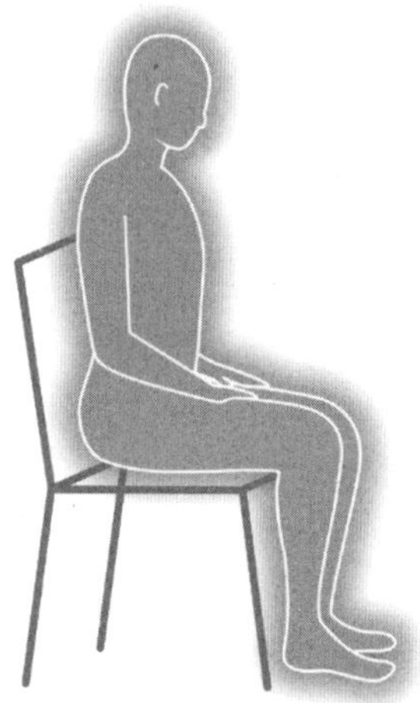

Abbildung 1:
Angenommen, der Feinstoffkörper durchdringt und umgibt den physischen Körper bis zu einem Abstand von etwa fünfzehn Zentimetern, wie könnten Sie ihn ertasten?

Schließen Sie diesen Übungsteil dann bewusst ab und geben Sie der Konzentration Raum für eine neue Erfahrung: die eigentliche Anleitung 1.

Anleitung 1; Schritt 2: Grundanleitung

Lesen Sie sich diese Anleitung erst einmal komplett durch, bevor Sie die Übung Schritt für Schritt in Ruhe durchgehen. Stift und Zettel liegen bereit.

Nehmen Sie eine aufrechte Sitzhaltung ein, die Beine nebeneinander aufgestellt.

Nun positionieren Sie Ihre rechte Hand (unabhängig davon, ob Sie Rechts- oder Linkshänder sind) seitlich an der Körperlinie auf Höhe der Brust, so wie es in der Abbildung 2 dargestellt ist. Dies ist die »Startposition«.

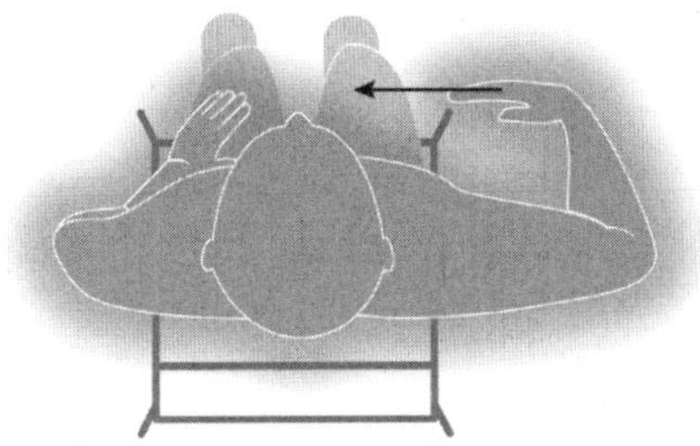

Abbildung 2:
Ihre Startposition (von oben betrachtet):
Die rechte Hand wird seitlich in den Bereich
des Feinstoffkörpers eingeführt.

Dabei ist Ihre Hand leicht gestreckt, als würde sie locker auf einer Tischplatte liegen, während die Finger geschlossen sind (siehe Abbildung 3). Die Hand soll keine Glocke nachahmen, aber die Finger sollen auch nicht überstreckt werden.

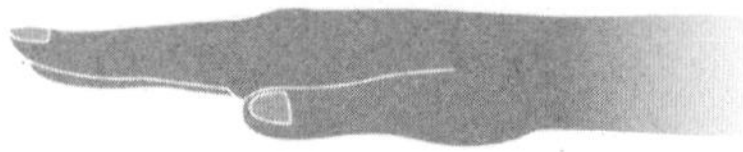

Abbildung 3:
Die Hand ist gleichermaßen gestreckt und entspannt.

Nun führen Sie die Hand von der Seite kommend achtsam vor Ihre Brustmitte, wobei der Abstand zum physischen Körper etwa eine Handbreit ist (siehe Abbildung 4).

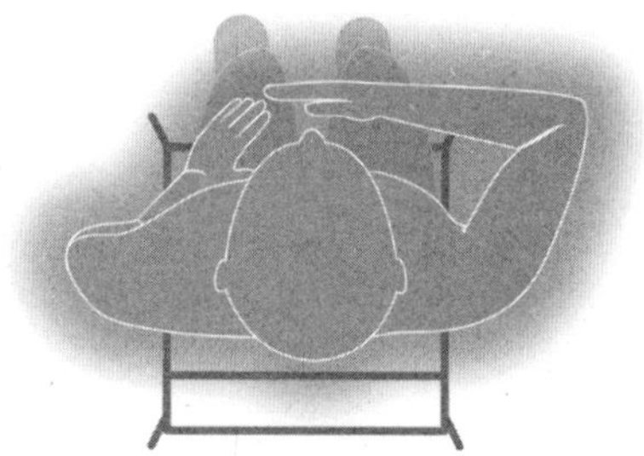

Abbildung 4:
Die Hand ertastet den Feinstoffkörper in einem Abstand von etwa einer Handbreit.

Variieren Sie den Abstand ruhig um ein paar Zentimeter, probieren Sie aus, ob da vielleicht so etwas wie eine Grenze oder Außenhülle ertastet werden kann (Abbildung 5).

Halten Sie die Hand bis zu dreißig Sekunden lang vor der Brustmitte in einer beobachtenden Haltung. Erspüren Sie, ob da etwas wahrzunehmen ist – und wenn ja, wie es sich äußert.

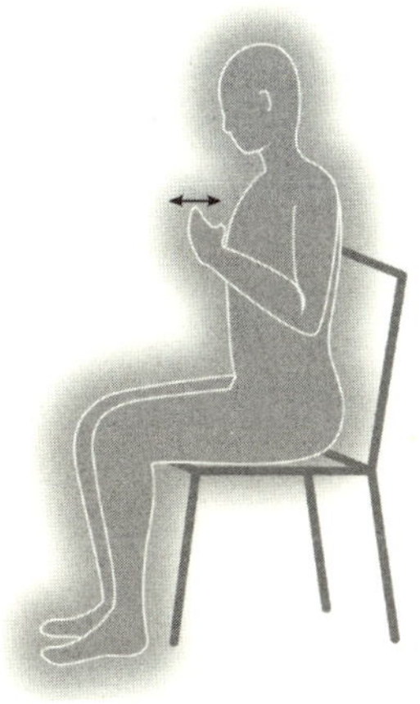

Abbildung 5:
Durch leichtes Variieren des Abstands
können Sie die Grenze des Feinstoffkörpers ertasten.

Dann gehen Sie mit der Hand genauso achtsam, wie Sie hineingegangen sind, seitlich wieder hinaus aus dem Bereich des Feinstoffkörpers.

Wiederholen Sie die Übung mehrfach. Die Erfahrung zeigt, dass es manchmal mehrere Anläufe braucht, bis sich eine Wahrnehmung einstellt. Es ist ein wenig so, als würde der Feinstoffkörper aus einem Dornröschenschlaf erwachen und einen Moment brauchen, bis er versteht, dass wirklich er der Adressat dieses sanften Anklopfens »seines« Menschen ist. Oftmals wird er durch diese Übung überhaupt zum ersten Mal bewusst berührt. Außerdem braucht es auch seine Zeit, bis die Hand die richtige »Einstellung« findet, um diese feinere Substanz zu ertasten. Weder zu viel Anspannung noch zu viel Lockerheit helfen dabei.

Sollten Sie zunächst wenig bis gar nichts wahrnehmen, versuchen Sie, ganz fein die Spannung in Ihrer Hand zu justieren. Etwas lockerer, dann etwas steifer. Eine zu starke Fokussierung oder zu willentliches Bemühen kann auch im Weg stehen. Versuchen Sie, durch vorsichtig tastende, minimale Bewegungen wie in Zeitlupe den Abstand zum Körper zu variieren. Verändert sich dabei etwas? Fühlt es sich beispielsweise mal drückender, mal leichter an?

Anfangs können schon die kleinsten wahrgenommenen Unterschiede eine gute Orientierungshilfe sein. Behalten Sie beim Üben im Hinterkopf, dass sich die Rezeptoren an Ihrer Hand erst einmal auf eine Wahrnehmung einstellen müssen, die sie bislang noch nicht kannten und die sich anfangs eher subtil zeigt. Mit der Zeit kann die Wahrnehmung hier immer deutlicher und konkreter werden.

Ein paar Tipps zum Üben

- Träumen Sie beim Üben mit Anleitung 1 nicht weg, sondern bleiben Sie wach und interessiert, während Sie überprüfen, ob an der rechten Hand etwas wahrzunehmen ist – und wenn ja, wie es beschrieben werden könnte.
- Warum empfehle ich auch Linkshändern, die Übungen mit der rechten Hand auszuführen? Das hat mit der Energieflussrichtung zu tun. Der Erfahrung nach ist es förder-

licher für den Fluss im Feinstoffkörper, wenn man die rechte Hand beim Ertasten verwendet.

- Gab es etwas zu ertasten? Wenn ja, dann machen Sie sich Notizen. Falls Sie jetzt denken sollten: »Ach, wozu notieren? Das merke ich mir einfach«, möchte ich trotzdem eine Notiz empfehlen. Zum einen hilft sie dem Verstand, die soeben gemachte neue Erfahrung zu bewältigen, und zum anderen ist es erfahrungsgemäß spannend, sich die Historie dieser Übung später durchzusehen und die Entwicklung nachzuverfolgen. Außerdem halten Sie mit Ihren Notizen einen Beweis in den Händen, wie sich Ihre Wahrnehmung fürs Feinstoffliche entwickelt hat. Das Tagebuch einer Entdeckungsreise!
- Wiederholen Sie die Übung mehrfach und notieren Sie jedes Mal Ihre Beobachtungen. Verändert sich zwischen den Durchgängen etwas?

Und? Wie haben Sie die erste Kontaktaufnahme mit Ihrem Feinstoffkörper erlebt?

Falls Ihrem Eindruck nach nichts oder nur Körperwärme wahrzunehmen war, ist das vollkommen in Ordnung. Geben Sie sich die Chance, Erfahrungen zu machen, denn es braucht etwas Übung, um mit dem Feinstofflichen bewusst in Kontakt zu kommen.

Für den Fall, dass Sie unsicher sind, ob da etwas zu spüren gewesen ist oder nicht, möchte ich hier gern ein paar Worte zitieren, die in den Seminaren nach dieser Übung häufig fallen: Es gibt Beschreibungen wie »wattig«, »wolkig«, »warm/kalt«, oder es werden Beobachtungen wie die eines Kribbelns, eines »deutlichen Widerstands« oder einer »Art Ballonhülle« beschrieben, »eine Grenze, die sich hart/glatt/kraftvoll anfühlt«.

Falls Sie etwas wahrgenommen haben: wunderbar. Ihre Welt ist soeben ein Stück größer geworden.

Doch selbst dann ist es wichtig, dass die Skepsis wieder mit ins Spiel gebracht wird. Wenn Sie der Anleitung folgen und Ihre Hand vor die Brustmitte führen, vertrauen Sie darauf, dass dort etwas sein könnte. Dieser Schritt ist wichtig, um sich überhaupt auf eine neue Erfahrung einzulassen. Dann ertasten Sie etwas und denken: »Da *ist* ja wirklich was!« Mein Vorschlag wäre, stattdessen ganz bewusst zu denken: »Da *könnte* etwas spürbar sein.« Dadurch entsteht eine gewisse Offenheit, die überhaupt erst die Entfaltung von etwas Neuem zulässt. Wenn Sie das Ertasten wiederholen – und Ihre Notizen immer wieder einmal durchsehen –, bekommt der Verstand die Gelegenheit, Vergleiche zu ziehen und im Idealfall zu erkennen: »Es stimmt, da ist tatsächlich etwas.«

Lassen Sie mich noch ein interessantes Detail benennen. Denn natürlich ist die Grenze Ihres Feinstoffkörpers nicht nur vor der Brustmitte ertastbar, schließlich umgibt diese feinstoffliche Schicht Ihren gesamten physischen Körper, wie eine um eine Handbreit größere Kopie Ihrer selbst (darauf gehe ich gleich noch näher ein). Allerdings ist die Stelle vor der Brustmitte feinstofflich besonders lebendig zu erleben.

Übung 1: Die Oberfläche des Feinstoffkörpers ertasten

Mit dieser kleinen Übung lade ich Sie dazu ein auszuprobieren, ob sich auf der Oberfläche des Feinstoffkörpers mit der gestreckten Hand entlangfahren lässt.

Funktioniert das? Falls ja, stellt sich die spannende Frage, ob er sich überall gleich anfühlt oder ob es Stellen gibt, an denen eine andere Dichte, Hitze oder Kälte, vielleicht sogar »Huckel« oder Eindellungen wahrnehmbar sind (falls dem so sein sollte und woran das liegen könnte, wird später noch Thema sein).

Nun, da Sie Ihren Feinstoffkörper in seiner ihm eigenen Stofflichkeit ertastet haben, möchte ich eine Überlegung anregen: Wenn Menschen manchmal ohne ersichtlichen Grund ein Gefühl von Einsamkeit verspüren – könnte es daran liegen, dass sie einen wesentlichen Teil ihrer selbst nicht wahrnehmen und beachten? Dass die empfundene Isolation daraus entspringt, dass sie sich nicht umfassend wahrnehmen, sondern wichtige Aspekte ihres Seins ignorieren, bis dieses diffuse Gefühl, abgetrennt zu sein, entsteht? Könnte hier die Antwort auf eine wichtige Frage unserer Zeit liegen, nach der wir bislang immer nur im Außen statt im Inneren gesucht haben?

Ich möchte an dieser Stelle die These aufstellen, dass Empfindungen, wie »Keiner mag mich, keiner nimmt mich wahr«, »Ich werde nicht gehört« oder »Ich habe keinen Wert in der Gesellschaft«, oft eine Verwechslung darstellen. Denn darin kann sich durchaus ein vernachlässigter Feinstoffkörper bemerkbar machen. Auf diese Annahme werde ich in Kapitel »Flüstern als Feinstoffsprache« noch einmal genauer eingehen. Nun achten Sie erst einmal darauf, ob sich Verlassenheitsgefühle oder Einsamkeit melden, wenn Sie die Anleitung 1 durchgeführt haben. Oder ob sich eventuell andere Empfindungen vorranging bemerkbar machen. Erforschen Sie Ihren Feinstoffkörper und damit zusammenhängende Gefühle mit der Neugier eines Kindes, lernen Sie ihn kennen – und ich verspreche Ihnen, er wird auf Ihr Interesse mit Freude reagieren!

»Per Du« mit dem Feinstoffkörper

Bei der hier schon mehrfach erwähnten Redensart »Der Mensch ist mehr als Haut und Knochen« werden Sie vermutlich zustimmend nicken. Warum auch nicht? Es ist doch offensichtlich, dass wir »mehr« sind. Allerdings wird es schon kniffliger bei der Frage, worin denn dieses »Mehr« bestehen könnte.

Seit Sie Ihren Feinstoffkörper mithilfe der Anleitung 1 ertastet haben, sind Sie einer Antwort auf diese Frage bereits ein wesentliches Stück näher gekommen. Denn wie Sie selbst herausfinden konnten, ist da nicht nur etwas »mehr« als Haut und Knochen, sondern da ist ein ganzer Körper. Und mit ihm betritt die ihm inhärente Welt aus Regeln, Bedürfnissen und Auswirkungen die Bühne Ihres Lebens.

Ob es uns bewusst ist oder nicht, jeder von uns beschäftigt sich täglich mit dem Feinstofflichen. Manche wissen nichts darüber und machen instinktiv trotzdem vieles richtig. Andere eignen sich viel Wissen an, ohne dass es ihnen die feinstoffliche Welt zugänglicher machen würde. Würde das Feinstoffliche plötzlich nicht mehr existieren, wären Sie vermutlich überrascht, was für einen großen Teil Ihrer Sinneswahrnehmungen und Ihres Spürens es ausgemacht hat. Viele dieser Wahrnehmungen sind uns nur wie vernebelt bewusst und werden kaum aktiv registriert, weil der Fokus meist woanders liegt.

Gut möglich, dass Sie an dieser Stelle erst einmal tief durchatmen müssen. Allein die Vorstellung ist herausfordernd, dass es für uns als erwachsene Menschen eine Realität zu erkunden gibt, auf die wir bewusst bislang nur gelegentlich einen Blick erhascht haben, etwa wenn sich eine Vorahnung bewahrheitet hat oder wenn wir plötzlich wie ein Beobachter von außen zusahen, wie uns ein Unglück zustieß.

Als Kind haben wir nach und nach viele Zusammenhänge begriffen, auch wenn wir beispielsweise die Schwerkraft an sich nach wie vor nicht sehen können. Doch irgendwann wussten wir, dass wir die Teekanne besser nicht über die Tischkante stoßen, weil sie nämlich nicht in der Luft stehen bleiben würde. Im Feinstofflichen gilt es jetzt, ebenso die Zusammenhänge zwischen Ursache und Wirkung zu erlernen.

Es ist nicht nur spannend, die Gesetzmäßigkeiten des Feinstofflichen zu entdecken, sondern wird Ihnen auch einen neuen Zugang zu Ihrem Leben schenken.

Höchste Zeit also, dass wir uns den Feinstoffkörper – der in anderen Terminologien auch als Ätherleib, Lebensleib oder Vitalkörper bezeichnet wird – genauer anschauen. Je besser wir ihn kennen, desto besser können wir Sorge für ihn tragen. Und – so viel sei schon einmal vorab versprochen – die Mühe lohnt sich.

Genau wie ein gesunder physischer Körper ein Geschenk ist, das uns das Leben nicht nur erleichtert, sondern auch versüßt, ist ein sich in Harmonie befindender Feinstoffkörper eine Bereicherung. Im Zustand des inneren Hungers hingegen kann er zu zahlreichen Belastungen, wie zum Beispiel Rückenschmerzen oder Schlafstörungen, führen.

Wenn wir uns die Gesellschaft, in der wir leben, anschauen, möchte man sagen: Im Prinzip hüten viele von uns das feinstoffliche Krankenbett, anstatt zu leben. Deshalb sollten wir uns jetzt erst einmal um eine Kur für den Feinstoffkörper bemühen. Stellen wir uns die Frage: Was tut unserem Feinstoffkörper gut, und was schadet ihm? Dafür schauen wir uns zuerst genauer an, wie er überhaupt aufgebaut ist.

Unser zweiter Körper

Anschauen kann man den Feinstoffkörper übrigens wortwörtlich, für viele Menschen ist er bis zu einem gewissen Grad sichtbar, etwa so, als würde ein Flimmern vom einem Menschen ausgehen, ähnlich einem Strahlenkranz. Viele bemerken auch instinktiv, wie unterschiedlich die Qualität der Feinstoffkörper verschiedener Mitmenschen ist. Oft ist dann die Rede von der Ausstrahlung, die der eine hat und ein anderer eben nicht. Wie kräftig und lebendig Person X aussieht, richtig rosig und blühend, während Person Y vielleicht farblos grau und in sich zusammengefallen wirkt.

Wichtig ist hier herauszustellen, dass es sich bei dieser feinstofflichen Schicht nicht nur um etwas rein Energetisches handelt, denn sie verfügt über eine substanzielle Masse, auch wenn deren Messbarkeit aktuell noch in den Kinderschuhen steckt. Letztendlich zählt jedoch, dass der Feinstoffkörper die am stärksten verdichtete feinstoffliche Schicht darstellt, so dicht, dass sie sich mit etwas Übung ertasten lässt, wie Sie in Anleitung 1 selbst erfahren konnten.

Die Schicht des Feinstoffkörpers, um die es in diesem Buch vordergründig geht, ist von ihrer Form her gewissermaßen ein Abbild des physischen Körpers, nur größer, wie der zu ertastende Abstand von etwa einer Handbreite belegt.

Würde man ein Bild vom physischen Körper und dem Feinstoffkörper malen wollen, würde eine russische Matroschka-Puppe als Vorbild gut passen: In der großen Puppe steckt eine kleinere, jedoch von der Silhouette her gleiche Puppe. Dieser Vergleich passt auch insofern gut, da es ja der Feinstoffkörper ist, der uns auf der physischen Ebene mit Lebensenergie versorgt und daher den physischen Körper komplett durchdringt. Wie das Blut in unseren Adern fließt, fließt Lebensenergie im Feinstoffkörper und möchte in Bewegung bleiben, anstatt sich wie Wasser hinter einem Staudamm zu sammeln.

Die beiden Körper ähneln sich tatsächlich nicht nur von ihrer äußeren Form her, sondern es gibt noch eine Menge anderer Gemeinsamkeiten (auf einige von ihnen, die bislang nur erwähnt wurden, werde ich im Verlauf des Buches noch genauer eingehen – also bitte noch ein wenig Geduld). Die Parallelen sind wirklich erstaunlich, wie auch die folgende Übersicht zeigt.

Besonders in Hinsicht auf den inneren Hunger wird deutlich, wie dringend wir auf einen gesunden Feinstoffkörper angewie-

Physischer Körper	Feinstoffkörper
Haut als natürliche Barriere und Schutzschicht	Hat eine Grenze als Schutzschicht
Strukturiert durch eine Anatomie, einzelne Organe, Knochen, Sehnen, Muskeln und so weiter	Struktur durch Chakren, Energiepunkte, Meridiane
Hat ein Immunsystem	Unterliegt einem Ordnungsprinzip, ähnlich dem Immunsystem
Benötigt Nahrung	Benötigt (feinstoffliche) Nahrung
Benötigt Pflege	Benötigt Pflege
Wird durch den Blutkreislauf versorgt	Wird durch den Energiefluss versorgt
Empfindsam, hat Sinne und Wahrnehmungsorgane	Empfindsam, hat ein Sensorium
Kann auf der Ebene der Muskeln und Faszien verhärten und verkrampfen	Kann verhärten, sich verformen, verkümmern
Körperliche Schmerzempfindung als Warnsystem	Feinstoffliche Schmerzempfindung als Warnsystem
Angreifbar durch Schadstoffbelastungen	Angreifbar durch feinstoffliche Belastungen
Ist verletzlich und behandelbar	Ist verletzlich und behandelbar

sen sind, um ein erfülltes Leben führen zu können. Denn wie ergeht es unserem physischen Körper, wenn wir ihm die für ihn richtige Nahrung verweigern? Wir erfahren quälende Verdauungsstörungen, Muskelschmerzen, Schlappheit und auf lange Sicht Degeneration, um nur einige Folgen zu nennen.

Unserem Feinstoffkörper geht es nicht anders, er plagt sich ebenfalls mit Unverträglichkeiten und den Folgen ungünstiger Lebensgewohnheiten herum. Durch feinstoffliche Belastungen und Verletzungen wird sein Energiefluss blockiert und kann sogar ins Stocken geraten, was sich durchaus bis ins Physische auswirkt, wie etwa die grassierenden Klagen über Rückenschmerzen und Kieferverspannungen zeigen. Ein solcher Zustand wird auch an der äußeren Hülle des Feinstoffkörpers offenbar, die immer undurchlässiger wird und bei der sich zunehmend Dellen ertasten lassen.

Vielleicht haben Sie beim Ertasten Ihres Feinstoffkörpers kleine Huckel oder kalte Stellen wahrgenommen – dabei könnte es sich durchaus um in Mitleidenschaft gezogene Partien handeln. Das muss Sie nicht erschrecken, Ihr Feinstoffkörper erholt sich allein schon ein Stück weit dadurch, dass Sie ihm Beachtung schenken und ihn wie in Anleitung 1 beschrieben berühren. In den Seminaren lässt sich regelmäßig beobachten, wie Menschen bei dieser doch recht einfachen Übung, bewusst mit der Hand vor die Brustmitte zu gehen und die äußere Hülle ihres Feinstoffkörpers zu ertasten, aufblühen. Für einen gesunden Feinstoffkörper braucht es zwar noch ein paar Dinge mehr, aber allein durch Ihre Aufmerksamkeit haben Sie den Startschuss bereits gesetzt.

Ist ein Feinstoffkörper dem inneren Hunger ausgesetzt, ist er in seiner Substanz geschwächt. Dann verspüren wir einen undefinierbaren Mangel und den Drang, das Fehlende irgendwie zu ergänzen. Muss unser Feinstoffkörper länger auf Nahrung und Zuwendung verzichten, zieht er sich zusammen, wodurch ein viel beklagtes Druckgefühl entsteht. »Ich fühle mich in meiner Haut wie gefangen« oder »Mein Körper fühlt sich an wie ein eingelaufenes Kleidungsstück, überall drückt und zwickt es«, sagen wir dann. Enge wird erlebt, obwohl man sich frei bewegen kann – ein Gefühl, »aus der Haut fahren« zu wollen. Häufig deuten wir solche unangenehmen Gefühle als Folge davon, dass wir ständig unter Zeitdruck stehen und uns hetzen müssen. Zugleich wirkt sich der zusammengepresste Zustand unseres Feinstoffkörpers direkt auf unsere Atmung aus, weshalb sich die Empfindung breitmachen kann, kaum Luft zu bekommen. Kein Wunder, dass viele Menschen eindeutig zu kurz und zu flach atmen, während die natürliche Bauchatmung relativ selten zu beobachten ist.

Auf die Folgen feinstofflicher Fehlversorgung werden wir im Kapitel »Die ewige Suche nach Ersatznahrung« noch genauer eingehen. Nur so viel vorab: Ein ausgehungerter Feinstoffkörper kann uns in seiner Not derartig zusetzen, dass wir zu drastischen Maßnahmen greifen, um uns mit Lebensenergie zu versorgen – was nicht nur für uns, sondern auch für die Mitmenschen folgenschwer sein kann. Einmal davon abgesehen, dass Ersatznahrung eben keine echte Nahrung ist. Auch im Physischen ist es ein Unterschied, ob wir uns von Kartoffeln oder von Kartoffelchips ernähren.

Ein wichtiger Faktor für unser Wohlergehen ist auch der natürliche Schutzmantel des Feinstoffkörpers, der mit unserer Haut vergleichbar ist, die ebenfalls eine komplexe Barriere gegen Eindringlinge und Schutz gegen weitere äußere Einflüsse darstellt. Oder man schaut sich die Erdatmosphäre an, die den Planeten vor kosmischer Strahlung schützt und Fremdkörper, wie Asteroiden, verglühen lässt, bevor sie auf die Oberfläche aufschlagen und Schaden anrichten können. Bei einem Feinstoffkörper, der vom inneren Hunger gezeichnet ist, ist dieser Mantel jedoch im Schwund begriffen und bietet deshalb keinen ausreichenden Schutz vor den Belastungen des Alltags. Kein Wunder, wenn wir uns dünnhäutig, schutzlos, instabil fühlen. Und auch angespannt, denn wo kein Schutz gegeben ist, sind wir ständig auf der Hut oder sogar aktiv dabei, uns zu verteidigen.

Es ist also nur von Vorteil, (wieder) zu erlernen, wie wir unseren Feinstoffkörper in einen gesunden Zustand bringen können – damit er ordentlich seine Arbeit tun kann, uns mit Lebenskraft erfüllt und auf eine natürliche Weise schützt. Für den Verstand mag es zuerst schwer zu begreifen sein, je mehr Erfahrungen Sie jedoch mithilfe dieses Buches machen, desto selbstverständlicher wird Ihnen diese Art der Aufmerksamkeit, die Sie ja sicher auch Ihrem physischen Körper zukommen lassen. Mit der Gesundung des Feinstoffkörpers geht oft auch eine Stärkung der Selbstheilungskräfte einher, da die Lebensenergie nun wieder frei strömen und auch den physischen Körper durchfluten kann. So kann der Zugang zum eigenen Feinstoffkörper eine unterstützende Maßnahme für die Selbstheilungskräfte sein.

Schönerweise kommt uns der Feinstoffkörper entgegen, er ist nämlich empfindsam und reagiert auf seine Umwelt. Das bekommen wir zum Beispiel mit, wenn uns jemand »auf die Pelle« rückt. Der andere muss uns gar nicht körperlich berühren, wir spüren trotzdem etwas: ein inneres Zusammenziehen oder auch ein Wegdrücken, was nichts anderes ist als eine Reaktion unseres Feinstoffkörpers. Wir spüren, dass eine unsichtbare Barriere überschritten wurde. Deshalb bewahren wir meist auch eine gewisse Distanz zu anderen Menschen – wir spüren instinktiv, dass jeder mehr als sein sichtbarer Körper ist. Es gibt eine Art »persönlichen Raum«, der zwar unsichtbar ist, aber trotzdem zu jedem Menschen dazugehört.

Wir folgen oft unbewusst den feinstofflichen Signalen und treffen Entscheidungen nach unserem »Gefühl« – etwa in welches Restaurant wir gehen wollen und welches wir lieber meiden. Wenn wir uns doch überreden lassen, ein bisher gemiedenes Lokal auszuprobieren, kann es sein, dass sich das ursprüngliche »Gefühl« bewahrheitet und der Ausflug mit einer Magenverstimmung endet (mehr zu diesem spannenden Thema im Kapitel »Flüstern als Feinstoffsprache«).

Unser Feinstoffkörper möchte uns in vielen Lebenslagen mitteilen, was unsere Lebensenergie stärkt und was sie blockiert. So reagiert er etwa auch auf Kleidung: Ob Farbe, Material, Schnitt oder Merkmale typischer Berufskleidung – alles hat eine Wirksamkeit. Ähnlich wie Kleidung für den physischen Körper zu eng oder unbequem sein kann, belastet manche Kleidung auch unseren Feinstoffkörper und schränkt dadurch den Fluss der Lebensenergie ein.

Beobachten Sie doch einmal Ihre Kleiderwahl, während Sie mit diesem Buch arbeiten und Ihre Sinne für das Feinstoffliche entwickeln. Auch auf diesem Gebiet lässt sich spielerisch forschen, probieren Sie es aus!

Hier noch ein spannendes Detail: Es ist kein Geheimnis, dass menschliche Körper unterschiedlich geformt sind und sich auch unterschiedlich anfassen – bei einer Person sind sportliche Muskeln spürbar, bei einer anderen eher Verspannungen und bei einer dritten weiches Gewebe. So ähnlich verhält es sich mit unseren Feinstoffkörpern. Auch hier kann sich der eine fest, beinahe gläsern anfühlen, während ein anderer so fein ist, dass es schon einiges braucht, um ihn zu »erspüren«. Und nicht nur das: Wie der physische Körper, so lässt sich auch die Haptik des Feinstoffkörpers verändern. Allerdings sind hier anstelle von Muskeln eine gewisse Durchlässigkeit und ein gleichmäßiges ruhiges Strömen der Lebensenergie wünschenswert.

Mit der folgenden Übung können Sie eine weitere Parallele zwischen Ihrem physischen und Ihrem feinstofflichen Körper erkunden. Vielleicht ergeht es Ihnen dabei wie einigen Menschen aus meinen Seminaren zum Entdecken des Feinstoffkörpers, die diese Übung als berührend wahrgenommen haben.

Ein allgemeiner Hinweis zu den Übungen: Es ist empfehlenswert, bei der Durchführung stets die Augen offen zu lassen. Es sollte keine verträumte, tranceartige oder meditative Stimmung entstehen, sondern vielmehr eine Kombination aus Achtsamkeit und wachem forschendem Interesse.

Übung 2: Feinstoffkörper und physischen Körper wahrnehmen

Gehen Sie zuerst mit der Handinnenfläche ganz langsam auf Ihren entblößten Unterarm zu (siehe Abbildung 6). Versuchen Sie, den ersten Moment mitzubekommen, in dem die Hand etwas Körperliches registriert: Ist es Wärme, das erste Berühren der Härchen? Wie würden Sie die Empfindung an der Hand beschreiben? Wie stellt sich das Grobstoffliche dar, wenn es auf diese achtsame Weise berührt wird? Stellen Sie sich vor, Sie wollten die Empfindung jemandem beschreiben, der sie sich lebhaft vorstellen möchte.

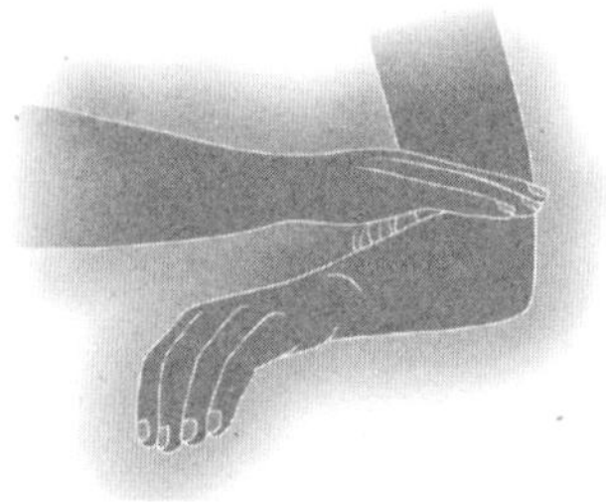

Abbildung 6:
Nehmen Sie bewusst die Grenze des physischen Körpers wahr.

Dann versuchen Sie, erneut wie in Anleitung 1 Ihren Feinstoffkörper zu ertasten: Von der Seite kommend, mit gestreckter Hand und geschlossenen Fingern, bewegt sich die Hand etwa eine Handbreit vom Körper zur Brustmitte hin (Abbildung 7).

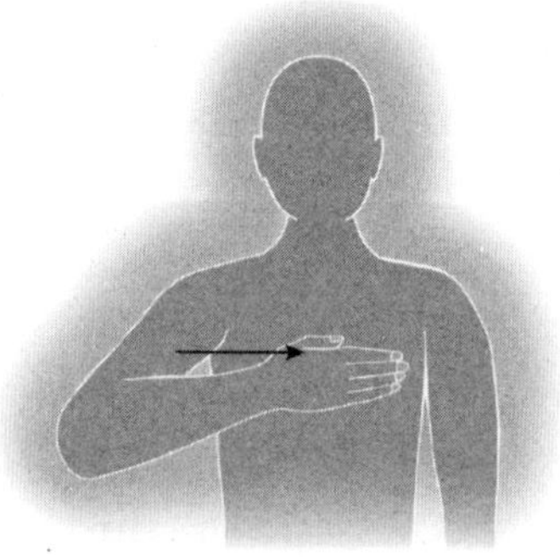

Abbildung 7:
Ertasten Sie achtsam die Grenze des Feinstoffkörpers.

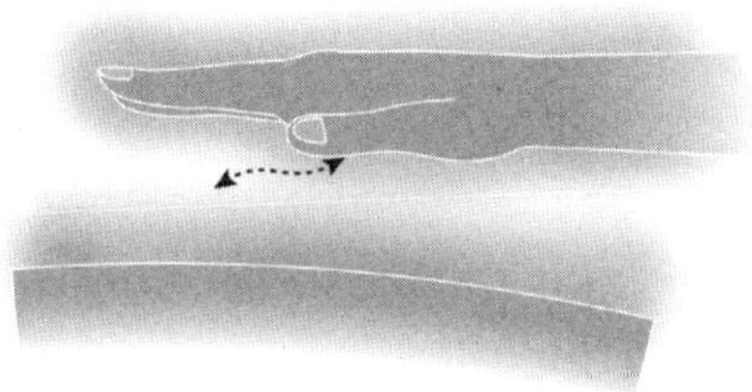

Abbildung 8:
Erkunden Sie die Beschaffenheit Ihres Feinstoffkörpers.

Machen Sie eine leichte, winzig kleine Bewegung mit der Hand nach außen und wieder nach innen. Versuchen Sie vorsichtig, eine Grenze zu ertasten. So ähnlich, wie Sie gerade die Grenze des physischen Körpers erkundet haben. Ist auch hier eine Oberfläche spürbar? Wenn ja, wie fühlt sich diese Oberfläche an? Sie können auch an anderen Körperteilen mit der Wahrnehmung experimentieren (Abbildung 8). Versuchen Sie die Erfahrung auch hier einem fiktiven Gesprächspartner zu beschreiben.

Hier noch ein paar Beschreibungen der Oberflächenbeschaffenheit, die mir im Laufe der Zeit zu Ohren gekommen sind: Es fühle sich prickelnd, körnig, klumpig oder flaumig weich, warm und quellend, kühl wie ein Lufthauch, glatt oder geleeartig an.

Es lässt sich auch die Entdeckung machen, dass sich die Textur ändern kann, sodass ein Feinstoffkörper, dessen Oberfläche gestern noch als »gläsern« beschrieben wurde, heute »wolkig« erscheint. Genau wie sich auch unsere Haut heute kühl und morgen warm anfühlen kann. Ob physisch oder feinstofflich: Da beide

Körper eine substanzielle Struktur haben, können auch Veränderungen stattfinden – genau das ist der Ansatz, mit dem dieses Praxisbuch arbeitet. Wenn Sie Ihren Feinstoffkörper kennen und verstehen lernen, können Sie ihn entsprechend unterstützen und davon auf verschiedenen Ebenen profitieren: durch eine Zunahme der Lebensenergie, der inneren Ruhe und Gelassenheit ebenso wie durch eine Aktivierung der Selbstheilungskräfte.

Im Fluss der Entwicklung

Wenn man ein kleines Kind beobachtet, fallen einem die Entschlossenheit und das eiserne Durchhaltevermögen auf, mit denen es sich auf jede neue Herausforderung stürzt. Allein, wenn es ums Laufen lernen geht: Wie viele Niederlagen müssen hingenommen werden, bevor ein Kleinkind überhaupt die aufrechte Haltung beherrscht? Und selbst wenn es zum ersten Mal steht, landet es ziemlich bald wieder auf seinem Windel-Popo oder lernt die Ecke vom Beistelltisch näher kennen, als ihm lieb ist. Trotzdem versucht es sofort wieder auf die Beine zu kommen, ohne eine Spur von Selbstmitleid oder Wut auf die Welt, weil sie ihm eine solche Plackerei abverlangt – im Gegensatz zu einigen Eltern, die dem tapferen Menschlein die Arbeit am liebsten abnehmen würden. Stattdessen herrscht die Parole »Weiter geht's!«, begleitet von Jauchzern, sobald etwas gelingt.

So ist das also mit kleinen Kindern: Bei ihnen jagt ein Entwicklungsschritt den nächsten. Und bei uns Erwachsenen? Gibt es einen Punkt, an dem wir »fertig« sind? Oder gibt es auch für uns keinen Orden, der uns vom Leben verliehen wird, weil wir uns endlich zu Ende entwickelt haben?

Von Natur aus möchten wir uns das ganze Leben lang entwickeln, schließlich sind wir unabhängig vom Alter in unserem Inneren immer Kinder, stets bereit, uns auf das Neue einzulassen, und voller Vorfreude auf das, was uns das nächste Abenteuer wohl bringen mag.

Es ist wie in der Geschichte mit der Ameise, der Maus und dem Eichhörnchen, die sich einen Elefanten anschauen, der durch ihren Wald kommt. Keiner von den dreien weiß so richtig, was ein Elefant ist, nur, dass man ihn einmal in seinem Leben gesehen haben muss! Sie verabreden, dass jeder seinen Lieblingsspähplatz bezieht. Nachdem das mächtige Tier durch den Wald gewandert ist, treffen sich die drei Freunde aufgeregt zum Austausch. »So ein Elefant, das ist ein Wesen wie ein riesiger grauer Ballon mit einem Pinselschwanz«, verkündet die Maus, die im Dickicht Stellung bezogen hatte. »Unsinn«, widerspricht die Ameise. »Ich habe aus meinem Erdloch heraus ganz klar gesehen, dass ein Elefant ein Wesen aus vier imposanten Säulen ist.« »Ihr habt wohl Tomaten auf den Augen«, regt sich das Eichhörnchen auf, nachdem es von seinem Baum heruntergeklettert ist. »Ein Elefant – das sind zwei monströse runde Scheiben mit einer sich windenden Schlange dazwischen.«

Wie diesen Tieren so ergeht es auch uns Menschen während der verschiedenen Entwicklungsstadien, die wir im Laufe unseres Lebens durchmachen: Wir erkennen immer nur einen Teil des Ganzen, je nachdem, welche Position wir gerade einnehmen. Sobald sich unsere Position verändert, wandelt sich auch unser Blick und mit ihm das, was wir zu sehen glauben. Je mehr Perspektiven jedoch dazukommen, desto vollständiger wird unser Bild.

So gesehen bringt jeder Entwicklungsschritt eine Perspektivänderung mit sich. Solange wir in einer bestimmten Phase dieses Prozesses stecken, bekommen wir es nicht unbedingt mit, sondern stellen oft erst im Nachhinein fest, dass sich etwas an unserer Haltung verändert hat. Was vor ein paar Wochen gefühlt noch lebenswichtig war, tun wir jetzt mit einem Schulterzucken ab. Plötzlich hören wir den Klassik-Radiosender, der uns sonst zu öde war, und gehen gern mit der Kollegin, mit der uns bislang wenig verbunden hat, essen.

Veränderungen sind etwas Natürliches, und trotzdem kennt vermutlich jeder von uns Menschen, denen sie zutiefst suspekt sind. Was einmal für gut befunden wurde, soll aus ihrer Sicht gefälligst für immer so bleiben, und wer sich alle naselang neu erfindet, entwickelt sich nicht weiter, sondern scheint nicht erwachsen werden zu wollen. Feinstofflich gesehen sollen wir das auch gar nicht, wenn man unter Erwachsensein das bloße Verwalten eines einmal festgelegten Status quo versteht. Dann bleiben wir doch lieber Kinder, so in Bewegung, wie uns das Leben führt. Hauptsache, wir verlassen rechtzeitig den Sandkasten, anstatt zu behaupten, der Sandkasten sei die Welt.

Es wäre also von Vorteil, jede neue Entwicklungsstufe mit Freude und Neugierde zu nehmen. Trotzdem machen wir immer wieder mal die Erfahrung, dass wir uns gegen die fortwährende Entwicklung sperren. Dann beharren wir darauf, dass uns der Status quo genügt. Wir fühlen uns geradezu belästigt von dem Angebot, lebenslang in Bewegung zu bleiben. »Jetzt reicht es aber langsam!«, denken wir. Doch während wir noch darauf bestehen, dass wir schon vollauf damit zufrieden sind, mit unserem Leben auf dem gegebenen Niveau weiterzumachen, spüren wir, wie wir regelrecht erstarren. Wären wir ein

Fluss, käme unsere Strömung zum Stillstand, und das Wasser würde rasch trüb und röche abgestanden. Wir sind eben auf den Zufluss von Frischwasser und auf Bewegung angewiesen, auch wenn uns das bisweilen anstrengend erscheinen mag.

Vermutlich kennt jeder Mensch Phasen in seinem Leben, in denen er sich gegen eine Entwicklung gesträubt hat, etwa, wenn es darum ging, sich einzugestehen, dass die Anstellung bei einem bestimmten Unternehmen eine Fehlentscheidung gewesen ist. Oder dass eine Beziehung nur noch vor sich hin siecht, man aber trotzdem an ihr festhält. Wie fühlte es sich im Gegensatz dazu an, als man endlich die neue Wohnung bezog, nach der man so lange gesucht hatte? Oder als man nach langem Ringen den Volkshochschulkurs in Spanisch belegt hatte? Es gehört nicht viel Fantasie dazu herauszufinden, in welchen Momenten man sich lebendig und zuversichtlich fühlt und bei welchen sich ein Gefühl von Erstarrung ausbreitet.

Wir Menschen tun gut daran, uns während unseres ganzen Lebens auf Entwicklungen einzulassen, egal, wie groß oder klein sie ausfallen. Die Energie dafür steht uns immer zur Verfügung!

Nur leider nutzen wir die Energie nicht und müssen stattdessen die Auswirkung der sich stauenden Energie ertragen. Oft höre ich Klagen über einen wahrgenommenen Energiemangel. Dann kann ich nur versichern, dass ich bislang kaum einen Menschen zu Gesicht bekommen habe, der zu wenig Energie in sich trug. In Wahrheit handelt es sich oftmals um ein Zuviel an Lebenskraft, die durch Blockaden im Feinstoffkörper nicht zum Ausdruck kommen kann. Es ist vergleichbar mit einem unter Druck stehenden Wasserschlauch, der einen Knick hat: Das Wasser will mit aller Macht fließen, kann es jedoch nicht wegen des Knicks. Deshalb staut es sich, was den Schlauch unter Druck setzt. Das Ergebnis ist Stillstand, der allerdings keine Ruhe und Entspannung mit sich bringt. Ganz im Gegenteil.

Trotzdem können wir uns häufig nicht auf Entwicklungsmöglichkeiten einlassen, selbst wenn wir recht genau wissen, wie wichtig es wäre, den vor uns liegenden Schritt zu tun. Woran liegt das? Aus meiner Erfahrung wird die Entwicklungsenergie durch eine *innere Unordnung* blockiert, worauf ich gleich noch im Kapitel »Die innere Ordnung« eingehen werde.

Nehmen wir ruhig erneut das Wasserbild zu Hilfe, indem wir uns den Feinstoffkörper wie einen Fluss vorstellen. Das Wasser will strömen, ruhig und kraftvoll zugleich. Meist gelingt es ihm, kleine Widerstände, wie hineingefallenes Geäst oder Unrat, wegzuschwemmen. Doch es gibt auch Hindernisse, wie etwa umgestürzte Baumstämme oder abgerutschte Uferböschungen, durch die das Wasser behindert wird. Es entstehen Wirbel in der Strömung, oder das Wasser kann sich anstauen und sein Strömen zum Erliegen kommen. Ähnlich fällt feinstofflich Fremdes wie ein Stein in die Strömung unseres Feinstoffkörpers und behindert eine Zeit lang den Fluss der Lebenskräfte, bis es weggespült wird. Das kostet viel Kraft und kann auch länger dauern. Leider bleibt die eigene Leistungsfähigkeit währenddessen eingedämmt. Gut möglich, dass wir in so einer Situation glauben, dass uns alles zu viel wird. Dabei drohen wir vielmehr in angestauter Entwicklungsenergie unterzugehen. Manchmal gelingt die Befreiung auch gar nicht.

Es ist wichtig anzuerkennen, dass die Lebensquelle in uns und in unserer Nahrung gegeben ist. Sie steht uns allen zur

Verfügung. Aber wir kommen nicht an sie heran, eine Mauer aus Hindernissen und Belastungen versperrt den Weg. Deshalb gilt es aufzuräumen, bevor man sich wirklich weiterentwickeln kann. Denn sonst ist die Flexibilität blockiert, sich auf anstehende Schritte und somit auf Neues einzulassen. Für Herausforderungen fehlt uns dann schlicht die Energie.

Die innere Ordnung

Im Zentrum dieses Buches steht jene feinstoffliche Schicht des Menschen, die ungefähr eine Handbreit über seinen physischen Körper hinausreicht, zu einem Großteil für dessen Wohlergehen zuständig ist und in den Illustrationen im Farbteil des Buches grün gekennzeichnet ist (auf den Schwarz-Weiß-Bildern im Textteil sind sie in einem dunklen Grau dargestellt). Es gibt allerdings noch weitere feinstoffliche Schichten – blau beziehungsweise hellgrau markiert. Teilweise haben sie andere Bezüglichkeiten, teilweise spielen sie jedoch auch eine Rolle beim Thema innerer Hunger. Deshalb werde ich an dieser Stelle kurz auf sie eingehen.

Die in Abbildung 9 blau beziehungsweise hellgrau markierte Schicht, die ich als Feinstoffkörper 2 bezeichne, hat ebenfalls Einfluss auf unsere (psychische) Verfassung, unterscheidet sich jedoch in einigen Punkten von der körpernahen Schicht, die wir bereits ertastet haben. In anderen Terminologien wird sie als Astralleib oder Emotionalkörper bezeichnet, was auf ihre substanzielle Beschaffenheit hinweist: Sie durchdringt und umgibt den physischen Körper und schwingt dabei mit einer feineren Frequenz als die verhältnismäßig dichte körpernahe Schicht.

Außerdem ist sie nicht so klar definiert und lässt sich entsprechend weniger leicht ertasten. Das liegt daran, dass hier ein anderes Raum-Zeit-Gefüge vorherrscht.

Das klingt zunächst einmal geheimnisvoll, aber ein Beispiel reicht, um Licht in die Angelegenheit zu bringen: Vielleicht erinnern Sie sich ja an ein einschneidendes Erlebnis in Ihrem Leben, etwa einen Unfall oder den Moment, als Sie vom Verlust einer nahstehenden Person erfahren haben. In diesem Fall reicht vermutlich allein der Gedanke an dieses Ereignis, und es kommt Ihnen so vor, als durchlebten Sie es erneut. Die Erinnerung – und die mit ihr verbundenen Gefühle – sind ganz frisch, unabhängig davon, wie viel Zeit seitdem vergangen ist. Hingegen sind andere Erlebnisse aus dem gleichen Lebensabschnitt für Sie kaum noch erreichbar, selbst wenn Sie sich bemühen, sie in Ihrer Erinnerung wieder lebendig zu machen. Ähnlich kann es uns am Ende eines ereignisreichen Tages so vorkommen, als ob das Frühstück vom Morgen eine gefühlte Ewigkeit zurückliegt, während ein geselliges Abendessen wie im Flug vergeht. Zeit kann subjektiv erlebt werden und ist, wie man so schön sagt, relativ.

Für unseren Verstand mag diese subjektive Zeitwahrnehmung auf Empfindungen zurückzuführen sein, welche die (in Ticktackschritten der Uhr messbare) Realität verzerren. Auf der feinstofflichen Ebene ist diese Wahrnehmung allerdings äußerst real, wenn wir auf unsere Erfahrungen blicken. Dann wird klar, dass die chronologische Zeit voranschreiten mag, ohne auf all unsere Erlebnisse gleichermaßen Einfluss auszuüben. Sie lässt die an sie gebundenen Empfindungen nämlich weder verwittern noch einstauben. Vielmehr kann die Erinnerung in uns urplötzlich so lebendig und farbig werden, als würden wir tatsächlich zurückkatapultiert in den damaligen Augenblick. Eine Gegebenheit, die für traumatisierte Menschen zu einem Problem werden und auf ihren emotionalen, mentalen und physischen Haushalt beträchtliche Auswirkungen haben kann.

Ähnliches trifft auf den räumlichen Faktor zu. Zwar ist unser physischer Körper an das Hier und Jetzt gebunden, das ändert jedoch nichts daran, dass wir manchmal in der Vergangenheit leben, uns wegträumen oder vor lauter Pläneschmieden unsere aktuelle Umgebung vergessen. Nicht umsonst werden wir gelegentlich von der Seite angestupst und gefragt: »Was ist denn los mit dir? Du bist ja heute völlig abwesend.« Womit der Anstupsende durchaus richtigliegt, schließlich ist ein feinstofflicher Anteil von uns wirklich nicht anwesend.

Tatsächlich ist eine Schicht unseres Feinstoffkörpers in der Lage, durch Raum und Zeit auf Reisen zu gehen. Manchmal tut sie das jedoch nicht freiwillig, sondern weil etwas durcheinandergeraten ist, zum Beispiel durch einen Schock. Manchmal findet sie dann den Weg nicht mehr zurück oder etwas aus dieser Schicht hängt in einem bestimmten vergangenen Moment fest und spielt deshalb – wie man sagen könnte – ununterbrochen denselben Song. Darunter leidet dann unser Wohlbefinden.

Die Auslöser für ein solches Durcheinander wollen wir uns nun einmal genauer anschauen. Während die naheliegende feinstoffliche Schicht unter den Auswirkungen des inneren Hungers leidet, kommt es in der zweiten, noch feineren Schicht zu Unordnung, oft ausgelöst durch einschneidende Lebenssituationen wie Schock, Trauma, Tod eines geliebten Menschen oder lang anhaltenden Stress. Auch im Alltag kann hier schnell etwas durcheinandergeraten, weil wir uns mit den Gesetzmäßigkeiten des Feinstofflichen nicht auskennen und uns auf dieser Ebene deshalb ständig blaue Flecke und Beulen zuziehen, deren Schmerzen wir nicht richtig zuordnen können. Außerdem lässt uns der innere Hunger oft Dinge tun, die in dieser feinen Schicht Chaos anrichten (mehr dazu im Kapitel »Die ewige Suche nach Ersatznahrung«).

Wenn wir uns die Abbildung 9 anschauen, stellen wir zwei verschiedene Bewegungen bei der links stehenden Person, die unter innerer Unordnung leidet, fest (Sie finden diese Grafik in Farbe im Bildteil des Buches):

- Die als blaue beziehungsweise hellgraue Kreise dargestellten »Eigenen Bereiche« haben sich aus dem Feinstoffkörper 2 gelöst. Die Person hat zum Beispiel durch einen Schreck etwas von sich verloren und »ist nicht ganz bei sich« (diese Floskel beschreibt einen realen Zustand auf feinstofflicher Ebene). Auch wenn man von Gefühlen getrieben aus sich herausgeht, kann es passieren, dass man nicht so schnell zurückfindet.
- Die als rote beziehungsweise dunkelgraue Kreise dargestellten »Fremden Bereiche« dringen in den Feinstoffkörper 2 ein oder hängen an ihm fest, zum Beispiel wenn jemand eine Schimpftirade über sich ergehen lässt und diese »Ladung voll abbekommt«. Auch durch einschneidende Lebenssituationen, etwa einen Trauerfall oder eine Trennung, kann Fremdes bei uns haften bleiben.

Die Grafik besagt im Prinzip, dass ein Großteil der uns belastenden Emotionen oder Gedanken (»Fremde Bereiche«), die

Bildhafte Darstellung nach der Göthert-Methode®

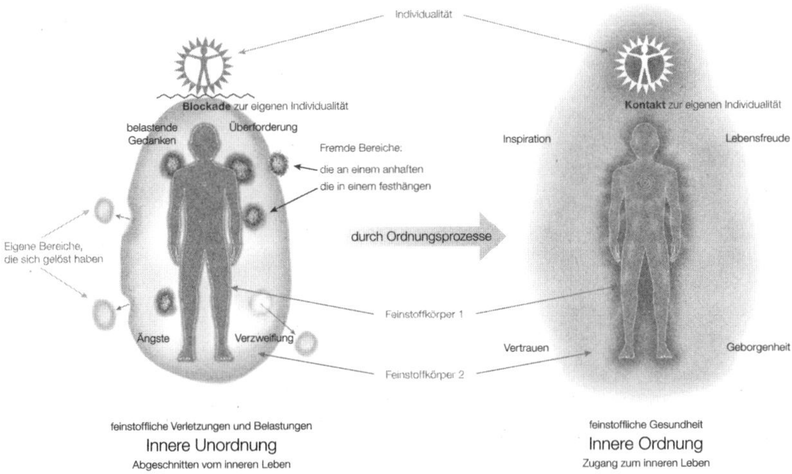

Abbildung 9:
Bildhafte Darstellung der Schichten des Feinstoffkörpers

sich unablässig im Kreis drehen oder unwillkürlich auftauchen, ihren Ursprung gar nicht in uns selbst haben. Wir nehmen sie wahr, weil sie im Kontakt mit unserem Feinstoffkörper stehen. Erstaunlich, nicht wahr? Erst dank eines Blicks durch die feinstoffliche Brille erkennen wir den Zusammenhang.

Durch die Kenntnis des Feinstofflichen kommen wir erst in die Lage, uns bei einem Anflug spontaner Traurigkeit zu fragen: »Ist dieses Gefühl etwas Eigenes? Oder ist es vielleicht etwas Fremdes?«

Allein durch dieses kurze Innehalten kommt es zu einer Distanzierung, die Abhilfe schaffen kann. Denn die still nach innen gerichtete Frage »Ist das wirklich meins?« gibt dem Feinstoffkörper die Möglichkeit, für Ordnung zu sorgen – ähnlich wie das physische Immunsystem, das Fremdes als Eindringling ausmacht und bekämpft.

So gesehen verschwenden wir viel Lebenszeit darauf, Fremdes auszuleben, anstatt den Wünschen, Ideen und Plänen zu folgen, die aus unserem Innersten aufsteigen. Wir verbringen nicht nur viel Zeit mit Dingen, die mit uns nichts zu tun haben und uns von unserem ureigenen Wesen entfremden, sondern zahlen auch noch drauf, weil uns dieses Kuddelmuddel unverhältnismäßig viel Energie kostet.

Wären wir in einem solchen Zustand ein Zimmer, könnte man es vor lauter Müllbergen kaum mehr erkennen. Und anstatt in diesem Zimmer das zu tun, worin sein ursprünglicher Sinn besteht (etwa Malen, Forschen, Handwerken oder Blumen pflegen), wühlen wir uns durch Massen von verschimmelten Pizzaresten, Altkleidern und stapelweise Zeitungen von gestern. Wir können uns in dem unordentlichen Zimmer nicht umdrehen, ohne uns zu stoßen, ständig kippt ein Karton randvoll mit Erinnerungen um, oder wir ziehen uns Splitter an zerbrochenen Bilderrahmen zu. Wir sind wie gefangen und haben das Gefühl, nicht voranzukommen, obwohl wir doch unablässig Dinge umsortieren, begutachten, umschichten. Doch egal, wie sehr wir uns bemühen, wenn in unserem feinstofflichen Raum Unordnung herrscht, treffen wir ständig auf Widerstand, Blockaden und werden unwillkürlich in vergangene Situationen zurückgeworfen, anstatt im Jetzt zu sein und der eigenen inneren Bewegung zu folgen.

Wie sollen wir unter solchen Umständen voranschreiten, uns gar entwickeln? Es ist, als würde in diesem Zimmer zwar das

Licht einer Lampe erstrahlen, doch es ist trotzdem duster, weil der Ausbreitung des Lichts einfach zu viel im Weg steht.

Höchste Zeit aufzuräumen, sollte man meinen.

Schauen wir uns die Abbildung 9 noch einmal an. Die roten beziehungsweise dunkelgrauen Kreise alias »Fremde Bereiche« sind für unser Thema besonders interessant, da es zu einem solchen Durcheinander auch über die Nahrungsaufnahme kommen kann. Dann essen wir die der Nahrung anhaftenden fremden Energien – beispielsweise belastende Gefühle oder Gedanken anderer – direkt in uns hinein, was einen merklichen Schaden anrichtet, wie im Kapitel »Was feinstofflich hängen bleibt, wiegt schwer« genauer zu zeigen sein wird. Dann klebt das Fremde nicht nur an unserer feinstofflichen Außenhülle wie ein Schmutzfleck auf unserer Haut, sondern findet einen Eingang in den Feinstoffkörper und muss dort mühsam verarbeitet werden.

Meiner Erfahrung nach leben Menschen Fremdes, das sie durch Nahrung in sich aufgenommen haben, am stärksten aus, weil die Gedanken und Gefühle ihrer Wahrnehmung nach aus ihrem Innersten aufsteigen und somit sehr viel schwieriger als etwas Fremdes zu klassifizieren sind. »Natürlich ist das meine Verzweiflung! Ich spüre doch, wie sie in mir tobt«, denken sie in so einer Situation schnell und halten daran fest, selbst wenn es für die empfundene Verzweiflung keinen vernünftigen Grund gibt. Durch das Festhalten beziehungsweise die Identifikation mit dem Fremden wird es für den Feinstoffkörper äußerst herausfordernd, die Ordnung wiederherzustellen. Manchmal klappt es auch gar nicht, und dann leben wir mit diesem Fremden, als wäre es ein Teil von uns. Um noch einmal das Bild vom feinstofflichen Zimmer heranzuziehen: Dann glauben wir, dass der riesige Müllberg, der den Raum ausfüllt, zur Grundausstattung dazugehört.

In Ordnung sein – oder genauer gesagt: in der Ordnung sein –, das ist feinstofflich gesehen ein wichtiges Thema. Durch Belastungen, die den Feinstoffkörper eindellen oder sogar eindrücken und seine Energie am natürlichen Fließen hindern, ist auch der Zugang zur Lebensenergie, die jedem Menschen zur Verfügung steht, eingeschränkt. Manchmal wird ihr Zustrom beinahe zum Erliegen gebracht. Leider wissen wir viel zu oft nicht, worin die Belastung denn nun besteht, während wir gleichzeitig unablässig auf der Suche nach etwas sind, das den wahrgenommenen Mangel an Energie ausgleicht – sei es nun durch Yoga, Nahrungsergänzungsmittel oder gezieltes Power-Napping.

Wie Verdurstende suchen wir nach Wasser, während wir mit dem Hintern auf der Quelle sitzen. Ein etwas salopper Vergleich, aber es ist viel Wahres dran!

Wie fühlt es sich auf der anderen Seite an, wenn wir einen Zugang zu unserer Lebensenergie haben und unser Feinstoffkörper im Fluss ist? Genauer gesagt, wenn der nahe liegende Feinstoffkörper gesund ist und in der zweiten Feinstoffkörper-Schicht eine Grundordnung gegeben ist? Hier ein paar Eckpunkte:

- Wir fühlen uns in Sicherheit und vom Leben geborgen.
- Es herrscht Ruhe in der Gedankenwelt.
- Wir haben Vertrauen in den eigenen Lebensweg und können ihn voller Seelenruhe beschreiten.

- Wir sind im gegenwärtigen Erleben (lassen uns also nicht durch Fremdgedanken oder Fremdgefühle ablenken) und genießen den freien Fluss unserer Lebensenergie.
- Wir sind in der Lage, Freude, Dankbarkeit, Liebe und Verständnis zu empfinden.
- Wir leben unsere Kreativität.

Die Voraussetzung für all das ist, dass unser Feinstoffkörper genährt ist, möglichst wenig Fremdes in sich trägt und kaum Eigenes verloren hat. Die Idee eines Idealzustands mag dabei zwar reizvoll sein, bildet für ein erfülltes Leben jedoch keine Voraussetzung – und wäre in unserer gegenwärtigen Gesellschaft wohl ohnehin kaum reell umzusetzen. Allerdings braucht es diesen einigermaßen aufgeräumten Zustand, bei dem ich von feinstofflicher Gesundheit im nahe liegenden Feinstoffkörper und von innerer Ordnung im Feinstoffkörper 2 rede. Dann kann etwas zum Ausdruck kommen, das ich als *Höheres Selbst* (oder auch Individualität) bezeichne. Bekannt ist es auch unter Begriffen wie Seele oder etwa im Sanskrit unter Jiva.

Wenn wir Zugang zu unserem inneren Leben, das heißt zu unserem Höheren Selbst haben, sind wir eins mit uns. Es bedarf weder großer mentaler Anstrengungen, um unseren Weg zu finden, noch werden wir emotional umhergeworfen wie ein Blatt im Wind. Stattdessen speisen sich Denken und Fühlen aus einer in uns liegenden Quelle. Viele kennen diesen Zustand des unmittelbaren Erlebens, dieses federleichte Gefühl des Im-Jetzt-Seins aus ihrer Kindheit oder sogar noch aus ihrer frühen Jugend, bevor es im Lauf der Jahre immer tiefer verschüttet wurde. Trotzdem sind wir meist auf der Suche nach diesem Zentrum unseres Selbst und freuen uns über die Momente, in denen eine Verbindung dorthin gegeben ist. Dabei sollte diese Anbindung an unser Höheres Selbst die Normalität sein.

Vom Höheren Selbst geleitet zu werden ist für einen Erwachsenen in unserer heutigen Gesellschaft eine ungewohnte Vorstellung: sich scheinbar passiv dem Lauf der Dinge zu überlassen, voller Vertrauen, den Kopf und das Herz so frei, dass erlebt werden kann, was der Moment zu bieten hat. Wir hingegen sind darauf gedrillt worden, die Macher und Gestalter unseres Lebens zu sein. Das sind wir auch, aber es gibt halt einen Unterschied, ob wir den feinen Ausschlägen eines inneren Kompasses folgen oder uns an eine festgelegte Wegstrecke halten, ohne nach links und rechts zu schauen. Wir arbeiten, kämpfen, planen uns üblicherweise an das Leben heran oder verzweifeln an seinem vermeintlichen Fernbleiben, ziehen uns in unser Schneckenhaus zurück und geben auf. Dass die Quelle für ein erfülltes Dasein in uns liegt, scheint eine Kalenderweisheit, während die moderne Gegenwart uns etwas anderes lehrt. Wie sollte es auch anders sein? Schließlich leben wir in einer (Alltags-)Welt, die von einem Kreislauf des inneren Hungers bestimmt ist, der uns den Zugang zu unserem inneren Leben verschließt.

Doch es gibt einen Schlüssel, um diese verschlossene Tür wieder zu öffnen: Und das ist die feinstoffliche Gesundheit. Ihr nähern wir uns mit diesem Buch Übung für Übung an. Gerade erst haben Sie mit der ersten Anleitung herausgefunden, wie Sie Ihren Feinstoffkörper konkret ertasten können. Als Nächstes werden wir uns mit seiner Sprache, seiner Ausdrucksform beschäftigen.

- Kapitel 3 -

Flüstern als Feinstoffsprache

Wir verfügen mit unserem Feinstoffkörper über ein sehr fein eingestelltes Instrument, das uns Rückmeldung zur Bewertung von Dingen, Personen und Situationen gibt, hundertprozentig individuell auf uns geeicht. Leider sind wir aber nicht darin geschult, mit diesem hilfreichen Instrument umzugehen. Doch – und das ist entscheidend – jeder von uns kann es lernen.

Der Feinstoffkörper möchte uns tagtäglich vieles sagen. Aber er »flüstert« – und das noch in einer Fremdsprache. Sollten Sie sich jetzt sorgen, nun stünde Vokabeln-Pauken an, kann ich Sie beruhigen. Es handelt sich um eine Art »Ursprache«, die in jedem von uns angelegt ist. Auch Sie haben das dazugehörige Handbuch per Geburt mitbekommen und es bloß verlegt. Nun holen wir es wieder hervor und werfen gemeinsam einen Blick auf diese Anleitung. Sie ist recht kurz: Worauf es bei der Flüstersprache des Feinstoffkörpers ankommt, ist, so aufmerksam wie möglich hinzuhören. Klingt *zu* einfach? Nun, im Kern sind die meisten entscheidenden Dinge einfach, aber deshalb noch lange nicht schlicht. Die Feinstoffsprache bildet hier keine Ausnahme.

Übertragen wir das »Hinlauschen« einmal auf das Physische, mit dem wir ausreichend bewusste Erfahrungen gemacht haben: Ihr Knie schmerzt. Sie können den Schmerz wahrnehmen und es dabei belassen, oder Sie können Ihr Knie untersuchen, ob es geschwollen ist, ob da ein blauer Fleck ist oder Sie etwas gestochen hat. Dazu setzen Sie Ihre Sinne ein, tasten, schauen, drücken vielleicht sogar, um den Schmerz besser zu verstehen. Sie gehen dem Schmerz vielschichtig nach, ohne groß darüber nachzudenken, da Sie sich mit den Rückmeldungen Ihrer physischen Sinne gut auskennen.

Jetzt geht es darum, auf eine vergleichbare Weise die Nachrichten des Feinstoffkörpers zu registrieren und zu verstehen – der übrigens noch sehr viel mehr kann, als einen bloßen Schmerz anzuzeigen, weil er in seiner Wahrnehmung deutlich feiner eingestellt ist als unser grobstofflicher Körper. Er verfügt nämlich über eine Wahrnehmungsfähigkeit, mit der er Dinge ausmachen kann, die unseren bekannten physischen Sinnen verborgen sind.

Das ist nicht so fantastisch, wie es klingt. Das Geheimnis liegt darin, dass der Feinstoffkörper die Fähigkeit hat, ähnlich wie eine Satellitenschüssel Frequenzen auszumachen. Speziell die Frequenzen von Belastungen. Er kennt die Sprache der Schwingungen, er ist *das* Instrument, um ihre Auswirkung auf unser Wohlbefinden auszuwerten.

Im Gegensatz zu uns weiß der Feinstoffkörper um eine Belastung, noch bevor wir sie aufnehmen. Er verfügt über die Fähigkeit, vorauszusehen und in dem Wissen, was auf ihn zukommt, eine Reaktion anzuregen. Es ist ähnlich, wie wenn wir mit unseren Augen eine Grube entdecken und daher ausweichen können, statt hineinzufallen. Der Feinstoffkörper kann Dinge ausmachen und bewerten, welche die anderen Sinne und der Verstand nicht erfassen können. Das betrifft auch für die Zukunft Geplantes: Vieles an Stress und Unwohlsein, die wir in der Gegenwart wahrnehmen, sind die Versuche des Feinstoffkörpers, uns dringend etwas mitzuteilen und uns zu warnen!

Auch Künftiges kann er also beurteilen, wie – um ein alltägliches Beispiel anzuführen – einen Teller feinstofflich belasteter Spaghetti vor uns auf dem Mittagstisch. Wichtige Informationen gibt er flüsternd an uns weiter, das ist der ihm zur Verfügung stehende Kommunikationskanal. Fühlen wir uns schon beim Anblick der Nudeln wie erschlagen, kann das eine Nachricht des Feinstoffkörpers sein, die auf eine feinstoffliche Belastung hinweist. Er zeigt uns damit, was passieren wird, wenn wir diese Spaghetti in diesem feinstofflichen Zustand essen. Bitte sorgen Sie sich nun aber nicht, dass ab jetzt Spaghetti vom Speiseplan gestrichen werden müssen. Ein Hauptanliegen dieses Buchs ist das Erlernen einer Technik, mit deren Hilfe sich feinstoffliche Belastungen von unserer Nahrung lösen lassen. Später folgt mehr zu diesem spannenden Thema.

Weil es in der heutigen Zeit so ungewöhnlich ist, seine feinstofflichen Sinne auszubilden, hat es einen Hauch von Mysterium, wenn jemand über eine solche Wahrnehmung verfügt, sie ernst nimmt und nach ihren Zeichen lebt – falls es nicht sogar als Spinnerei abgetan wird. Man spricht gern von einem »sechsten Sinn« oder schwört auf sein »Bauchgefühl«, das einen nie im Stich lässt. Das zunächst Unbegreifliche oder »Übersinnliche« wird allerdings rasch zur Normalität, je mehr man den Feinstoffkörper und seine Kommunikation in den Alltag miteinbezieht und eine Art Hellsichtigkeit oder -fühligkeit zum Normalzustand wird.

Natürlich schlägt das Warnsystem unseres Feinstoffkörpers nicht nur bei belasteter Nahrung an, sondern es meldet sich auch, wenn wir uns zum Beispiel einen Film ansehen wollen, der uns später um den Nachtschlaf bringen würde. Oder wenn das Telefon klingelt und uns am anderen Ende der Leitung ein Verkäufer etwas andrehen will. Wer ist nicht schon einmal von einem eher unglücklich verlaufenen Ausflug zurückgekehrt und hat rückblickend erkannt, dass schon das Kofferpacken mühsam gewesen war und die Vorfreude einen verdächtigen Beigeschmack hatte? Vermutlich wäre es besser gewesen, die Anspannung bei der Buchung schon als Warnsignal des Feinstoffkörpers mitzubekommen. Es lohnt sich, auf der Basis solcher feinen Zeichen Entscheidungen zu treffen.

Auf welchem Weg können wir uns der Sprache des Feinstoffkörpers im ersten Schritt annähern? Bei vielen alten Traditionen, auf denen zum Beispiel auch die Achtsamkeitsmeditation beruht, bildet die bewusste Wahrnehmung des Atemflusses eine Grundlage. Und das aus gutem Grund, weil man durch die Betrachtung des eigenen Atems unter anderem mehr zu sich und ins Erleben des Augenblicks kommen kann. Wenn man sich mit dem Atemfluss beschäftigt, so bildet das meiner Beobachtung nach eine wertvolle Grundlage für den nächsten Schritt: herauszufinden, was der Atemfluss einem in genau diesem Augenblick sagen möchte. Allerdings wäre es dann wichtig, diese teils recht zarten Signale nicht durch gezielte Atemübungen zu übertönen, sondern einfach das wahrzunehmen, was da ist.

Über den Atemfluss können wir viel über die Befindlichkeit unseres Feinstoffkörpers erfahren – und solange wir seine Kommunikation noch nicht direkt vernehmen, können wir auf die Beobachtung des Atems zurückgreifen und dadurch in eine indirekte Kommunikation treten. Die Rückmeldung unseres Feinstoffkörpers wirkt sich unmittelbar auf die Tiefe und den Rhythmus des Atems aus. Ist der Feinstoffkörper entspannt und ausgedehnt, so können wir tief und ruhig durchatmen. Zieht sich der Feinstoffkörper hingegen zusammen oder verhärtet er sich zur Abwehr, reagiert der physische Körper gleich mit einem flachen, angestrengten Atem – wir atmen gegen einen unsichtbaren und doch deutlich spürbaren Widerstand.

Eigentlich keine große Überraschung, schließlich sind uns Aussagen wie »Als ich das hörte, blieb mir der Atem stehen!« gut bekannt. Wir atmen erleichtert durch nach einer guten Nachricht oder wenn eine Irritation aufgeklärt wird. Neu ist nur, dass uns dabei unser Feinstoffkörper etwas über den Zustand unserer feinstofflichen Gesundheit mitteilt und entsprechende Fingerzeige erteilt. Wir sollten diese Chance, ihm zuzuhören und ihn verstehen zu lernen, nutzen. So werden Sie im Kapitel » Was feinstofflich hängen bleibt, wiegt schwer« mittels einer Übung herausfinden können, dass er sich bei belasteten Nahrungsmitteln in ähnlicher Weise äußert, wie wir sie auch über den Atemfluss registrieren können.

Viele unserer Empfindungen passieren in unsrem Feinstoffkörper und bieten uns die Möglichkeit, innere Vorgänge und unser Menschsein besser zu verstehen. Versuchen Sie einmal, sich einstellende Empfindungen, wie zum Beispiel den berüchtigten stockenden Atem oder ein flaues Gefühl im Magen, aus dieser Perspektive zu betrachten.

Verspüren Sie gelegentlich aus dem Blauen heraus ein Gefühl von Einsamkeit? Oder meinen Sie plötzlich, furchtbar traurig sein zu müssen, obwohl es dafür keinen Grund gibt? Falls dem so sein sollte, lohnt es sich zu forschen: Handelt es sich dabei eventuell um eine Empfindung des Feinstoffkörpers, der vernachlässigt und ignoriert wird? Meine Erfahrung zeigt, dass solche Stimmungen abnehmen, wenn man in Kontakt mit seinem Feinstoffkörper tritt und seinen Meldungen zunehmend Beachtung schenkt. Es ist ganz ähnlich wie mit unserem physischen Körper, der sich ja auch nach Berührung und Zuwendung sehnt und leidet, wenn ihm diese Form der Aufmerksamkeit vorenthalten wird. Besonders deutlich wird dies bei kleinen Kindern oder älteren Menschen.

Falls Sie immer noch unsicher sind, ob zwischen Gefühlen wie scheinbar unbegründeter Einsamkeit und Ihrem Feinstoffkörper ein Zusammenhang bestehen könnte, stellen Sie sich bitte Folgendes vor: Auf einer Party unterhalten sich die Gäste angeregt miteinander. Nur mit einem spricht niemand, und auch seine Kommentare werden geflissentlich übergangen, obwohl er doch eindeutig eingeladen ist und etwas zur Party beitragen möchte. Wie würde sich ein Gast fühlen, der in dieser Weise ausgegrenzt wird? Vermutlich traurig und einsam. So ergeht es Ihrem Feinstoffkörper auf der Party des Lebens, wenn Sie ihn wie Luft behandeln.

Bei den vielen Klagen von Menschen, die sich einsam und unbeachtet fühlen, würde ich gern vorschlagen, dass sie in sich hineinlauschen, woher genau diese Klage stammen könnte. Einen Versuch ist es aus meiner Sicht mehr als wert. Wenn der »flüsternde« Feinstoffkörper aus Nichtwissen heraus ein ganzes Leben weder wahrgenommen noch berücksichtigt wird, ist ein Gefühl von Verlassenheit und Einsamkeit verständlich. Genau wie Freude und Dankbarkeit, sobald man ihm und seinem Flüstern Aufmerksamkeit schenkt. Wenn man diesen vergessenen Teil von sich selbst entdeckt und ihn ins Leben integriert, fühlt man sich lebendiger und vollständiger. Man ist mehr eins mit sich, wodurch sich das Gefühl von Einsamkeit verliert.

Wir können also festhalten, dass unser Feinstoffkörper nicht nur unter Belastungen und dem inneren Hunger leidet, sondern auch unter Nichtbeachtung – beachtet zu werden gehört zu seinen Grundbedürfnissen. Dieser Missstand lässt sich jedoch leicht beheben, wenn wir uns in der Feinstoffsprache üben. Denn dabei werden nicht nur unsere feinstofflichen Sinne geschärft, sondern unser Feinstoffkörper blüht auf wie eine Pflanze, die nach einer Durststrecke endlich Wasser und Sonnenlicht bekommt. Allein durch die bewusste Zuwendung weitet und entspannt sich unser Feinstoffkörper bereits, sodass die Lebensenergie freier fließen kann.

Wenn Menschen Behandlungen in Anspruch nehmen möchten, die auf dem therapeutisch ausgerichteten Teil der Göthert-Methode beruhen und sich professionell der Gesundheit des Feinstoffkörpers und der inneren Ordnung widmen, wird ihr Feinstoffkörper als Erstes mit der Hand untersucht. Dabei wird von den Klienten immer wieder berichtet, dass sie sich schon in dieser frühen Phase der Behandlung innerlich berührt fühlen – auch wenn der physische Körper weder angetastet noch aktiv feinstofflich gearbeitet wurde. Die Menschen erleben das so intensiv, weil es für viele das erste Mal ist, dass ihrem Feinstoffkörper bewusst Aufmerksamkeit geschenkt wurde. Es ist ein Gefühl der Erleichterung: »Endlich nimmt mich jemand ganzheitlich wahr.«

Da Probieren bekanntlich über Studieren geht, starten wir hier direkt einen Feldversuch. Passend zum »flüsternden« Feinstoffkörper gibt es eine Übung, mit der man diese Art der Kommunikation direkt erfahren und somit ein besseres Verständnis entwickeln kann.

Eine Anmerkung zu dieser Übung vorweg: Wenn der Feinstoffkörper in Harmonie ist, ist sein Flüstern so fein, dass man es als ungeübte Person leicht überhören kann. So soll es auch sein, denn wenn alles bestens ist, braucht nicht unablässig laut darauf hingewiesen zu werden. Da es nun darum geht, das Flüstern überhaupt erst wieder kennenzulernen, werden wir den Feinstoffkörper leicht aus seinem Takt bringen, damit Sie den Unterschied zwischen Fließen und Stocken erkennen können.

Erinnern Sie sich an die Anleitung 1, mit der Sie Ihren Feinstoffkörper ertastet haben? Es ging ja unter anderem darum, seine Grenze zu finden. Damit starten wir auch in diese Übung:

Übung 3: Die drückende Hand

Führen Sie die rechte Hand mit geschlossenen Fingern langsam von der Seite vor die Brustmitte, wie mittlerweile gewohnt in etwa handbreitem Abstand. Achten Sie darauf, dass Ihre Hand weder steif gestreckt noch zu locker oder gekrümmt wie eine Kuppel ist.

Suchen Sie nach der Außenseite der Hülle Ihres Feinstoffkörpers und belassen Sie die Hand dort, wenn Sie sie gefunden haben. Es wird immer wieder berichtet, dass sich die Berührung der Außenhülle anfühlen würde, als ruhe die Hand auf einem Ballon oder einem warmen Luftstrom.

Wenn Sie sich einigermaßen sicher sind, die Grenze Ihres Feinstoffkörpers gefunden zu haben, führen Sie die Hand ganz langsam dichter zur Brust und achten auf die Reaktion (Abbildung 10). Prüfen Sie: Fließt Ihr Atem weiterhin frei, oder droht er zu stocken? Entsteht ein Druckgefühl auf Ihrer Brust, obwohl Sie sie gar nicht berühren? Bemerken Sie einen Kloß in Ihrer Kehle, der dort eben noch nicht gewesen ist? Wenn ja, dann zählt das zu den zarten Rückmeldungen Ihres Feinstoffkörpers, dass ihm gerade etwas nicht bekommt. Er mag es nämlich nicht sonderlich, wenn er bedrängt wird und sein Strömen ins Stocken gerät.

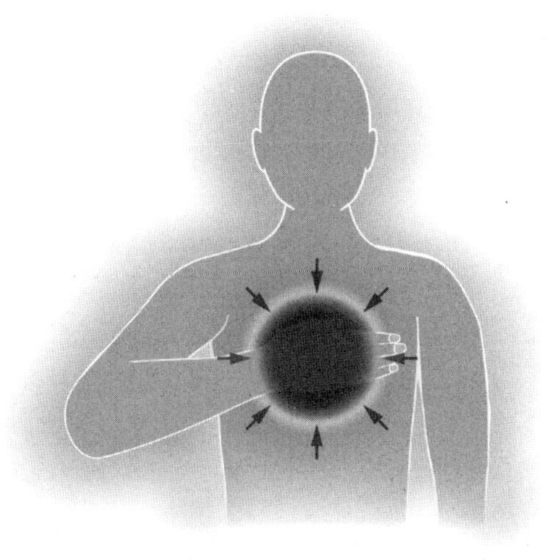

Abbildung 10:
Bei der Übung »Die drückende Hand« bewegen Sie die Hand langsam auf die Brustmitte zu.

Gehen Sie anschließend mit der Hand zurück an die Grenze des Feinstoffkörpers und dann achtsam zur Seite hin wieder hinaus.

Notieren Sie Ihre Erfahrung, fassen Sie sie in Worte.

Ich möchten Ihnen an dieser Stelle ein paar Beispiele dafür nennen, wie Menschen ihre Erfahrungen mit dieser Übung beschrieben haben: »Es war wie eine Kompression, wie wenn Materie zusammengedrückt wird«, »... wie die Luft in einer Luftpumpe« oder »Etwas drückte die Hand weg«. Es wird auch Hitze und ein Pulsieren an der Hand festgestellt. Vom Empfinden her gibt es Aussagen wie »Ich fühlte mich bedrängt« oder »Als würde etwas gegen mich gedrückt«. Es wird ein Druck in den Ohren und im Kopf beklagt, das Herz klopfe schneller, während der Atem schwerer gehe.

Alles keine besonders angenehmen Dinge – jedoch handelt es sich um nachvollziehbare und deutliche Botschaften des Feinstoffkörpers. Vielleicht achten Sie demnächst, wenn Sie ein Druckgefühl ausmachen, einmal bewusst darauf, ob es nicht Ihr Feinstoffkörper sein könnte, der Ihnen gerade etwas mitzuteilen versucht. In diesem Fall würde es sich um eine feinstoffliche Schmerzempfindung handeln und somit eine der lauteren Äußerungen. Der Feinstoffkörper möchte damit sagen: »Stopp! Das tut nicht gut!« Leider überhören wir oft diese Kommunikation – beim Essen, in Gesprächen, bei Taten und Entscheidungen –, weil wir meinen, so ein Druck gehöre zum Leben eben dazu (mehr dazu im Kapitel »Feinstoffliche Schmerzempfindungen«). Nach dieser Übung können Sie die Meldungen jedoch als Gelegenheit sehen, einen anderen Weg einzuschlagen.

Ihr persönlicher Wegweiser: Das innere Wissen

Kennen Sie das Gefühl, dass die Gedanken in Ihrem Kopf Karussell fahren und es keinen Ausschaltknopf zu geben scheint? Oder dass Sie eine eigentlich simple Entscheidung schier in den Wahnsinn treibt, weil Sie sich in einem Labyrinth aus Abwägungen verlaufen haben? Oder dass Sie nachts mit bleischweren Gliedern im Bett liegen, während Ihr Geist hellwach ist und unbedingt noch den morgigen Tag perfekt bis ins kleinste Detail planen will? Und wenn man schon dabei ist, erledigt man am besten auch den Plan für die Woche noch mit oder gleich für den Rest des Jahres!

Unser Verstand meint es gut. Trotzdem beschleicht uns manchmal der Verdacht, dass er mit seinen Aufgaben restlos überfordert ist und uns eher stresst, als dass er uns Arbeit abnimmt.

Tatsächlich ist unser Verstand für viele Aufgaben, die wir ihm aufbürden, gar nicht geschaffen. Er verbringt viele fantastische Leistungen, und es ist gut zu wissen, wofür er zuständig ist und wo seine Grenzen liegen. Um beispielsweise eine umfassende Entscheidung zu treffen, fehlt ihm der Zugriff auf manche benötigte Information, die sich aus anderen Quellen speist. Häufig reicht sein Erfahrungsschatz allein nicht aus, dann braucht es einen anderen Mitspieler. Glücklicherweise steht uns sehr viel mehr an Handwerkszeug zur Verfügung. Wenn wir die feinstoffliche Ebene mit einbeziehen, dann erweitert sich unser Spektrum automatisch. Und das wollen wir uns jetzt einmal genauer anschauen.

Nach meiner Erfahrung trägt jeder von uns ein *inneres Wissen* in sich, das über unsere Erfahrungen und das Erlernte hinausgeht. Dabei geht es nicht um einen Faktenschatz und auch nicht um eine Reihe mentaler Ordner voller Anleitungen dafür, wie man mit Menschen umgeht oder ein Geschäft aufbaut. Es ist ein übergeordnetes Wissen, wie eine Art Stimmgabel, die vollkommen unbeirrbar die Schwingung der Wahrheit erkennt.

Wir können dieses innere Wissen tatsächlich wie eine Stimmgabel nutzen: Schlägt sie in unserem Feinstoffkörper – macht sich also eine Unruhe bemerkbar –, dann bedeutet dies, dass das feinstoffliche Strömen ins Stocken gerät, was auf eine Unstimmigkeit hinweist. Bleibt sie ruhig und der Energiefluss fließt in seinem eigenen Tempo dahin, ist alles in Ordnung – und zwar wortwörtlich.

Versuchen wir es mit einem Beispiel, um den Vorgang greifbarer zu machen. Bestimmt fällt Ihnen eine Situation ein, in denen ein Verkäufer scheinbar überzeugende Argumente für einen Rasenmäher oder eine neue Badewanne vorgebracht hat – und trotzdem wollte Ihr Bauchgefühl kein grünes Licht für den Kauf geben. Später waren Sie dann froh, auf Ihr Gefühl gehört zu haben. Oder, falls Sie den überzeugenden Argumenten des Verkäufers gefolgt sind, stellte sich nach dem Kauf schon bald ein maues Gefühl ein. »Hätte ich mich doch bloß nicht breitreden lassen«, denken Sie. Womit Sie den Nagel auf den Kopf treffen, denn auf der Ebene des Gesprächs, der verbalen Kommunikation, sind wir tatsächlich manipulierbar, egal, wie gut wir achtgeben. Unser feinstofflicher Zugang zum inneren Wissen ist hingegen unbestechlich, weder Körpersprache, Rhetorik noch kunstvolle Manipulationen können auf seine Urteilskraft Einfluss nehmen. Er reagiert ausschließlich auf die Frage: Schwingt das Gesagte wahrhaftig oder nicht?

Das innere Wissen stellt nicht nur ein wunderbares Instrument dar, wenn es darum geht, Entscheidungen zu treffen. Sein bewusster Einsatz entlastet uns auch enorm auf der mentalen Ebene. In unserer Gesellschaft werden wir darauf gedrillt, einzig und allein dem Verstand zu vertrauen. Wenn man jemandem rät, auf sein Bauchgefühl zu hören, kommt das vielen fast schon esoterisch vor. Eigene Erfahrungen und Wahrnehmungen zählen wenig angesichts der Übermacht der Ratio – obwohl es nicht zu übersehen ist, dass sie mit den ihr angetragenen Aufgaben überfordert ist. Selbst die Entscheidung »Esse ich jetzt diesen Apfel oder lieber nicht?« trägt viele Komponenten in sich, die der Verstand schlichtweg nicht beurteilen kann. Im Fall des Apfels kann er ihn mit den ihm zur Verfügung stehenden Sinnen überprüfen und sortieren, was er über die Herkunft des Apfels weiß. Vielleicht greift er noch auf das Wissen zurück, dass Äpfel in der Vergangenheit nicht immer gut vertragen wurden. Aber ob das auch für diesen Apfel gilt? Darüber kann er kein Urteil fällen, dafür ist er nicht geschaffen. Trotzdem verlangen wir ihm unentwegt derlei Entscheidungen ab und wundern uns dann, dass wir ins Schwimmen geraten, uns den Kopf zermartern und schlaflose Nächte verbringen.

Unternehmen wir hierzu einen kleinen Ausflug. Können Sie sich erinnern, wie es Ihnen als Kind im Alter von acht Jahren ergangen ist? Das ist jene Lebensphase, in der man sich morgens schon selbstständig anzieht, allein zur Schule geht, und wenn sich ein Bauchgrummeln bemerkbar macht, holt man sich einen Joghurt aus dem Kühlschrank. Mit acht Jahren kann ein Kind bereits auf einen gewissen Erfahrungsschatz zurückgreifen und kann sich – in einem gewissen Rahmen – den Herausforderungen seines Alltags eigenständig stellen.

Kinder in diesem Alter sind gewissermaßen wie kleine Boote, die von Zeit zu Zeit Ausflüge in die Bucht unternehmen, gelegentlich dem weit entfernten Meer einen Blick zuwerfen und den Hafen stets im Auge behalten. Denn neben der zunehmenden Freiheit ist die Gewissheit genauso wichtig, jederzeit in den elterlichen Hafen und damit in die Geborgenheit zurückkehren zu können. Erst wenn das Kind darauf vertrauen kann, dass es fest zwischen den Polen Sicherheit und Freiheit eingebettet ist, kann es sich entfalten. Dafür braucht es im Hintergrund Eltern oder andere erwachsene Bezugspersonen, die über einen deutlich größeren Wissens- und Erfahrungsschatz verfügen.

Was passiert aber, wenn sich ein solches Kind im Wald verläuft und sich plötzlich um alles allein kümmern muss? Natürlich wäre es mit der Situation heillos überfordert. Sind diese Beeren essbar? Wo finde ich einen sicheren Schlafplatz, und was mache ich mit den durchnässten Socken? Soll ich mich in einer Höhle verstecken, bis ich gefunden werde, oder besser einen Weg nach Hause suchen? Und was hat da eben dieses unheimliche Geräusch gemacht?

Gemeinsam mit seinen Eltern wäre ein Ausflug in den Wald abenteuerlich und würde voller neuer Erfahrungen stecken. Aber auf sich allein gestellt schießt dem Kind eine Frage nach der nächsten durch den Kopf, auf die es kaum eine Antwort weiß. Es hat keine Kontrolle über die Situation, was durchaus beängstigend und lähmend sein kann. Oder die Hilflosigkeit macht es wütend, und bevor es sich versieht, wirft es mit Steinen nach den Bäumen, weil alles so unfair ist! Wie auch immer sich die Verunsicherung des Kindes äußern würde, sie läuft auf eine Überforderung hinaus, selbst wenn sich das Kind nach einer Weile einige Fragen selbst beantworten könnte, wie: »Von den Beeren am Baum wird mir übel, die im Buschwerk sind zum Essen zu sauer, aber die darüber kann man essen.« Für ein Kind bleiben aber immer noch viel zu viele Fragen offen, als dass es eine entspannte Zeit im Wald erleben könnte. Wahrscheinlich würde es sich durchschlagen, aber gewiss unter Entbehrungen und mit sehr hohem Lehrgeld.

Nun stellen Sie sich vor, wie es für das Kind wäre, wenn seine Eltern es finden und wieder mit nach Hause nehmen. Wenn es die Last der vielen nicht zu bewältigenden Aufgaben an Erwachsene abgeben darf, die sich darauf verstehen und denen die Bewältigung der Aufgaben keine Mühen bereitet. Statt unentwegt zu ringen, kann das Kind wieder seinen eigenen Angelegenheiten nachgehen, wohl wissend, dass für alles andere bestens gesorgt ist – dass der Brotkorb gefüllt ist, dass das Zuhause behaglich warm ist und es abends mit einer Gutenachtgeschichte ins Bett gebracht wird.

Das wohlige Wissen einer behüteten Kindheit: Es wird schon für alles Nötige gesorgt werden.

Vermutlich können Sie sich gut an diese Zeit in Ihrer Kindheit erinnern, fragen sich jetzt aber, was ein achtjähriges Kind mit dem Thema Feinstofflichkeit zu tun hat. Nun, wenn wir die Signale unseres Feinstoffkörpers ignorieren und die Verbindung zu unserem inneren Wissen nicht gegeben ist, ist unser Verstand wie ein solches Kind, das sich im Wald verlaufen hat.

Wenn wir versuchen, unser Leben rein aus dem Verstand heraus zu gestalten, werden wir früher oder später verzweifeln. So viele Bälle müssen gleichzeitig in der Luft gehalten werden – und es kommen immerzu Querschläger von allen Seiten angeflogen, mit denen wir einfach nicht rechnen konnten. In einem solchen Zustand ist der Verstand ebenso rastlos wie das verloren gegangene Kind. Ihm steht weder die feinstoffliche Wahrnehmung zur Seite, noch ist er im Austausch mit dem Höheren Selbst. Wird der Kontakt jedoch wahrgenommen, ist es, als wenn der kleine Ausreißer wieder mit seinen Eltern vereint würde: Das Kind kann ganz seinen altersgerechten Angelegenheiten nachgehen, während es von seinen Eltern umsorgt wird. Und wenn der Verstand nicht länger auf sich allein gestellt ist und sich stattdessen in die Obhut des Höheren Selbst begeben kann, darf er zur Ruhe kommen und sich auf seine eigentlichen Aufgaben konzentrieren. Das Vertrauen in den Fluss des Lebens nimmt zu. Die wild kreisenden, stets bemühten Gedanken ebben ab und geben einer Stille Raum, in der plötzlich Ideen, Zufriedenheit und innerer Reichtum entstehen können.

Einen Zugang zum inneren Wissen schaffen

Nun möchte ich Ihnen eine Übung empfehlen, mit deren Hilfe sich der Zugang zum inneren Wissen herstellen und mit der Zeit auch vertiefen lässt. Daher möchte ich Ihnen raten, diese Übung regelmäßig durchzuführen, gern auch in Zeiten, in denen der Verstand sich überfordert fühlt und darum das Gedankenkarussell anschiebt, Sie hektisch werden und sich verzetteln. Indem Sie bewusst auf die Regungen Ihres Feinstoffkörpers achten und sein Flüstern zu erfassen versuchen, treten Sie wieder in Kontakt mit Ihrem Höheren Selbst, das über einen völlig anderen Wissens- und Erfahrungsschatz verfügt, als wir ihn uns über die reine Verstandesebene erschließen können. Probieren Sie es aus!

Übung 4: Zugang zum inneren Wissen: Partnerübung

Für diese Farbfragen-Übung ist es wichtig, ein Gegenüber zu haben, das Ihnen assistiert. Planen Sie ausreichend Zeit ein, in der Sie sich ganz auf die Übung konzentrieren können.

Wählen Sie einen Gegenstand, der eine sehr eindeutige Farbe hat, zum Beispiel eine rote Serviette.

Legen Sie die Serviette gut sichtbar auf den Tisch.

Bitten Sie die Ihnen assistierende Person, die folgenden Sätze laut auszusprechen, jeweils mit einer Pause von etwa zehn Sekunden dazwischen. Dabei wird zunächst ganz bewusst eine andere Farbe als Rot angesprochen.

- »Die Serviette ist grün.« (Zehn Sekunden Pause.)

- »Die Serviette ist blau.« (Zehn Sekunden Pause.)

- »Die Serviette ist gelb.« (Zehn Sekunden Pause.)

- »Die Serviette ist rot.« (Zehn Sekunden Pause.)

- »Die Serviette ist schwarz.« (Zehn Sekunden Pause.)

Während das Gegenüber die Sätze laut ausspricht, geht es für Sie darum zu beobachten: Wie fühlt es sich nach dem jeweiligen Satz in Ihnen an? Der Verstand weiß natürlich Bescheid, wenn die genannte Farbe nicht mit der Farbe der roten Serviette übereinstimmt, und wird entsprechend Meldung machen. Doch bei dieser Übung geht es vielmehr darum, in sich hineinzulauschen und wahrzunehmen, was bei den verschiedenen Aussagen in Ihnen passiert. Erforschen Sie, wie Ihr Feinstoffkörper reagiert, was er Ihnen zu der jeweils gemachten Behauptung mitteilt.

- Was ist im Körper erlebbar? Gibt es Unterschiede hinsichtlich der Reaktion?

- Wo ist bei der jeweiligen Farbe etwas zu spüren?

- Ist ein Unterschied zwischen den Sätzen zu erleben - insbesondere zwischen den falschen Farben und der richtigen Farbe?

- Wie fühlt es sich an, wenn die richtige Farbe genannt wird?

Die Gefühle und Reaktionen, die Sie beim Durchgehen der Farben erleben, können zunächst sehr leise wahrnehmbar sein. Dann gilt es, ganz vorsichtig hinzulauschen. Es geht nicht darum, mit Willenskraft etwas zu entdecken, sondern auf ein inneres Gefühl zu achten, das aus dieser feineren Ebene kommt.

Die Empfindungen und körperlichen Eindrücke, die Menschen bei dieser Übung beschreiben, fallen insgesamt ähnlich, jedoch individuell aus. Wichtig ist, die eigene Reaktion zu registrieren und abzuspeichern, damit Sie sich später auf diese

Wahrnehmung stützen können. Ich möchte Ihnen hier gern ein paar Beispiele nennen, die Ihnen als Orientierung dienen können. Wenn die falsche Farbe ausgesprochen wird, erleben viele eine Art inneres Sträuben, oder ihr Blick vernebelt sich. Manche beschreiben einen inneren Widerstand oder verspüren Wut. Oft wird bemerkt, dass der Atem stockt. Bei anderen fangen die Beine an unruhig zu werden. Oft wird ein innerer Druck beschrieben, der sich bei einigen bei den falschen Farben in verschiedene Körperteile verlagert: mal in Richtung Magen, mal auf die Brust oder in den Kopfbereich. Wenn dann die richtige Farbe genannt wird, beschreiben die Menschen oft eine deutliche Erleichterung, es ist etwas Aufstrebendes, Leichtes, Ruhiges, Fließendes wahrnehmbar.

Wie war es bei Ihnen? Ließ sich ein Unterschied bei verschiedenen Farben ausmachen? War bei den falsch benannten Farben ein Druck, eine Enge, ein stockender Atem oder Ähnliches erlebbar? Es kann durchaus differenzierter hingespürt und gefragt werden: Wo im Körper war der Druck, die Enge zu spüren? Im Kopf, im Hals, in der Brust oder im Rücken? Und wie war es bei der richtig benannten Farbe? Waren da auch ein Druck, eine Enge oder ein stockender Atem erlebbar? Wahrscheinlich nicht, oder?

Mit dieser Übung wird deutlich, wie es sich anfühlen kann, wenn eine Dissonanz zwischen dem außen Gehörten und dem inneren Wissen vorhanden ist. Wenn Ihnen das Gefühl, das beim Hören der falschen Farben auszumachen ist, deutlich geworden ist, können die Fragen interessant sein: Wie oft erleben Sie so ein Gefühl im Alltag? Wie oft werden Ihnen rote Servietten »grüngeredet«?

Übung 4: Zugang zum inneren Wissen: Allein üben

Es ist auch möglich, die Übung allein durchzuführen, in diesem Fall sprechen Sie die Sätze selbst laut aus.

Erneut wird ein Gegenstand mit einer eindeutig erkennbaren Farbe ausgewählt, zum Beispiel eine blaue Tasse.

Die Tasse steht in Sichtweite, und Sie sagen: »Die Tasse ist rot.« Dann spüren Sie nach, was Sie dabei in sich wahrnehmen. Nach etwa zehn Sekunden sagen Sie: »Die Tasse ist gelb.« Wieder nehmen Sie wahr, was in Ihnen geschieht. Danach: »Die Tasse ist weiß« … »Die Tasse ist blau.« Nach wiederum zehn Sekunden: »Die Tasse ist orange« …

Jedes Mal achten Sie auf Ihr Sprechen und gleichzeitig auf die innere Empfindung: Wie fühlt es sich an, die falsche Farbe auszusprechen? Bei genauerem Hinspüren kann oft bemerkt werden, dass sich die falsche Farbe schwerer aussprechen lässt, die richtige dagegen leicht über die Lippen kommt. Es ist auch gut möglich, dass die Stimme bei der falschen Farbe leicht stockt; man könnte auch sagen, dass einem quasi das Wort im Hals stecken bleiben möchte. Oder es macht sich ein deutlicher Widerwille gegen die Tasse bemerkbar.

In diesem Kontext ist es spannend, wenn Sie sich einmal vor Augen führen, ob Ihnen solche Situationen bekannt vorkommen. Oder: Wie oft reden Sie sich selbst blaue Tassen gelb?

Bei dieser Farbenübung geht es darum, die Qualität der eigenen Reaktion zu registrieren und bewusst abzuspeichern, damit Sie im Laufe der Zeit immer schneller erkennen, wie sich Ihr Feinstoffkörper äußert. Dafür ist es durchaus erforderlich, die Übung in regelmäßigen Abständen immer wieder durchzuführen. Als Lohn erhalten Sie einen absolut zuverlässigen inneren Wegweiser. Dann kann sogar jemand in einer Ihnen fremden Sprache einen Vortrag halten, und Sie wüssten, ob er die Wahrheit sagt oder gerade das Blaue vom Himmel herunterflunkert. Und das, obwohl Sie kein einziges Wort verstehen.

Es ist eine wahre Bereicherung, die Reaktion unseres Feinstoffkörpers zu verstehen und somit zu wissen, was uns guttut oder eben nicht guttut. Mit diesem Training schaffen wir die Voraussetzung für unsere feinstoffliche Gesundheit und sichern uns einen Zugang zum immer zur Verfügung stehenden inneren Wissen.

Ein Gast im Haus

Bislang haben wir bei den Kennenlern-Übungen gesagt: »Das ist also mein Feinstoffkörper.« In Anleitung 1 ging es beim Ertasten darum, die feinstofflichen Sinne wieder aufzuwecken und erste Erfahrungen mit der Beschaffenheit dieser viel zu lang vergessenen Schicht von uns zu machen. Nun geht es darum, die bereits bekannte Übung des Ertastens mit einer anderen Haltung anzugehen.

Stellen Sie sich vor, Sie sind irgendwo eingeladen. Ich vermute, Sie würden nicht einfach zur Tür hereinstürzen und sich sofort breitmachen, ungebeten die Einrichtung begutachten und obendrein einen Blick ins Schlafzimmer werfen, weil Sie wissen möchten, wie es dort aussieht. Viel wahrscheinlicher ist es, dass Sie als Gast höflich anklopfen und erst nach Aufforderung eintreten würden.

So ist es auch mit unserem Feinstoffkörper: Wenn wir ohne Rücksicht in seinem Bereich herumpoltern, wird sich unser »Besuch« nicht gerade zum Besten entwickeln. Besonders wenn man bedenkt, dass es hier um einen sehr sensiblen Teil von uns geht, der mit Respekt behandelt werden möchte – und andernfalls mit Rückzug oder Gegenwehr reagiert. Allein durch das Bewusstsein, ein Gast zu sein, verändert sich schon viel an unserer Haltung, wir sind automatisch umsichtiger, verhalten uns feiner. Wenn wir dann auch noch innerlich anklopfen, bevor wir die Hand zur Brustmitte führen, respektieren wir unseren Feinstoffkörper wie ein Gegenüber mit einem eigenen Raum und eigenen Empfindungen – durch diese Form der Kommunikation gewinnen beide Parteien.

Übung 5: Zu Gast bei Ihrem Feinstoffkörper

Setzen Sie sich wieder aufrecht auf einen Stuhl und stellen Sie sich darauf ein, gleich die äußere Hülle Ihres Feinstoffkörpers zu ertasten.

Sobald Sie Ihre Hand seitlich in Position gebracht haben wie auf Abbildung 11, halten Sie inne.

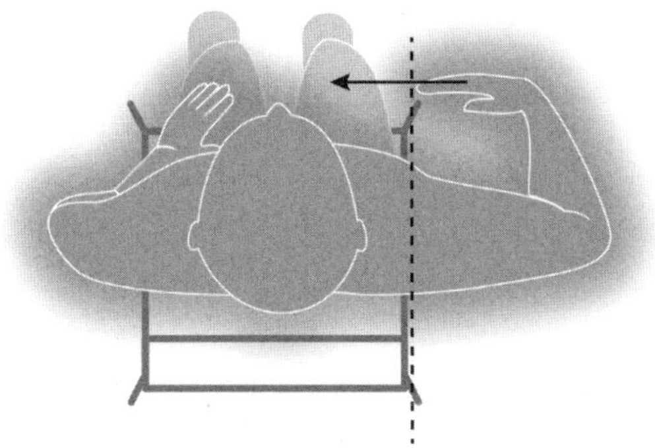

Abbildung 11:
Als Gast eintreten. Das heißt, dass Sie zuerst mit den Fingerspitzen bis zur Seitenlinie gehen, zweitens dort kurz innehalten und innerlich anklopfen und dann drittens mit der Hand achtsam »eintreten« und den Feinstoffkörper ertasten.

Klopfen Sie im Geiste bei Ihrem Feinstoffkörper an, fragen Sie zum Beispiel in Gedanken: »Ist es in Ordnung einzutreten?« Keine Sorge, es hört Sie ja niemand außer Ihrem unsichtbaren Freund.

Horchen Sie einen Moment in sich hinein, ohne auf ein konkretes »Herein!« zu warten. Es geht mehr um ein Gefühl der Zustimmung, die zart ausfallen kann und eher ein Impuls ist.

Dann führen Sie Ihre Hand wie bereits geübt zur Brustmitte und erspüren das Feinstoffliche.

Lässt sich ein qualitativer Unterschied zum Eintreten zuvor wahrnehmen? Schreiben Sie Ihre Eindrücke auf.

Ein Tipp: Versuchen Sie die Haltung, sich als »Gast« in einem fremden Raum zu bewegen, während der gesamten Übung beizubehalten, indem Sie Ihre Sinne auf extrafein einstellen. Dadurch lernen Sie, sich achtsam und respektvoll der eigenen Feinstofflichkeit zu nähern. Zunächst macht das die Übung etwas anspruchsvoller, doch die Mühe zahlt sich aus. In den Seminaren beschreiben Teilnehmende immer wieder, dass sich allein durch diese Haltung ihr Feinstoffkörper deutlich mehr entfalten und ausdehnen konnte.

Durch diese an sich schlichte Übung wird eine neue Art der Begegnung mit uns selbst möglich, wie Sie vielleicht auch schon feststellen durften. Indem wir die Haltung eines Gastes verinnerlichen, verbessern wir nicht nur die Qualität unseres Lebens. Denn wenn wir das Feinstoffliche bewusst wahrnehmen, wird es für uns immer selbstverständlicher, dass diese Art von Behutsamkeit und Respekt der natürlichste Umgang mit sich, mit anderen Lebewesen und sogar mit der unbelebten Materie ist. Und eben diesen aufmerksam-freundlichen Umgang braucht unser Feinstoffkörper, um sich ungestört zu entfalten und wohlzufühlen. Je besser er sich in dieser liebevollen Obhut entspannen kann, desto stärker kann sich auch unser Höheres Selbst entfalten.

Wenn ich auf die Gesellschaft blicke, in der wir gegenwärtig leben, frage ich mich gespannt, was sich verändern könnte, wenn wir alle gelegentlich diese kleine Übung des Gastseins ausprobieren würden.

Anleitung 2: Die »horchende Hand«

Nun kommen wir zur zweiten von insgesamt vier Anleitungen, die unseren Feinstoffkörper in einen gesünderen Zustand versetzen sollen. Bislang haben wir in Anleitung 1 seine Grenze ertastet und dadurch – Schritt für Schritt – ein Gefühl für ihn entwickelt, während zugleich unsere feinstofflichen Sinne reaktiviert wurden. Außerdem haben wir ausprobiert, wie es sich anfühlt, wenn wir die Grenze unseres Feinstoffkörpers überschreiten, indem wir die Hand dichter an die Brustmitte heranführen, bis wir eine Reaktion wahrnehmen. Wir wissen, dass die spürbare Reaktion ein Flüstern des Feinstoffkörpers ist, der uns seine Empfindung auf diese Weise mitteilt. Wir haben auch eine positive Antwort von ihm kennengelernt, als wir vor dem Ertasten wie ein Gast bei ihm »angeklopft« haben und erleben durften, wie er sich allein durch diese achtsame Haltung auszudehnen vermag. Ein ordentliches Ergebnis, wenn man bedenkt, dass wir jetzt erst zur zweiten Anleitung kommen!

Die Anleitung 2 trägt den sprechenden Namen »Die horchende Hand« – und wenn jetzt vor Ihrem geistigen Auge eine Hand mit einem Ohr in der Mitte erscheint, liegen Sie durchaus richtig. Es geht nämlich darum zu lauschen, und zwar mit unseren feinstofflichen Sinnen. Wenn wir uns darauf einlassen, passiert etwas in dem feinstofflichen Feld, das uns umgibt.

Bei der Übung geht es vordergründig darum, mit der bloßen Hand einen möglichen Luftzug auszumachen. Irgendwann, während wir nach dem Windhauch tasten, stellen wir fest, dass mehr als ein äußeres Wahrnehmen stattfindet. Es geht um ein innerliches Horchen, als würden wir in unserer Brust eine Empfangsschüssel tragen, durch die die Hand in Richtung Luftzug ausgerichtet wird.

Wenn wir durch die »horchende Hand« bewusst Kontakt zu unserem flüsternden Feinstoffkörper herstellen, verbinden wir das Innen mit dem Außen. Dadurch bieten wir dem Feinstoffkörper die Chance, uns seine Wahrnehmung mitzuteilen.

Um diese Verbindung aufzubauen, müssen wir uns jedoch zuerst Stück für Stück öffnen, um diese zarten Signale überhaupt orten zu können. Eine wahre Herausforderung, da sich die meisten von uns einen kompensatorischen Schutzmantel zugelegt haben, um ihren ausgehungerten Feinstoffkörper im Gefecht des Alltags zu schützen (mehr dazu im Kapitel »Schluss mit dem Energieraub«). Einen solchen Abwehrwall brauchen wir, solange der natürliche Schutz durch den Zustand des inneren Hungers geschwächt, wenn nicht sogar zerstört ist (oder wir verschwinden zur Kompensation hinter Alkoholdunst oder Zigarettenrauch). Um in einen feinstofflich gesunden Zustand zu kommen, müssen wir diese Art von Abwehr aufgeben. Der künstliche Schutz benötigt nämlich nicht nur jede Menge Energie, sondern vermauert auch den Zugang zur eigenen Lebensenergie. Es kommt nicht nur weniger von außen herein, sondern es kann auch kaum etwas von uns nach draußen dringen. In diesem Zustand sind wir wie eine Lampe, über die eine Decke gehängt wurde. Unsere gesamte feinstoffliche Wahrnehmungsfähigkeit ist eingeschränkt, während das Strömen des Feinstoffkörpers starr, zäh und unlebendig wird.

Schönerweise hilft uns die »horchende Hand«, den erdrückenden künstlichen Schutzwall aufzugeben und uns zu öffnen. Wenn uns das gelingt, aktiviert sich aus einer Natürlichkeit heraus unser »hauseigener« Schutz. Er muss weder von uns auf-

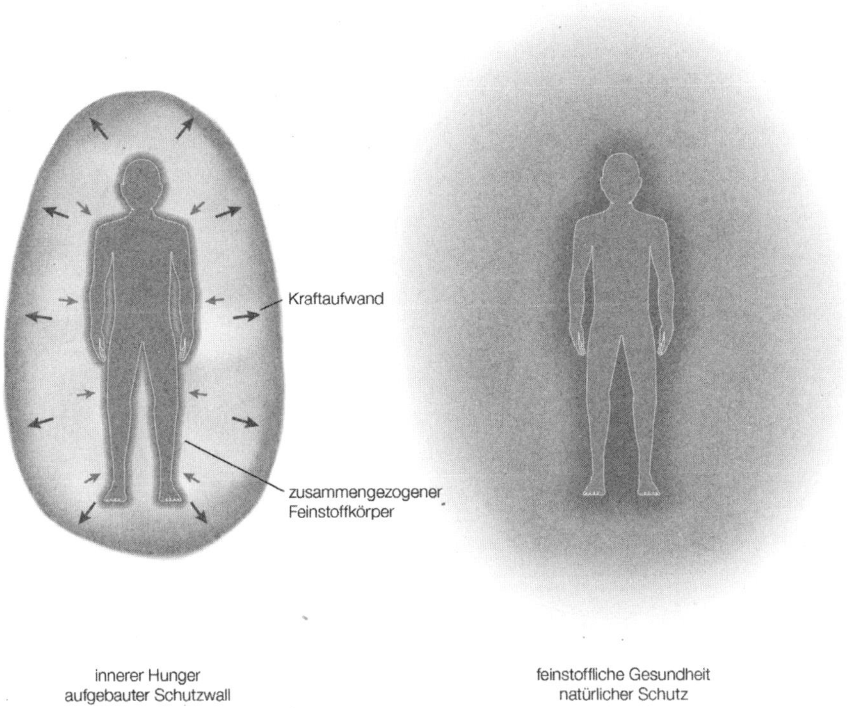

Abbildung 12:
Künstlicher Schutz und natürlicher Schutz

rechterhalten werden (Sie müssen ja auch nicht ständig daran denken, Ihr Herz zum Schlagen zu bringen), noch hängt er an unserem Energienetz wie ein Stromfresser, weil er sich aus sich selbst heraus speist. Von diesem hilfreichen Schutz und seinen wohltuenden Auswirkungen wird später noch die Rede sein, jetzt ist es erst einmal gut zu wissen, dass wir unser Schutzbedürfnis mit dem Praktizieren der Anleitung 2 nach und nach loslassen dürfen.

Die Fähigkeit zur »horchenden Hand« ist eine Grundvoraussetzung für einen gesunden und zufriedenen Feinstoffkörper, auch wenn sie eine Herausforderung darstellen kann. Aus Erfahrung kann ich sagen: Die Mühe lohnt sich! Nicht nur, weil Sie durch diese Übung Ihren Feinstoffkörper samt seiner Wahrnehmung bewusst in Ihr Leben integrieren – was schon eine Bereicherung an sich ist, schließlich ist der flüsternde Feinstoffkörper ein fein justiertes Instrument, wenn es darum geht herauszufinden, was gut und richtig für Sie ist. Außerdem werden Sie dadurch Unmengen an Energie einsparen, die ansonsten in die Aufrechterhaltung des künstlichen Schutzschilds geflossen wären. Nur durch das Loslassen kann der Feinstoffkörper wieder beweglicher werden und sich entsprechend seines natürlichen Umfangs ausdehnen.

Manchmal macht sich bei der Vorstellung ein Unbehagen bemerkbar, denn sich zu öffnen kann sich durchaus bedrohlich anfühlen. Denken Sie in diesem Fall daran, dass sich durch Ihre Öffnung Ihre natürliche Schutzschicht aufzubauen beginnt – ohne Ihre Kraft und Aufmerksamkeit in Anspruch zu nehmen. Stellen Sie sich einmal vor, wofür Sie diese Energie alles verwenden könnten! Wobei es an sich schon ein Erlebnis ist, sich einfach auf einem harmonischen, normalen Energieniveau zu erleben. Oft ist dieser natürliche Zustand so in Vergessenheit geraten, dass er als ein kleines Wunder erlebt wird.

Noch ein Tipp, bevor es losgeht: Nehmen Sie sich Zeit für die Ausführung von Anleitung 2, und schrauben Sie Ihre Erwartungen herunter. Es kann nämlich eine Weile dauern, bis man die innere Haltung des Horchens erlangt. Wenn man sie jedoch erst einmal gefunden hat, wird es mit jedem weiteren Durchgang leichter.

Anleitung 2: Die »horchende Hand«
Schritt 1: Den Windhauch orten

Führen Sie diese Übung in einem Raum durch, in dem Sie sich wohl und entspannt fühlen. Stellen Sie sicher, dass Sie während der Übung ungestört sind – von anderen Menschen, lauten Geräuschen oder Ablenkungen wie Fernseher & Co. Stift und Papier liegen bereit.

Der erste Schritt von Anleitung 2 besteht in der Annahme, dass in dem Raum, in dem Sie sich aufhalten, ein Lüftchen weht. Sie möchten nun genau feststellen, von wo es kommt.

Heben Sie dafür den rechten Arm über den Kopf und richten Sie die Hand wie eine Empfangsschüssel aus, die sich in alle Richtungen dreht, um den Lufthauch wahrzunehmen.

Die erhobene rechte Hand »horcht« nach jeder feinsten Luftbewegung und geht auf Empfang. Es entwickelt sich dabei in der Handmitte ein Sensorium für das Feinstoffliche (Abbildung 13).

Wenn Sie die Hand so über den Kopf halten und versuchen, etwas wahrzunehmen, werden Sie feststellen, dass Sie dazu etwas an Ihrer gewohnten Haltung verändern müssen: Um sich wirklich auf diese feinere Wahrnehmung einzulassen, müssen Sie sich ein Stück weit innerlich öffnen. Ziel ist es, den künstlichen Schutzwall, mit dem sich die meisten von uns umgeben, zu überwinden. Lauschen Sie also vertrauensvoll nach innen, während Sie gleichzeitig mit entspannter Offenheit die Umgebung

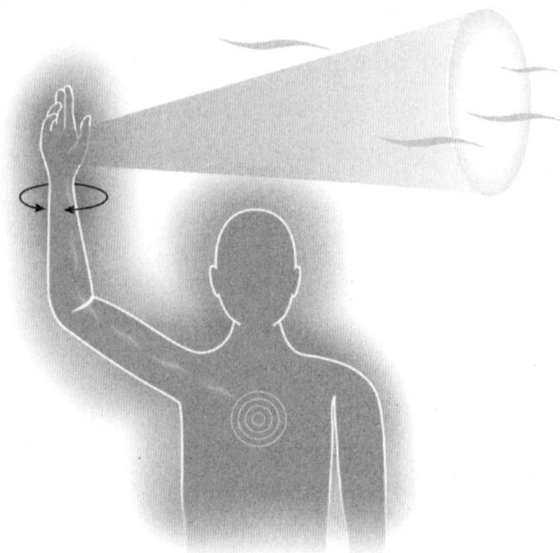

Abbildung 13:
Die »horchende Hand« geht auf Empfang. Es entsteht eine Verbindung zum eigenen Inneren.

wahrnehmen, anstatt wie sonst die Außenwelt auf mögliche Gefahren abzuscannen.

Haben Sie ein Gefühl für diese empfangende Haltung bekommen? Dann bringen Sie den Arm wieder in Ruheposition und entspannen ihn kurz.

Anleitung 2: Die »horchende Hand«
Schritt 2: Dem Ton lauschen

Heben Sie die Hand erneut über den Kopf, dieses Mal als würden Sie mit der erhobenen Handfläche einen Ton wahrnehmen wollen. Was geschieht durch diese Haltung? Sie fangen an, den Ton in sich hören zu wollen, und es entsteht eine Verbindung zu Ihrem Inneren.

Bitte haben Sie Geduld, meist braucht es eine Weile, bis die passende Haltung gefunden ist. Wenn es glückt, spüren Sie eine Verbindung zwischen der »horchenden Hand« und dem feinstofflichen Zentrum ungefähr auf Ihrer Brusthöhe. Dann scheint die Suche nach dem Ton von diesem Zentrum aus gesteuert zu werden und nicht von Ihrem Kopf oder Ihrer Hand.

Nehmen Sie sich einen Moment Zeit, um sich zu fragen: »Wie fühle ich mich in diesem Augenblick? Was spüre ich, während ich diese Übung durchführe? Was macht es mit mir, was findet in mir statt?«

An dieser Stelle möchte ich die Anleitung gern pausieren lassen, um etwas näher auf mögliche Wahrnehmungen eingehen zu können. Die »horchende Hand« sorgt nämlich gern dafür, dass die alltäglich erlebte Hektik ganz plötzlich zur Ruhe kommt. Das ist kein Zaubertrick, sondern in einem solchen Moment erleben wir einen Zustand, der für uns Menschen eigentlich normal sein sollte, einen Zustand, den ich als Ausdruck der feinstofflichen Gesundheit ansehe. So höre ich nach dieser Anleitung auch immer wieder Aussagen wie »Ich fühle mich verbundener« oder »Ich bin mir selbst nähergekommen«.

Zunächst kann allerdings auch etwas ganz anderes passieren. Falls sich bei dieser oder bei einer der anderen Anleitungen oder Übungen aus diesem Buch plötzlich unangenehmere Empfindungen – Enge, Bedrücktheit, Trauer – bemerkbar machen, erschrecken Sie nicht. Es kann nämlich durchaus sein, dass Sie die als belastend empfundenen Gefühle bislang unter Anstrengung »weggedrückt« haben. Das Einengende oder die Traurigkeit waren in diesem Fall schon vor dem Üben da. Sie hatten aber einen Weg gefunden, sie nicht wahrnehmen zu müssen – was jedoch viel Kraft kostet. Nun, da Sie den Zustand Ihres Feinstoffkörpers bewusster mitbekommen und durch die »horchende Hand« der sonst übliche künstliche Schutzwall aufgehoben wurde, kann sich das Verdrängte bemerkbar machen.

Meine Empfehlung für solche Situationen lautet: Registrieren Sie die unangenehme Empfindung ohne Wertung. Stattdessen machen Sie eine Notiz, als Teil Ihrer Forschung. Beim Niederschreiben einer solchen Wahrnehmung geht es um mehr als um das schlichte Festhalten einer Erfahrung. Beim Aufschreiben lässt das belastende Gefühl nämlich meist schon nach, denn es entsteht eine gewisse Distanz. Wenn Sie die Empfindung dann nicht mehr so lebendig oder gar überwältigend erleben, besteht die Möglichkeit, sie wie von außen anzuschauen. Dann geschieht es Ihnen nicht mehr, sondern Sie beobachten, was passiert. Unter solchen Umständen können Sie sich später einmal in aller Ruhe mit dem hochgeschwemmten Thema auseinandersetzen.

Vielleicht hilft es in einer solchen Situation auch, im Hinterkopf zu haben, dass sich das Unangenehme nach und nach verflüchtigen wird, wenn Sie den Anleitungen dieses Buches folgen und Ihrem Feinstoffkörper immer mehr Zuwendung schenken – vielleicht zum ersten Mal im Leben. An die Stelle des Traurigen oder Beengenden tritt dann ein ruhiges, wohliges, geborgenes Erleben. Genau dafür haben Sie sich auf den Weg gemacht, Ihren Feinstoffkörper zu entdecken! Nun aber weiter in der Anleitung 2.

Anleitung 2: Die »horchende Hand«
Schritt 3: Mit »horchender Hand« den Feinstoffkörper ertasten

Wenn Sie die »horchende« Haltung gefunden haben, ertasten Sie in diesem Modus als achtsamer Gast Ihren Feinstoffkörper.

Von der Seite kommend, bewegen Sie also die entspannt gestreckte Hand mit geschlossenen Fingern vor den Brustraum. Der Abstand zum Körper ist wieder eine Handbreit. Die Hand bleibt »horchend« (Abbildung 14). Vor dem Eintreten in den feinstofflichen Raum warten Sie kurz und klopfen innerlich an. Wie es sich für einen Gast gehört, warten Sie auf ein Einlasssignal.

Bewegen Sie die Hand dann achtsam vor die Brustmitte und beobachten Sie, ob die Hand etwas wahrnimmt.

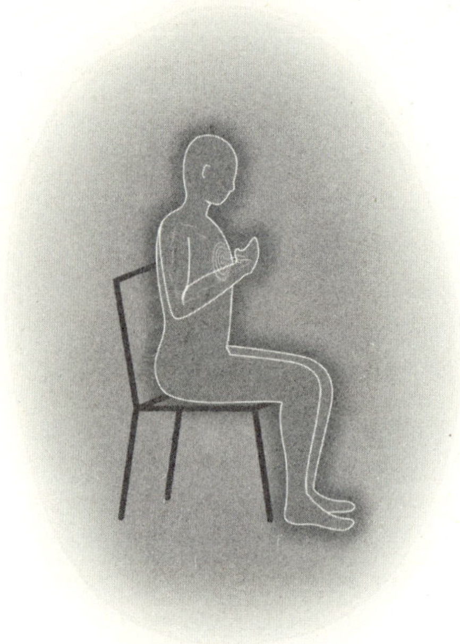

Abbildung 14:
Den Feinstoffkörper mit der Qualität der »horchenden Hand« ertasten

Sollte während des Ertastens irgendwann der Atem stocken oder ein Widerstand zu erleben sein, überprüfen Sie Folgendes:

- Ist die Hand weit genug vom Körper weg?

- Ist die Hand vom Bewusstsein »zu Gast« beim Feinstoffkörper?

- Ist die Qualität der Hand horchend und empfangend? Bei manchen Menschen ist die Hand eher aktiv, das heißt, es geht viel Energie von ihr aus. Eine »horchende Hand« ist eher wahrnehmend, sodass sich der Feinstoffkörper in seiner eigenen Bewegung entfalten kann.

Verweilen Sie in dieser Haltung nicht zu lange, sondern gehen Sie achtsam nach einer Zeit wieder hinaus und wiederholen Sie die Übung mehrmals.

Wenn Sie mit der Übung abschließen wollen, lassen Sie die Hand genauso achtsam zur Seite hinausgleiten, wie sie eingetreten ist (Abbildung 15). Auf diese Weise entsteht keine Unruhe im Feinstoffkörper.

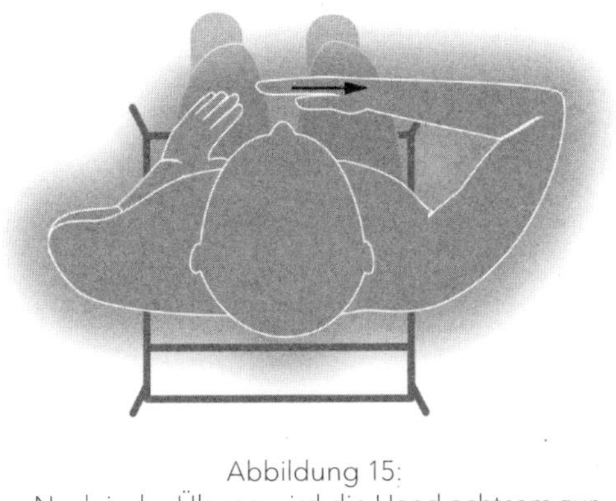

Abbildung 15:
Nach jeder Übung wird die Hand achtsam zur Seite hinaus aus dem Bereich des Feinstoffkörpers bewegt.

Notieren Sie bei jedem Durchgang Ihre Beobachtungen und vergleichen Sie sie anschließend: Hat sich mit den einzelnen Besuchen beim Feinstoffkörper etwas verändert?

Nach der Übung der »horchenden Hand« berichten Menschen in den Seminaren regelmäßig, dass ihr Feinstoffkörper sich weicher oder ausgedehnter anfühlt und dass sich seine Grenze nicht mehr so eindeutig ertasten lässt. Für manche war durch diese Übung sogar erstmalig etwas Feinstoffliches auszumachen. Sie sehen, es kann durchaus länger dauern, bis die verbauten feinstofflichen Sinne so weit freigeräumt werden können, dass wir überhaupt eine Rückmeldung bekommen. Wenn es Ihnen ähnlich ergeht, bleiben Sie dran – die Wahrnehmung wird sich bestimmt schon bald einstellen!

Neue Fragen fürs Notizbuch

Inzwischen dürfte Ihr Notizbuch, in dem Sie Ihre Beobachtungen zum Feinstofflichen aufzeichnen, schon einige Eintragungen vorweisen. Rückblickend ist so ein Büchlein eine schöne Sache, man vergisst nämlich überraschend schnell, wie die ersten Experimente ausgefallen sind. Natürlich sind die Rückmeldungen der feinstofflichen Schicht auch – wie ihr Name sagt – sehr fein, sodass man rein aus der Erinnerung manchmal die Unterschiede vernachlässigt. Tatsächlich beweisen die Aufzeichnungen jedoch, dass sich der Feinstoffkörper in seiner Beschaffenheit immer dem Jetzt anpasst. So kann er sich, wenn man ihn an einem Tag zum ersten Mal ertastet, wie gläsern anfühlen. Doch schon nach einigen Durchgängen wird seine Grenze diffuser und seine Substanz angenehmer in der Haptik, was nichts anderes bedeutet, als dass sein Strömen freier wurde.

Wenn Sie jetzt darüber nachdenken, ob der bewusste Kontakt etwas am Zustand des Feinstoffkörpers verändert, kann ich nur sagen: Ein spannender Gedanke, bleiben Sie dran, und forschen Sie weiter.

Stichwort Visualisierung

Lassen Sie mich kurz erklären, warum ich in den Übungen und Anleitungen auf Visualisierungstechniken verzichte. Das hat einen bestimmten Grund. Worum geht es bei diesen Übungen? Es geht darum, den eigenen Feinstoffkörper in seiner substanziellen Realität wahrzunehmen, um Zugang zu einem vergessenen und vernachlässigten Teil von sich selbst zu bekommen. Es ist ähnlich wie mit einem gebrochenen Bein, das wochenlang in Gips liegt: Ist die Verletzung ausgeheilt, müssen wir das Bein erst einmal trainieren, ehe es sich wieder voll einsetzen lässt. Wenn wir einfach nur die Augen schließen und uns vorstellen würden, dass wir Beine haben, oder uns auf eine »inneren Reise zum Bein« begeben, würde das den erschlafften Muskeln nicht helfen. Mit physiotherapeutischen Übungen kommen wir hingegen schon weiter, um das Bein wieder fit zu machen.

Genauso kann man es mit den Übungen in diesem Buch halten: Sie sind Physiotherapie für den Feinstoffkörper. Auch er ist durch lange Nichtbeachtung abgeschlafft, und seine Sinne sind verkümmert. Also brauchen wir konkrete Übungen, um ihn zu reanimieren und seine Sinne zu trainieren.

Die Übungen und Hinweise sind dafür gedacht, bestimmte, für den Feinstoffkörper förderliche innere Haltungen zu finden. Ist der physische Körper in seiner Haltung verkrümmt und verformt, helfen Haltungsübungen und Dehnungen, damit er sich an eine für die Muskeln, Knochen, Sehnen, Faszien und den

Kreislauf stimmigere Haltung gewöhnt und der Körper gesund, beweglich und schmerzfrei wird. Durch Lebenssituationen und tägliche Belastungen ist der Feinstoffkörper nun bei den meisten Menschen ebenso verformt und verhärtet. So helfen die hier vorgestellten Übungen, eine innere Haltung zu finden, die den Feinstoffkörper in seinem Fließen unterstützt und fördert. Es gilt, die blockierenden Haltungen, die wir im Leben aufgebaut haben, zu korrigieren – damit die Lebenskraft endlich wieder in ihrer Fülle zur Verfügung steht.

Aus diesem Grund regen meine Hinweise nicht zur Visualisierung des Feinstoffkörpers an. Warum sich den Feinstoffkörper einbilden, wenn es ihn doch ganz real gibt und er mit den Sinnen wahrnehmbar ist? Die Wahrnehmungen, die sich durch die Übungen nach und nach erarbeiten lassen, sind stets aufs Neue überprüfbar, weil sich damit die Sinne erweitern und die Signale des Feinstoffkörpers ins Wachbewusstsein kommen.

»Bin ich bloß erschöpft, oder hungere ich innerlich?«

Stellen Sie sich folgende Szene vor: In einem Büro geht es auf den Feierabend zu, und es klopft an der Tür der Abteilungsleitung. Ein Mitarbeiter will sich noch schnell verabschieden; er steht gebückt und mit erschöpftem Gesicht da. »Was für ein Tag«, klagt er. »Ich will nur noch nach Hause, ich bin völlig fertig.« Anschließend schaut auch noch eine Mitarbeiterin rein, winkt fröhlich und sagt: »Das war klasse heute, hat richtig Spaß gemacht! Der Feierabend kann kommen, ich bin super drauf.«

Wenn Sie nun diese Abteilung leiten würden, was würden Sie von diesen beiden Rückmeldungen halten? Seien wir ehrlich, Sie würden vermuten, dass nur der erschöpfte Kollege anständig gearbeitet hat, während Sie sich fragen würden, was die energiegeladene Kollegin eigentlich den Tag über so treibt. Arbeiten wird sie ja wohl nicht.

Mit der feinstofflichen Brille auf der Nase könnte die Situation allerdings völlig anders aussehen, dann könnten wir nämlich feststellen, dass der Feinstoffkörper der Kollegin gesund ist und sie frei über ihre Lebensenergie verfügt. Beim erschöpften Kollegen hingegen könnten wir Spuren des inneren Hungers entdecken, die erklären, warum er seinen Arbeitsplatz in einem derart desolaten Zustand verlässt. Vielleicht weiß der Kollege nicht, wie er den ihn belastenden inneren Hunger stillen kann. Vielleicht kommt auch noch hinzu, dass ihm zum Beispiel in einem Meeting von anderen Kollegen Energie abgezogen wurde oder sein Mittagessen voller feinstofflicher Belastungen war (mehr zu diesen beiden Punkten in den Kapiteln »Die ewige Suche nach Ersatznahrung« und »Feinstoffliche Belastungen«).

Ich stelle die Behauptung auf, dass der müde Kollege ebenfalls frohgemut in den Feierabend starten könnte, wenn ihm jemand die feinstoffliche Brille übergeben würde, damit er herausfinden kann, wann ihm im Laufe des Tages die Energie abhandenkommt: Liegt es an der Art, wie Kundengespräche häufig ablaufen? Hängt es mit dem Menschen zusammen, mit dem er sich ein Büro teilt? Oder kommt der Kollege in Wirklichkeit schon erschöpft bei der Arbeit an, nachdem er am Morgen das stressige Familienleben gemeistert hat, und erholt sich im Laufe des Tages nicht mehr?

Da es eine solche Brille leider noch nicht gibt, kommt an dieser Stelle eine Checkliste mit verschiedenen möglichen Anzeichen, mit der Sie den Gesundheitszustand des eigenen Feinstoffkörpers auf Spuren des inneren Hungers überprüfen können. Machen Sie sich dazu gern Notizen.

Checkliste:
Ist mein Feinstoffkörper belastet und hungernd?

- Mich befällt häufig eine bleierne Müdigkeit, oft schon beim Aufwachen.
- Ich fühle mich lustlos.
- Ich bin gereizt, empfindlich, dünnhäutig.
- Ich spüre Anspannung.
- Ich fühle mich ständig abgehetzt.
- Ich bin erschöpft, selbst nach einem ruhigen Wochenende.
- Sozialen Kontakt empfinde ich als anstrengend.
- Der Alltag ist mühsam (»Ach, das jetzt auch noch … und kein Ende in Sicht«).
- Ich leide unter Ruhelosigkeit.
- Ich habe diffuse Rückenschmerzen.
- Ich habe das Gefühl, zusammengedrückt zu werden.
- Ich leide unter Schlafstörungen, weil ich einfach nicht abschalten kann.
- Ich bin überdreht, habe eine »Brause« im Kopf.
- An mir nagt der Gedanke »Etwas fehlt … Nur was?«.

Es könnte auch sein, dass sich die vitale Kollegin fragt, ob es wirklich ihr energiegeladener Feinstoffkörper ist, der sie so munter sein lässt. Vielleicht hat sie doch zu wenig geleistet, schließlich hat sich die Arbeit gar nicht wie Arbeit – also wie etwas Belastendes – angefühlt. Für den Fall gibt es passenderweise eine Gegenliste, die unter dem Motto steht: »Woran Sie merken, dass Ihr Feinstoffkörper unbelastet ist und seiner natürlichen Aufgabe nachkommen kann«.

Checkliste:
Ist mein Feinstoffkörper gesund?

- Ich fühle mich lebendig und ausgeglichen.
- Ich nehme mit einem wachen Interesse am Leben teil.
- Ich kann meine Gedanken gezielt ausrichten, ich bin konzentriert.
- Ich habe ein wohliges Körpergefühl (auch wenn es physische Beeinträchtigungen gibt).
- Der Nachtschlaf kommt leicht, ich schlafe durch, und selbst wenn ich mal aufwache, nicke ich bald darauf wieder ein.
- Zwischenmenschliches bereitet mir Freude.
- Ich fühle mich geborgen und geschützt vor äußeren Einflüssen.
- Ich empfinde Verständnis für meine Mitmenschen, ohne von ihren Geschicken oder Gefühlen übermannt zu werden.

- Eine Leichtigkeit des Seins ist auch bei Herausforderungen vorhanden.
- Ich bin entspannt und gelassen.
- Bei mir herrscht eine positive Grundausrichtung vor.
- Ich nehme meine natürlichen Bedürfnisse wahr, wie zum Beispiel Appetit auf einen Apfel.
- Meine Lebensenergie reicht spielend zur Alltagsbewältigung aus.

Sollte die vitale Kollegin entsprechend der Angaben in der zweiten Checkliste in einem feinstofflich gesünderen Zustand sein als ihr erschöpfter Kollege, wäre es denkbar, dass sie nicht nur ein vergleichbares, sondern ein deutlich größeres Arbeitspensum gestemmt bekommt, weil sie einfach leistungsfähiger ist.

Wie die beiden Listen zeigen, geht es beim Thema »feinstoffliche Gesundheit« um nicht weniger als die Qualität Ihres Lebens. Es gibt noch viel mehr als ein rundum entspanntes Wohlgefühl. Die Entdeckung Ihres Feinstoffkörpers ist der Schlüssel zu vielen Türen, durch die Sie noch gehen können. Sie brauchen sich nur für die feineren Schichten der Realität zu öffnen.

- Kapitel 4 -

Die ewige Suche nach Ersatznahrung

Wenn man sich die Checkliste für einen belasteten und deshalb ausgehungerten Feinstoffkörper aus dem vorangegangenen Kapitel anschaut, lässt sich feststellen, dass nicht nur man selbst, sondern offenbar auch viele andere Menschen unter feinstofflichen Mangelerscheinungen leiden. Doch wie kann ein solcher Missstand in einer Gesellschaft herrschen, die von allgegenwärtigem Überfluss geprägt ist?

Überlegen wir an dieser Stelle einmal, wie ein physischer Körper reagiert, wenn er eine längere Zeit hungern muss: Er richtet sein gesamtes Bestreben darauf aus, an Nahrung zu gelangen, und wird sich zum Erreichen dieses Ziels über gängige Anstandsregeln, Hemmungen und notfalls auch über das eigene Gewissen hinwegsetzen. Wer sich vom Verhungern bedroht sieht, klaut auch ein Stück Brot oder entreißt es einem anderen, ebenfalls hungrigen Menschen.

Unser Feinstoffkörper ist ebenso wie unser physischer Körper darauf angewiesen, ausreichend genährt zu sein. Und er reagiert vergleichbar, wenn er ausgezehrt ist und seine Existenz gefährdet sieht: In seiner Not greift er sich das Erstbeste, das ihm feinstofflichen Treibstoff verspricht, damit er »seinen« Menschen lebensfähig halten kann. Im Physischen würden wir bei großem Hunger vielleicht unserem Gegenüber ein Stück Brot wegnehmen, im Feinstofflichen versuchen wir uns an seiner Lebenskraft zu bedienen. Wir betreiben bei unseren Mitmenschen Energieraub, um unseren inneren Hunger zu stillen, während wir gleichzeitig achtgeben müssen, dass uns selbst unser bisschen Lebensenergie nicht geraubt wird.

Hier geht es ums innere Überleben, das möchte ich an dieser Stelle einmal ganz klar hervorheben. Es steht kein schwieriges Sozialverhalten im Vordergrund, sondern ein Gedrängtsein, in dem man nicht aus seiner eigenen Mitte heraus handeln kann. Der innere Hunger schwächt unsere Entscheidungsfreiheit und bestimmt oftmals unsere zwischenmenschlichen Beziehungen, wie ich noch an einigen Beispielen zeigen werde. Keineswegs geht es hier darum, sich oder andere zu verurteilen, es ist einfach die Folge einer ernsthaften Notsituation einer ganzen Gesellschaft. Wenn wir verstehen, womit wir und unsere Mitmenschen es zu tun haben, können wir nach Wegen aus diesem Kreislauf heraus suchen und unsere Lebensenergie schützen.

Dafür ist es wichtig, sich vor Augen zu halten, dass Energieraub dadurch entsteht, dass es nicht gut um unsere feinstoffliche Gesundheit bestellt ist. Wären wir in unserer feinstofflichen Mitte, fiele aus meiner Sicht ein Großteil jener Energie raubenden Verhaltensweisen, die uns allen zu schaffen machen, weg. Aufgrund des desolaten Zustands unserer Feinstoffkörper fühlen wir uns gezwungen, uns auf die Suche nach Ersatznahrung zu machen.

Dadurch hat sich die Technik des Energieraubs herausgebildet, die aber auch nur scheinbar Abhilfe schafft, in Wahrheit jedoch die innere Ordnung des Menschen belastet und andere Personen in den Kreislauf des inneren Hungers mit hineinzieht.

Da sich die meisten Menschen unsicher bis unbewusst sind, wer da in ihnen eigentlich Hunger anmeldet, reagieren sie für gewöhnlich auf zwei unterschiedliche Weisen:

1. Die einen verspüren einen undefinierten Hunger, das Gefühl von »Ich brauche jetzt was!«, das sie durch beliebiges Konsumieren zu stillen versuchen: Süßes jetzt! Shoppingtour mit carte blanche! All you can eat! Dabei handelt es sich um einen Versuch zu kompensieren, was wirklich fehlt.
2. Die andere Variante ist, mit verschiedensten Strategien die Aufmerksamkeit der Mitmenschen erheischen zu wollen, zum Beispiel indem man sich im Restaurant etwas auffallend Teures oder Ausgefallenes bestellt, sich lautstark über alles Mögliche beschwert oder den Alleinunterhalter gibt.

Die letztere Reaktion, bei der wir die Aufmerksamkeit unserer Mitmenschen um jeden Preis auf uns ziehen wollen, interessiert uns besonders im Zusammenhang mit dem Schutz unserer Lebensenergie, das Verlangen zu konsumieren gehört hingegen in den Themenbereich der inneren Ordnung.

Erinnern Sie sich noch an die Geschichte vom Kollegen, der vollends erschöpft in den Feierabend ging, während seine Kollegin ihren Arbeitstag als erfrischend empfand? Man könnte überlegen, ob die Erschöpfung ihren Ursprung gar nicht im Arbeitspensum hatte, sondern eher in belastenden Situationen wie Meetings oder Geschäftstelefonaten, nach denen er sich unverhältnismäßig ausgelaugt fühlte. Nun, mit dem Wissen um den allgegenwärtig betriebenen Energieraub, den wir – angestachelt vom inneren Hunger – begehen, erscheint die Geschichte in einem neuen Licht: Aus dieser Perspektive betrachtet, ist der kraft- und saftlose Kollege vermutlich ein Opfer unserer Gesellschaft, die sich zum Energieraub genötigt sieht, um zu überleben.

Mit diesem Ratgeber möchten Sie sicherlich Ihren natürlichen Zugang zur Lebensenergie zurückerobern. Dabei gilt es, einen Blick auf den gängigen Energieraub und seine weitreichenden Folgen zu werfen. Denn bei dieser Jagdveranstaltung gibt es nicht nur einzelne Verlierer, wie den erschöpften Kollegen, sondern wir alle sind maßgeblich davon betroffen. Schließlich ist unser gesamtes Miteinander – von den großen gesellschaftlichen Bezügen bis in unsere intimen Beziehungen – davon geprägt, wie ich nun aufzeigen möchte.

Spielen wir ein wenig Theater im Kopf: Sie treffen auf der Straße zufällig einen Bekannten. Kaum, dass er Hallo gesagt hat, startet er mit einem Klagelied: »Du, ich habe Handwerker im Haus – die schaffen mich! Ständig machen die Fehler. Wenn ich ihnen nicht dauernd auf die Finger schauen würde, wäre es eine Katastrophe. Und der Dreck, den die hinterlassen, unmöglich! Am schlimmsten ist aber der Lärm. Kannst du dir das vorstellen? Ein Radau! Rund um die Uhr. Es ist zum Verrücktwerden!«

Stellen Sie sich die Situation wirklich einmal bildlich vor, bestimmt kennen Sie ähnliche Gespräche. Spannend wird es nun, wenn Sie, während Sie sich im Geist dieses Klagelied anhören, Ihren Feinstoffkörper mit der Hand ertasten und wahrnehmen, wie die Litanei auf ihn wirkt.

Wie reagiert Ihr Feinstoffkörper bei der Vorstellung, derartig vollgejammert zu werden? Gerät er in Unruhe, zieht er sich gar zusammen? Höchstwahrscheinlich. Dadurch versucht er, sich zu schützen. Ihr Feinstoffkörper merkt nämlich ganz genau, dass in dem Gespräch gerade sehr viel mehr passiert, als dass ein Bekannter Ihnen lediglich sein Herz ausschüttet.

Was macht dessen ausgezehrter Feinstoffkörper, um den drängenden inneren Hunger zu stillen? Notfalls nimmt er auch feinstoffliche Energie zu sich, die eigentlich gar nicht für sein System vorgesehen ist. Es ist für ihn Ersatznahrung, die den schlimmsten Hunger wenigstens kurzfristig stillt. Das ist vergleichbar mit einem physischen Körper, der dringend Vitamine braucht und statt eines Apfels eine Portion Zuckerwatte bekommt. Der Bauch schweigt erst einmal, aber der wahre Bedarf ist nicht gestillt worden, was früher oder später Probleme erzeugen kann.

Während der Bekannte seine Beschwerde über die ach so unfähigen Handwerker fortsetzt, zieht sich Ihr Feinstoffkörper zusammen, als würde er sich gegen einen Angriff wappnen. Was tatsächlich stimmt. Er verhärtet sich und zieht seine Energie zu einem Abwehrschild zusammen, um sich zu schützen. Das, was bei dieser Unterhaltung passiert, ist auf der feinstofflichen Ebene mit einem Fluss vergleichbar, der in seinem Bett bis eben ruhig in eine Richtung geflossen ist. Doch jetzt öffnet sich plötzlich eine Abzweigung, weil jemand einen Kanal zum Fluss gegraben hat mit der Absicht, Wasser umzuleiten. Gelingt dies, verändert sich die Bewegung des Flusses, das Wasser wird unruhig und Wirbel entstehen, während der Hauptstrom an Kraft verliert. Ebendiesen Versuch, Ihnen durch das Klagelied etwas von Ihrem Energiestrom abzuzwacken, registriert Ihr Feinstoffkörper und versucht, sich dagegen zu schützen.

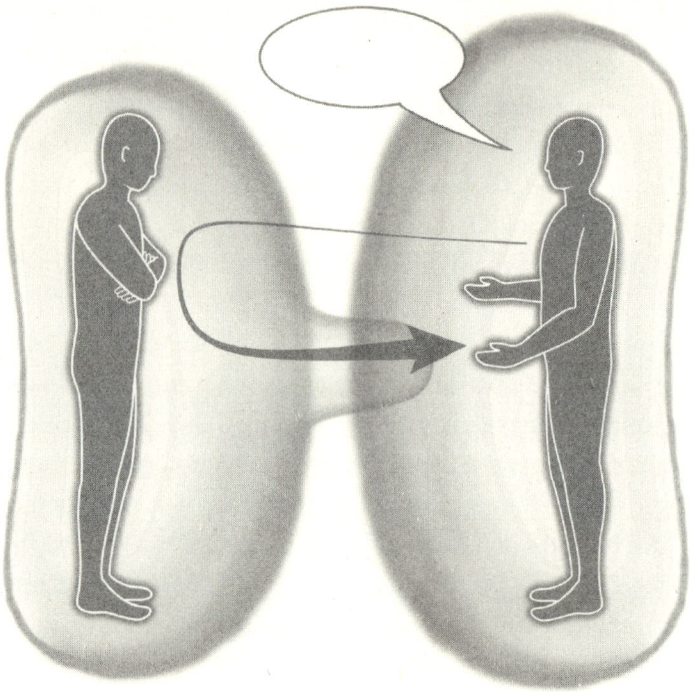

Abbildung 16:
Hier wird Energie abgezogen. Die sprechende Person sendet Energie zur zuhörenden Person, dringt damit in deren Feinstoffkörper ein und zieht auf diesem Weg Energie zu sich.

In Wirklichkeit geht es Ihrem Bekannten gar nicht darum, Sie über sein Schicksal als Bauherr zu informieren, sondern er buhlt um Ihre Aufmerksamkeit. Und zwar aus gutem Grund, denn wenn er Ihre Aufmerksamkeit erst einmal hat, hat er damit auch Zugang zu Ihrem Feinstoffkörper, um sich an ihm wie an einem Vorratsschrank zu bedienen. Da hilft auch die Abwehrreaktion des Feinstoffkörpers wenig.

Der Kampf um die Aufmerksamkeit

In der heutigen Zeit, die von Hektik, Reizüberflutung und dem ständigen Blick auf die Uhr geprägt ist, ist unsere Aufmerksamkeit ein rares Gut. Das weiß auch Ihr Bekannter mit seiner Handwerkergeschichte. Er gibt sich ordentlich Mühe, damit Sie an seinen Lippen hängen und nicht auf die Idee kommen, zwischendurch auch etwas sagen zu wollen, das über »Ach, wirklich?« oder »Nein, so was aber auch!« hinausgeht.

Hier zeigt sich der Unterschied zu einer natürlichen Aufmerksamkeit, die Menschen sich gegenseitig schenken, weil sie einander wahrnehmen und das Gespräch miteinander schätzen. Also eine echte wertschätzende Begegnung, die in einem Gleichgewicht ist und aus der beide Teilnehmenden mit einem Gefühl der Bereicherung herausgehen. Der jammernde Bekannte in unserem Theaterstück ist jedoch gar nicht an einem Gespräch auf Augenhöhe interessiert, für ihn stellt die Begegnung eher einen unterschwellig stattfindenden Kampf dar: Wem es gelingt, die Aufmerksamkeit auf sich zu ziehen, geht als Gewinner vom Schlachtfeld des inneren Hungers. Das Gespräch findet nicht auf der Ebene »interessierte Begegnung« statt, sondern steht unter dem Motto: »Wer bekommt mehr von wem?«

Wie sollte auch ein entspanntes, freundliches Treffen zwischen zwei Menschen stattfinden, wenn mindestens einer vom inneren Hunger dominiert wird? Wenn eine ständige Sorge herrscht, ein Gespräch könnte in Richtung Energieraub kippen, und wir deshalb kaum unseren selbst geschaffenen Schutzraum aufgeben möchten, obwohl er einen echten Austausch und Intimität unmöglich macht? Dabei gehört es zur Natur des Menschen, seinem Gegenüber begegnen und sich mit ihm austauschen zu können und zu wollen. Es gibt in unserer Gesellschaft nicht umsonst eine tiefe Sehnsucht nach Begegnungen. Leider belastet der innere Hunger unsere zwischenmenschlichen Beziehungen und bringt uns um tiefere, erfüllende und sinnbringende Begegnungen und ein freundliches, waches Miteinander.

Doch nicht nur in den verschiedenen Spielarten von Gesprächen sind wir dem Heischen nach unserem Interesse ausgesetzt. Auch eine verrückte Frisur, auffallender Körperschmuck oder ein exzentrisches Kleidungsstück, das es einem unmöglich macht, sich auf das Gespräch mit ihrem Besitzer zu konzentrieren, können den gleichen Zweck erfüllen: Sie fallen häufig in die Kategorie der *bindenden Aufmerksamkeit*. Dabei wird die Aufmerksamkeit des Gegenübers mit allen Mitteln an sich gerissen, mit einem vergleichbaren Eifer, mit dem ein hungriger Wolf ein Stück Beute an sich reißt. Unser heutiges Wirtschaftssystem ist weitgehend auf dem Bedürfnis nach Ersatznahrung aufgebaut, ein Großteil der Werbung zielt darauf und preist Waren an, die dem Konkurrenzkampf um die Aufmerksamkeit dienen – laut röhrende Autos oder Luxusartikel zum Beispiel, die schnell wechselnden Trends unterworfen sind.

Hinter alldem steht die Frage, um was es im Einzelfall wirklich geht: um Spaß, Komfort und Selbstausdruck? Oder darum, mit allen Mitteln herauszustechen? Schlussendlich kommt es auf die Intention an. Egal ob Gejammere, schrilles Outfit oder provozierendes Verhalten – wenn etwas sehr zieht, kann man davon ausgehen, dass es um die Suche nach Ersatznahrung geht. Wird man damit konfrontiert, wird man aus den eigenen Gedanken herausgerissen und *muss* hinsehen, hinhören. Das geschieht schon instinktiv aus einem Selbstschutzbedürfnis heraus, denn auf feinstofflicher Ebene registrieren wir die drohende Gefahr eines Energieraubs.

Die Strategien, wie Menschen sich Energie von anderen holen, sind so bunt und unterschiedlich wie die Menschen selbst. Und sie wirken auch unterschiedlich schwer. Bei manchen mögen die Macken und Maschen, mit denen sie nach Aufmerksamkeit heischen, liebenswert, niedlich oder harmlos wirken, auch wenn sie sich auf einer anderen Ebene kräftezehrend und nervig auswirken. Andere Verhaltensweisen hingegen können störend, zerstörerisch oder verletzend sein. Damit Sie sich auf dem weiten Feld der Möglichkeiten zurechtfinden, hier ein Überblick.

Das kleine Lexikon der Techniken des Energieraubs

- Angeberei, Profilierung, Selbstdarstellung
- Machtdemonstration, Einschüchterung
- Mobbing, jemanden kleinmachen
- Redeschwall, anderen ins Wort fallen
- Jammern, Meckern, Raunzen
- Lästern, über andere urteilen
- Negative, böswillige Storys erzählen
- Sich hilflos oder dumm stellen, Mitleid erregen
- Darstellungsdrang über Kleidung, (Körper-)Sprache, Auto, Status
- Nach Komplimenten fischen

- Um die Wette erzählen, übertreiben, einander übertrumpfen
- Die Gerüchteküche zum Brodeln bringen: »Hast du schon gehört ...?«
- Ein aufgesetzter Redestil: zu laut, zu leise, große Pausen oder Störgeräusche (»Ticks«)
- Provozieren
- Geheimniskrämerei
- Einschmeicheln, aufdringliche Komplimente, jemanden mit Geschenken überhäufen
- Körperliche Distanzlosigkeit
- Besonders auffallen wollen, zum Beispiel mit Statussymbolen, Neid provozieren
- Negative Aufmerksamkeit auf sich ziehen - von harmlosem Zuspätkommen bis zu Lärmbelästigung oder Vandalismus
- Wissensprofilierung, Besserwisserei, Rechthaberei

Ihnen fallen noch mehr Beispiele ein? Dann ergänzen Sie die Liste gern!

Falls Sie jemanden in Ihrer Umgebung kennen, der eine oder mehrere der in der Liste genannten Verhaltensweisen regelmäßig an den Tag legt, dann behalten Sie ihn bei seinem nächsten Raubzug gut im Auge und setzen Sie dafür am besten Ihre feinstoffliche Brille auf die Nase. Denn ein Dieb wird es deutlich schwerer haben, unter Beobachtung erfolgreich zu sein. Viele Energieräuber spüren es, wenn sie ertappt werden und ihre

Strategie durchschaut wird, und schämen sich unbewusst. So ist das frühe Erkennen eines Energieraubzugs ein erster Schritt, um sich vor einem solchen Übergriff zu schützen.

Allerdings kommen wir auch nicht umhin, uns selbst in einer solchen Situation genau zu beobachten. Es kann nämlich durchaus vorkommen, dass man auf das Spiel einsteigt, ohne sich dessen bewusst zu sein. Plötzlich attackiert man den Handwerkergeschichten erzählenden Bekannten mit einem beschwörenden »Du hast ja keine Ahnung, was ich schon alles erlebt habe! Dagegen ist deine Baustelle eine Wellnessoase! Ich könnte dir vielleicht Geschichten erzählen …«. Alles gemäß dem Motto: »Wenn du schon auf dem Weg zu meinem Kühlschrank bist, dann schaue ich mal nach, was es bei dir Schönes zu holen gibt.« Würde es anstelle einer feinstofflichen Auseinandersetzung um Ressourcen vielmehr um physisch knappe Vorräte gehen, plünderten sich Menschen gegenseitig aus und rissen sich um die letzten Nahrungsmittel – nicht aus Egoismus, sondern aus einer großen Not heraus. Das gilt es bei diesem Thema stets im Hinterkopf zu behalten, ob man nun sein Gegenüber auf diebische Absichten hin überprüft oder eigene Verhaltensweisen unter die Lupe nimmt.

An dieser Stelle möchte ich Sie anregen, dass Sie sich selbst einmal als Feldforscher auf dem Gebiet des Energieraubs umsehen. Überprüfen Sie meine Behauptung, dass sich Menschen – vom inneren Hunger getrieben – gegenseitig Energie entziehen, indem Sie das Verhalten von sich selbst und Ihren Mitmenschen mit Interesse und ohne Wertung in verschiedenen Situationen beobachten. Hat man die Forscherbrille auf, beurteilt man nicht, was man bemerkt, und sieht sich auch nicht als Opfer. Man schaut vielmehr aus einer gewissen Distanz und versucht,

Details zu registrieren und das Vorgehen zu verstehen. Achten Sie zur Orientierung darauf, wie Sie sich während und nach einem Gespräch fühlen. Stellt sich das Gefühl ein, dass der Gesprächspartner an Ihnen haftet, und geht Ihnen seine Stimme nicht aus dem Kopf, kann es sein, dass es bei der Begegnung um Ersatznahrung ging. Dadurch ist eine Verbindung entstanden – entweder weil etwas von Ihnen geraubt wurde, oder Sie haben selbst ein Stückchen Fremdenergie zu sich genommen. Allein das Verstehen des Vorgangs wird Ihnen eine Hilfe dabei sein, aus diesem Kreislauf auszusteigen. Also ärgern Sie sich nicht – weder über sich selbst noch über andere, sondern forschen Sie!

Um Ihre Forschung zu unterstützen, folgt hier eine Checkliste. Nehmen Sie sich einen Moment Zeit, dazu Stift und Zettel, und notieren Sie die Punkte, die Sie aus Ihrem Leben kennen. Ein Tipp für die Zukunft: Wenn Sie so eine Wahrnehmung in der Zukunft erleben, machen Sie es sich bewusst oder notieren Sie sich gleich, dass es sich hier um Energieraub handeln könnte. Bereits diese Bewusstwerdung kann Abhilfe schaffen.

Checkliste:
Anzeichen dafür, dass jemand bei meinem Feinstoffkörper anzudocken versucht

- ✦ Die Person nervt mich, ich fühle mich gereizt.
- ✦ Ich verspüre eine innere Abwehrhaltung oder Anspannung. Ich mache »dicht«.

- Ich schalte innerlich ab.
- Ich werde müde und beginne während des Gesprächs zu gähnen.
- Das Gefühl, ausgelaugt zu sein, macht sich in mir breit. Ich spüre zunehmende Schlappheit und fühle mich ganz bleiern.
- Ich ärgere mich über die Person, (scheinbar) ohne triftigen Grund.
- Es kommt mir so vor, als würde die Person an mir kleben.
- Die Stimme der Person dringt in meine Ohren ein und ist mir unangenehm.
- Ich fühle mich belagert, geradezu bedrängt.
- Innere Unruhe kommt auf, ich mache Anstalten, die Person abzuwimmeln.
- Ein ziehendes Gefühl macht sich bemerkbar, als ginge von der Person ein Sog aus.

Nachdem nun Ihr Blick für die Technik der bindenden Aufmerksamkeit geschult ist, schauen wir uns genauer an, was anschließend in einem auf Energieraub ausgerichteten Gespräch passiert. Wenn wir die Abbildung 17 betrachten, fällt auf, dass beide Teilnehmer aufeinander konzentriert sind, wie der Pfeil zeigt, der zwischen ihnen hin- und herbounct. Die Sache, um die es im Gespräch vorgeblich geht, erscheint nebensächlich. Das Miteinander – oder vielmehr das Gegeneinander – steht im Mittelpunkt.

Ein solches Gespräch würden Sie mit Ihrem Bekannten führen, wenn Sie ihm entschlossen ins Wort fallen würden mit ei-

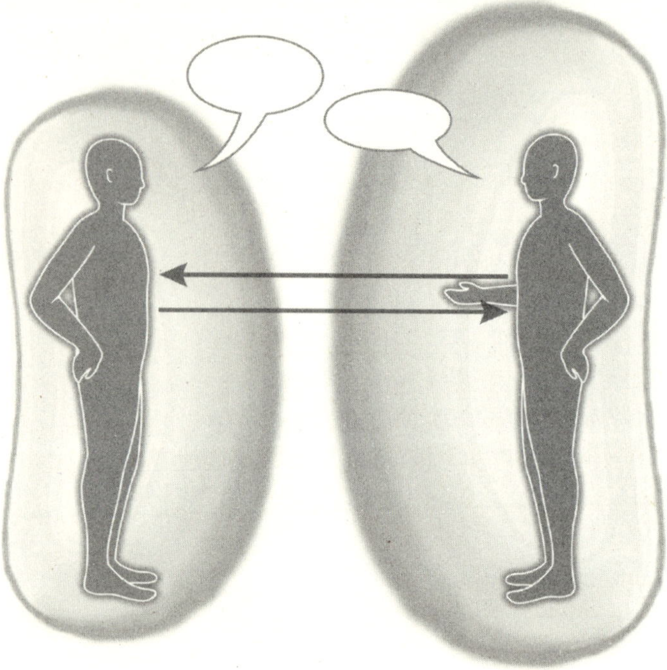

Abbildung 17:
Kampf um Ersatznahrung während eines Gesprächs:
Die Energie wird zwischen den Gesprächspartnern hin- und hergezogen.

nem »Also das, was du da erzählst, ist ja noch gar nichts ...«. Es findet ein Ringen um die Aufmerksamkeit statt: Wer ist lauter, wer kann besser erzählen, wer weiß mehr, wer hat das noch extremere Erlebnis vorzuweisen?

An dieser Stelle möchte ich kurz anmerken, dass es aus feinstofflicher Sicht auch andere Gründe geben kann, warum man sich während eines Gesprächs plötzlich unwohl fühlt. Es könnte auf diese Weise zum Beispiel unser inneres Wissen mitteilen,

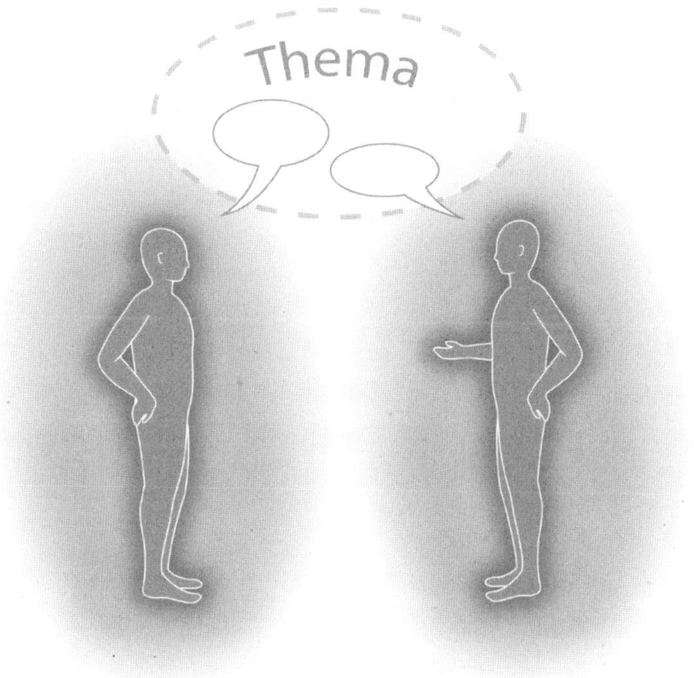

Abbildung 18:
Ein sachliches Gespräch ohne Energieabzug

dass das gerade Gehörte nicht stimmt. Oder es könnte auch an unserem eigenen Umgang mit den Informationen liegen, weil wir sie ungefiltert in unseren eigenen Raum hineinlassen und uns dadurch belasten, etwa, weil wir uns etwas Gehörtes zur Wahrheit machen. Über diese und andere feinstoffliche Wirksamkeiten gäbe es noch viel zu sagen, aber hier wollen wir uns auf den inneren Hunger und die daraus folgenden Verhaltensmuster konzentrieren.

Wären die beiden Handwerker-Diskutanten feinstofflich satt, könnte es bei ihrer Unterhaltung rein um die Sache gehen, wie in der Abbildung 18 gezeigt. Das Gespräch könnte dann folgendermaßen ablaufen: »Hallo, grüß dich! Wie geht es auf der Baustelle voran?« Nach einer kurzen Begrüßung würde Ihr Bekannter schlicht sagen: »Ehrlich gesagt nicht so erfreulich. Der Fliesenleger scheint mit der Aufgabe überfordert zu sein. Kannst du mir vielleicht einen anderen empfehlen?« »Nein, leider nicht. Aber ich weiß jemanden, den ich wegen einer Empfehlung fragen könnte. Ich rufe dich morgen an!«

Wenn kein Energieentzug notwendig ist, bleibt man im Gespräch am Ball, wie es so schön heißt. Vermutlich ließ sich die fiktive Unterhaltung für Sie auch angenehm lesen. Überprüfen Sie es gleich einmal: Wie erleben Sie Ihren Feinstoffkörper beim Gedanken an so ein sachlich geführtes Gespräch? Zieht er sich ebenfalls zusammen, oder strömt er ruhig weiter? Und würden Sie nach einer solchen Unterhaltung abends wach im Bett liegen, weil die Stimme des Bekannten immer noch durch Ihren Geist wandert?

Gespräche und Begegnungen, die ohne Energieraub stattfinden, sind – von außen betrachtet – im besten Sinne unspektakulär, ohne jegliche Gefühlsachterbahn und ohne Kräftemessen. Sie erlauben es uns nicht nur, beim Thema zu bleiben, statt auf Nebenschauplätze abzugleiten, sondern je häufiger wir sie erleben, desto entspannter können wir sie genießen. Es sind Gespräche, nach denen man sich bestärkt und bereichert fühlt. In denen man gemeinsam zu einer konstruktiven Lösung findet, inspiriert wird und eine Reflexion oder ein konstruktives Feedback erhält. Es sind Gespräche, die eine neue Perspektive anbieten, in denen man etwas Neues erfährt oder etwas gemeinsam entstehen lässt. Sie sind fruchtbar, weil man sich lebendig über ein Thema austauscht, ohne dass das »Ich« im Vordergrund steht. Es sind Gespräche, in denen man jemandem etwas geben kann, das derjenige in der gegebenen Situation gerade braucht: Beistand, Inspiration, eine Idee oder ein offenes Ohr. Gespräche, in denen man sich gegenseitig vertraut und sich öffnen kann, in denen man »frei aus der Seele« spricht und auch wahres Interesse am Gegenüber zeigt. Natürlich gehört in diese Kategorie auch der entspannte Austausch, bei dem man gemeinsam über etwas lacht.

Wünschen wir uns nicht alle mehr solche Begegnungen, bei denen kein innerer Hunger dazwischenfunkt und man keiner feinstofflichen Heißhungerattacke von anderen ausgesetzt ist?

Aus meiner Sicht können wir davon ausgehen, dass in einer feinstofflich gesünderen Gesellschaft Gespräche dieser Art überwiegen werden. Dann ist der Bekannte, den wir zufällig auf der Straße treffen, eine schöne Abwechslung, auf die wir uns gern einlassen. Denn wir wissen, wir können dem Gespräch voller Vertrauen begegnen und anschließend guten Mutes und unbelastet unseren Weg fortsetzen. Menschliche Begegnungen sollten keine Herausforderung sein, sondern ein Vergnügen.

Damit Sie Ihr Gefühl für feinstofflich gesunde Gespräche vertiefen können, kommt hier nun eine Liste mit Anzeichen, anhand derer Sie festmachen können, dass es Ihrem Gegenüber gerade nicht um die Ersatznahrung geht.

Checkliste:
Anzeichen für feinstofflich gesunde Gespräche

- Ich fühle mich vom Gesprächspartner wahrgenommen und geachtet. Der Raum des jeweils anderen wird gewahrt, die natürlichen Grenzen respektiert.
- Ich kann ausreden, ohne dass mir mein Gegenüber ins Wort fällt.
- Die Stimme der Person wirkt angenehm, ich fühle mich weder von ihren Worten, Gesten oder Blicken bedrängt und kann in Ruhe zuhören.
- Es entsteht ein Miteinander anstelle eines Gegeneinanders.
- Ich habe weder das Gefühl, hineingezogen oder mitgerissen, noch, ausgequetscht zu werden. Ich kann in meiner Mitte bleiben.
- Es entsteht keine innere Gegenwehr.
- Der Körper bleibt während des Gesprächs ruhig, der Atem fließt normal, die Hände suchen nicht unruhig nach einer Ablenkung, die Beine zappeln nicht unter dem Tisch.
- Ich kann parallel in Ruhe die Umgebung betrachten und auch innerlich Abstand nehmen. Es entsteht kein Sog, und es wird auch kein Tunnelblick auf mich gerichtet.

Doch wie selten werden Positionen und Meinungen frei ausgetauscht und reflektiert, um zu einer gemeinsamen Lösung zu finden? Stattdessen wird um die Wette erzählt. Wenn man sich umschaut – oder auch bei sich selbst hinschaut –, staunt man nicht schlecht, was Menschen so alles veranstalten, um erzählen, angeben, posten und posen zu können. Verrückte Zeiten, denkt man manchmal. Und es stimmt ja auch: Etwas ist verrückt, in Unordnung geraten.

Die ständigen Kampfgespräche scheinen die Mentalität unserer Zeit und das innere Verhungern als Grundstimmung zu spiegeln. Auch im öffentlichen Diskurs, wo es viel zu selten um die Sache geht, obwohl das ja eigentlich als Normalität angesehen werden könnte. Ob bei Talkshows oder politischen Debatten: Man greift den »Gegner« an und setzt alles daran, die stärkere Position zu ergattern, auch um den Preis, den eigentlichen Grund für die Auseinandersetzung aus den Augen zu verlieren. So geht es bei vielen Gesprächen eigentlich darum, wer feinstofflich gestärkt und wer geschwächt davonzieht. Der Gegenstand wird unwichtig, wenn man die Gelegenheit hat, seinen inneren Hunger zu befriedigen. Wenn sich der innere Hunger in den Vordergrund schiebt, geht es meist darum, den anderen zu überzeugen, um Machtkampf, Profilierung, darum, wer recht hat und recht bekommt.

Erinnern Sie sich noch an die Elefantengeschichte aus dem Kapitel »Im Fluss der Entwicklung«, in der die Waldtiere aus unterschiedlichen Blickwinkeln das große Tier beschreiben? Jeder lag auf seine Weise richtig, allerdings handelte es sich stets nur um einen Aspekt des Ganzen. Rechthaberei will ausschließlich eine Perspektive zur einzigen Wahrheit erheben, um dem Gegenüber den Boden abzugraben – und nicht, um ein Thema in seiner Gesamtheit zu erfassen, wozu es häufig das Zulassen anderer Sichtweisen braucht.

Gejagte Jäger

Wie wir gesehen haben, stellen die Mitmenschen für jemanden mit einem ausgehungerten Feinstoffkörper wandelnde Energiequellen da. Wenn so eine Energiequelle auf den Bedürftigen zukommt, sucht er zwangsläufig nach einem Zugang, über den er andocken kann. Das Erheischen von Aufmerksamkeit um jeden Preis steht dabei im Vordergrund, selbst auf die Gefahr hin, sich zum Beispiel in einem Gespräch unmöglich aufzuführen oder sogar zu härteren Mitteln zu greifen, wie etwa der Anklage: »Du hörst mir ja gar nicht richtig zu! Interessiert es dich etwa nicht, wie es mir geht?«

Der innere Hunger ist ein Motor, der uns zu Verhaltensweisen treibt, die uns oft selbst nicht gefallen. Wir können von diesem Defizit unseres Feinstoffkörpers manchmal förmlich übermannt werden und deshalb gegen unsere eigenen Ansprüche handeln. Dann agieren wir wie ein hungernder Mensch, der sich über Anstand und Moral hinweg etwas Essbares stiehlt. In solchen Fällen erwischen wir uns dabei, dass wir Dinge wie unter Zwang tun, zum Beispiel mit dem letzten Skiurlaub angeben, was das Zeug hält, oder unser Gegenüber unnötig provozieren. Hauptsache, der Scheinwerfer der Aufmerksamkeit ist voll auf uns gerichtet. Wenn uns ein ausgehungerter Feinstoffkörper auf Diebestour treibt, setzen wir alles daran, um unser Opfer »anzuzapfen«. Der sprachliche Verweis auf die Vorgehensweise eines Vampirs kommt nicht von ungefähr, schließlich lebt diese mythische Nachtgestalt davon, Menschen ihre Lebenskraft auszusaugen. Wenn ein Mensch seine Mitmenschen angeht, um ihnen Energie abzuziehen, kann man deshalb durchaus von »feinstofflichem Vampirismus« sprechen.

Genau wie der Vampir in der Fiktion könnte sich ein solcher Mensch durch bohrende Blicke verraten, durch körperliche Distanzlosigkeit oder auch durch eine eindringliche Stimme, die einem später noch lange in den Ohren nachklingt. Es können nachgeschobene Nebensätze sein, wie »Weißt du?«, »Ist so!«, »Nicht wahr?« oder »Glaubst du mir etwa nicht?«, die eine Zustimmung oder ein Mitgehen einfordern, um dem Sprechenden das Abzweigen von Energie zu erleichtern. Wenn es einem nicht gelingt, einen solchen vampiristischen Übergriff abzuwehren, fühlt man sich anschließend ausgelaugt (beziehungsweise ausgesaugt), matt oder auch verärgert. Manchmal folgen Kopf- oder Rückenschmerzen auf den Fuß, wenn sich das Leck an Lebensenergie bis auf die physische Ebene ausweitet.

Wir sind zu Jägern geworden, die gejagt werden.

Wir erfahren einen Kreislauf, in dem sich alles um die sehr begrenzt vorhanden geglaubte Lebensenergie dreht. Kein Wunder, dass unser Leben trotz aller Annehmlichkeiten der heutigen Zeit so anstrengend und aufreibend geworden ist.

Kehren wir zurück zu der Aussage, dass ein ausgehungerter Feinstoffkörper unsere Handlungsfreiheit einschränkt und uns zu bestimmten Verhaltensweisen drängt. So ist es wahrscheinlich, dass sich der von Handwerkern geplagte Bekannte aus unserem Beispiel wundert, warum seine Litanei ohne Punkt und Komma aus ihm hervorsprudelt. Wahrscheinlich ist es ihm selbst schon unangenehm, aber irgendwie kann er nicht an sich halten. Er kann sich sogar wie ferngesteuert fühlen, als hätte jemand anderes die Regie übernommen und ihn zum Zuschauer degradiert. Vielleicht kennen Sie das Gefühl ja auch aus eigener Erfahrung. Das können durchaus Momente gewesen sein, in denen Ihr hungriger Feinstoffkörper Sie aus einem Notstand heraus genötigt hat, auf Beutezug zu gehen. Mit solchen Erfahrungen stehen Sie keineswegs allein da, schließlich ist unsere Gesellschaft in weiten Teilen vom inneren Hunger betroffen.

Es geht hier nicht darum, Menschen aus der Verantwortung für ihr Verhalten zu entlassen, sondern darum, zu erkennen, was da genau vor sich geht – und dann zu handeln, indem wir uns bewusst um unsere feinstoffliche Gesundheit kümmern. Es hilft nicht, mit Vorwürfen zu reagieren, denn wir leben aktuell nun einmal in einer Gesellschaft, die uns die Bedürfnisse des Feinstoffkörpers nicht vermittelt, sondern ihn vielmehr ignoriert. Wer kann es jemandem verübeln, wenn er sich etwas einfallen lässt, um nicht dem Elend des inneren Verhungerns ausgesetzt zu sein?

Darum ist es so wichtig, das eigene Verhalten zu erforschen, wenn es um den inneren Hunger geht. Und zwar völlig ohne Wertung und mit liebevollem Verständnis für sich selbst genauso wie für andere. Ohne dieses Verständnis, das auf einem Verstehen beruht, wird es schwierig, aus dem Kreislauf der Ersatznahrungsabhängigkeit herauszukommen. Indem Sie sich durch Beobachtungen und eigene Erfahrungen auf diesem Gebiet schulen, schaffen Sie eine wesentliche Grundlage für Ihre feinstoffliche Gesundheit und einen natürlichen Schutz.

Falls Sie sich nun fragen, woran Sie erkennen können, ob Sie in einem Gespräch selbst vom inneren Hunger angetrieben werden, kommt hier eine passende Checkliste. Zum Vergleich folgt danach gleich eine Checkliste mit Anzeichen, dass Sie bei einem Gespräch in der Balance und nicht auf der Jagd nach Ersatznahrung sind.

Checkliste:
Wie kann ich erkennen, dass ich selbst im Gespräch der oder die Hungrige bin?

- Ich plustere mich beim Sprechen auf.
- Ich erlebe einen Adrenalinschub während des Gesprächs, danach einen faden Beigeschmack.
- Ich lege so richtig los, wenn alle wie gebannt sind.
- Ich kann kaum zuhören, ohne das Gespräch gleich wieder auf mich zu beziehen: »Das kenne ich auch …«, »Bei mir war es so …«. Oder ich biete eine noch bessere Geschichte an.
- Ich kann kaum eine Aussage stehen lassen, sondern muss gleich Kontra geben, das letzte Wort haben, meinen Senf dazugeben.
- In fast jedem Satz betone ich das Wort »ich«.
- Ich steigere mich in etwas hinein.
- Ich brauche unbedingt die Zustimmung des Gegenübers. Ich hole sie mir mit einem »… nicht wahr?« oder »… richtig?« beziehungsweise mit »Glaub mir!« oder »Ist so!«.
- Ich übertreibe, benutze oft absolute Worte wie »immer« und »nie« sowie Superlative wie »das Beste« oder »das Übelste«.

Checkliste:
Wie kann ich erkennen, dass ich im Gespräch ausbalanciert bin?

- Ich kann mich für den anderen interessieren und zuhören, ohne das Gespräch immer wieder auf mich zu lenken.
- Ich bringe etwas in das Gespräch ein, ohne mich dem Gegenüber aufzudrängen.
- Ich fordere die Aufmerksamkeit des anderen nicht ein.
- Ich kann auf Lob und Anerkennung verzichten.
- Ich kann es akzeptieren und stehen lassen, wenn jemand anderer Meinung ist. Wenn ich meine Meinung äußere, tu ich es auf sachliche Weise.
- Ich kann darauf verzichten, etwas zu sagen. Die Worte springen mir nicht willkürlich über die Lippen, und es brennt mir nichts auf der Zunge.
- Beim Sprechen kann ich ruhig und zentriert bei mir bleiben.
- Ich fixiere den Gesprächspartner nicht, sondern kann auch entspannt die Umgebung wahrnehmen.
- Auf das Wort »ich« kann ich im Satz verzichten ohne das Gefühl, dass mir etwas fehlt.

Nachdem Sie Ihr Bewusstsein nun sowohl für die Feinheiten des Energieraubs als auch für ein zwischenmenschliches Miteinander in der feinstofflichen Balance schulen konnten, wollen wir noch ein wenig genauer hinschauen. Um unseren Feinstoff-

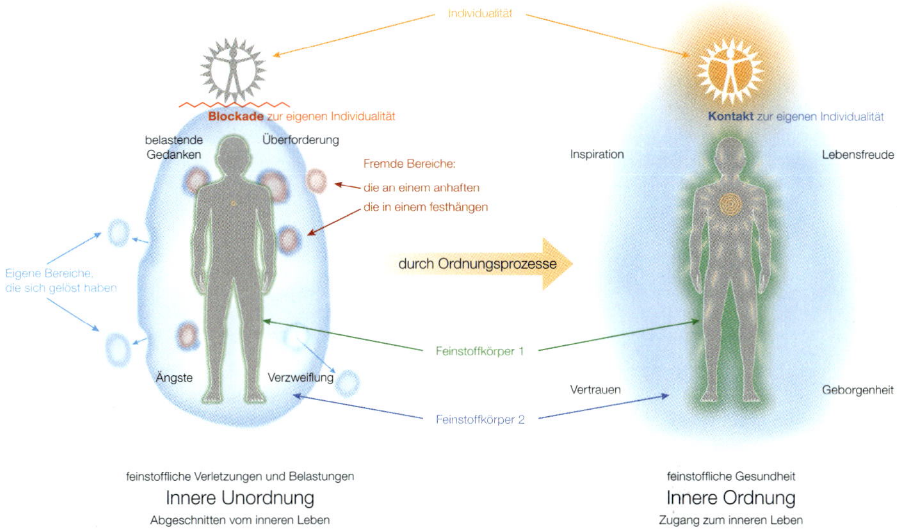

Abbildung 9 zum Text von Seite 73:
Bildhafte Darstellung der Schichten des Feinstoffkörpers

Den Feinstoffkörper ertasten:
Die vier Anleitungen auf einem Blick

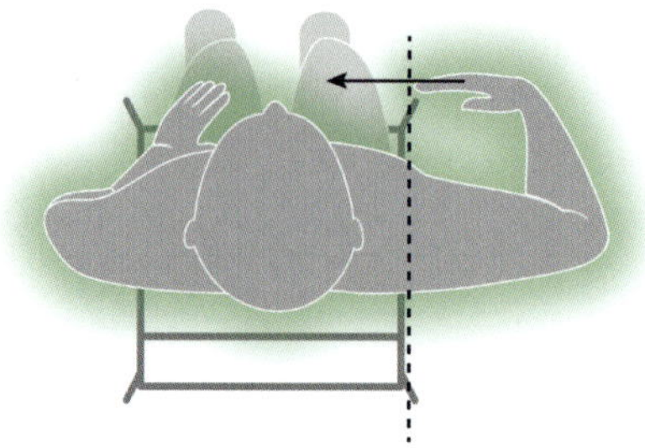

Abbildung 11 zum Text von Seite 101:
Als Gast eintreten. Das heißt, dass Sie zuerst mit den Fingerspitzen bis zur Seitenlinie gehen, zweitens dort kurz innehalten und innerlich anklopfen und dann drittens mit der Hand achtsam »eintreten« und den Feinstoffkörper ertasten.

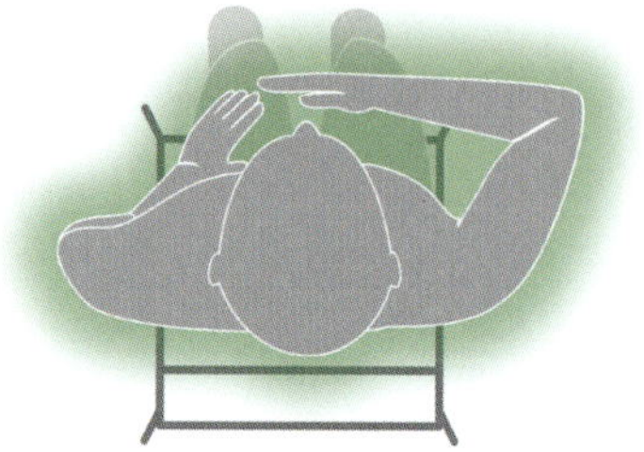

Abbildung 4 zum Text von Seite 46:
Die Hand ertastet den Feinstoffkörper in einem Abstand von etwa einer Handbreit.

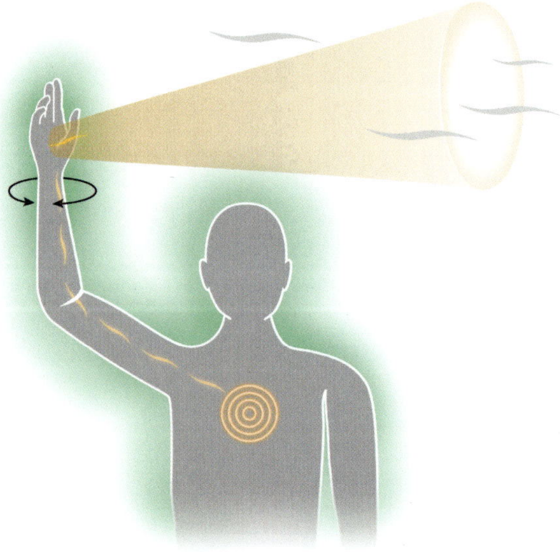

Abbildung 13 zum Text von Seite 108:
Die »horchende Hand« geht auf Empfang.
Es entsteht eine Verbindung zum eigenen Inneren.

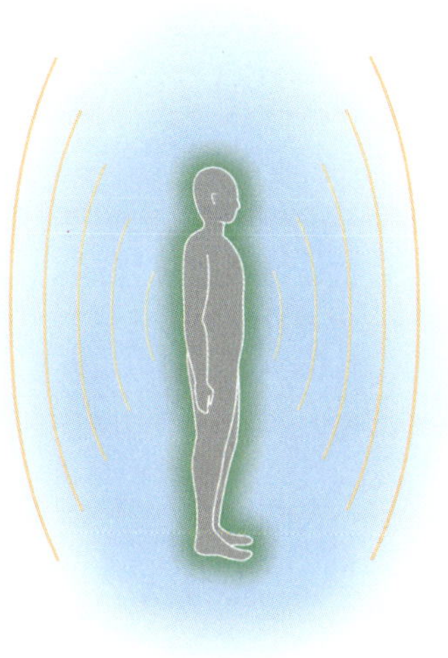

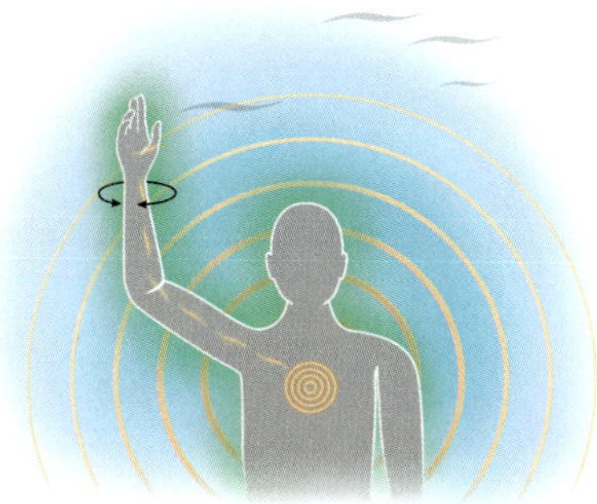

Abbildung 21 zum Text von Seite 175: Während die Hand nach dem Windhauch sucht, wird der gesamte Raum um Sie herum bewusst wahrgenommen.

Abbildung 19 zum Text von Seite 168: Vorderer und Hinterer Raum in Balance

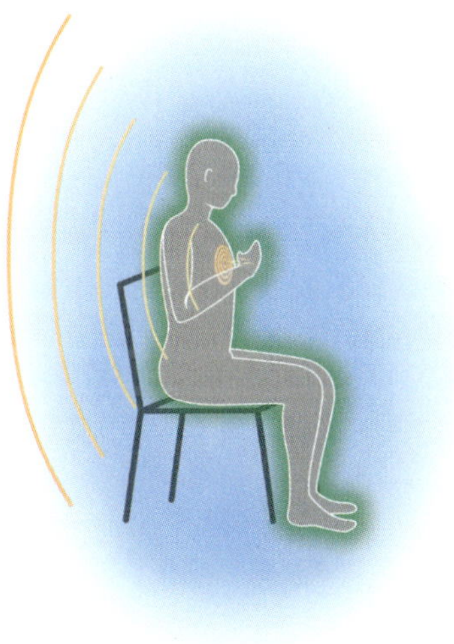

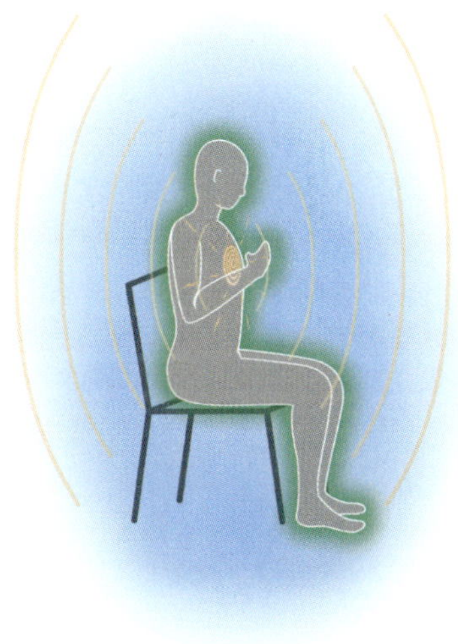

Abbildung 22 zum Text von Seite 176: Den Feinstoffkörper ertasten und wahrnehmen mit »horchender Hand« und »hinterem Raum«

Abbildung 33 zum Text von Seite 255: Den Feinstoffkörper ertasten mit der inneren Haltung, ein Neugeborenes überreicht bekommen zu können.

Der Vorgang des Energieraubs

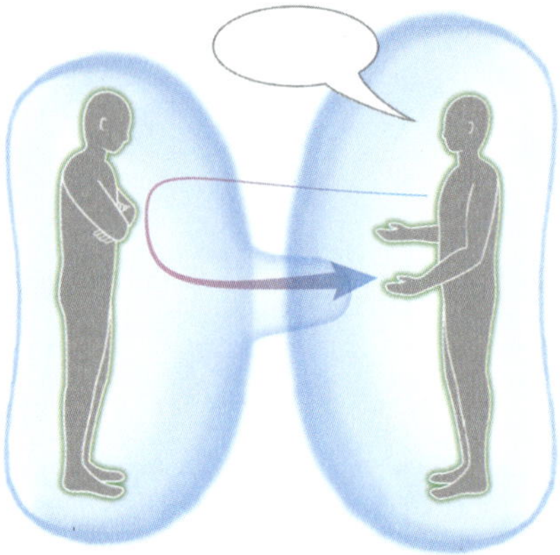

Abbildung 16
zum Text von Seite 126:
Hier wird Energie abgezogen. Die sprechende Person sendet Energie zur zuhörenden Person, dringt damit in deren Feinstoffkörper ein und zieht auf diesem Weg Energie zu sich.

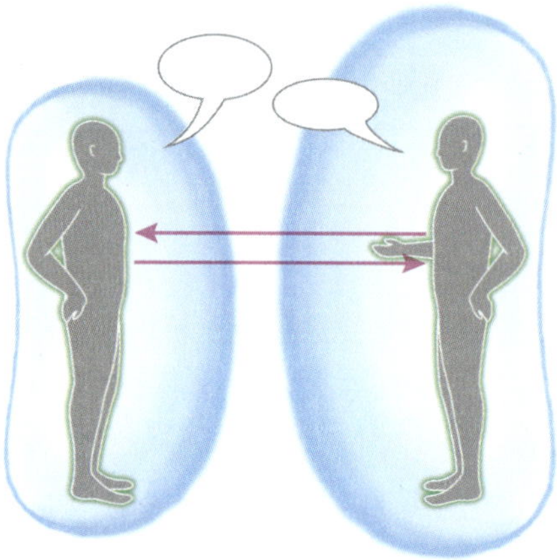

Abbildung 17
zum Text von Seite 134:
Kampf um Ersatznahrung während eines Gesprächs: Die Energie wird zwischen den Gesprächspartnern hin- und hergezogen.

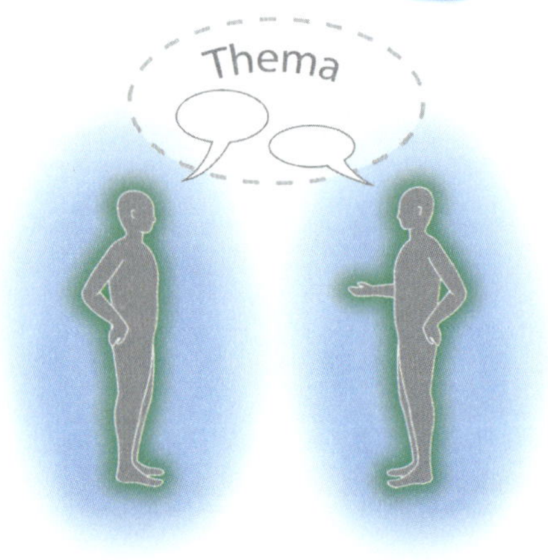

Abbildung 18
zum Text von Seite 135:
Ein sachliches Gespräch ohne Energieabzug

Feinstoffliche Belastung der Nahrung

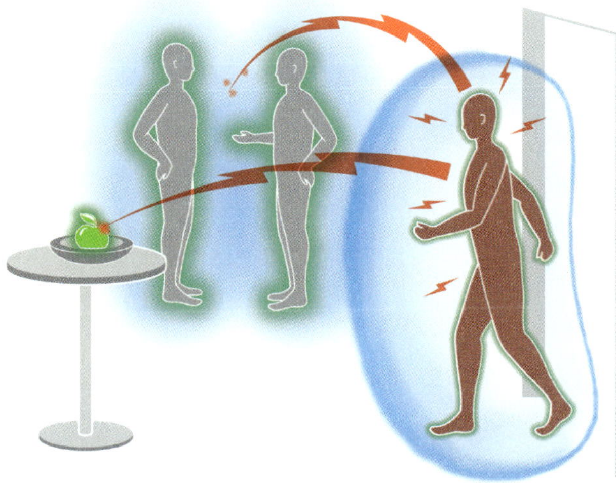

Abbildung 23 zum Text von Seite 186:
Feinstoffliche Belastung der Nahrung durch menschliche Stimmungen

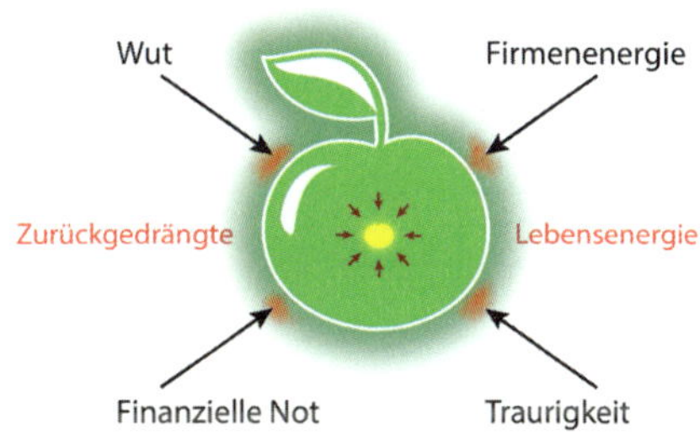

Abbildung 29 zum Text von Seite 223:
Feinstoffliche Belastungen in einem Apfel

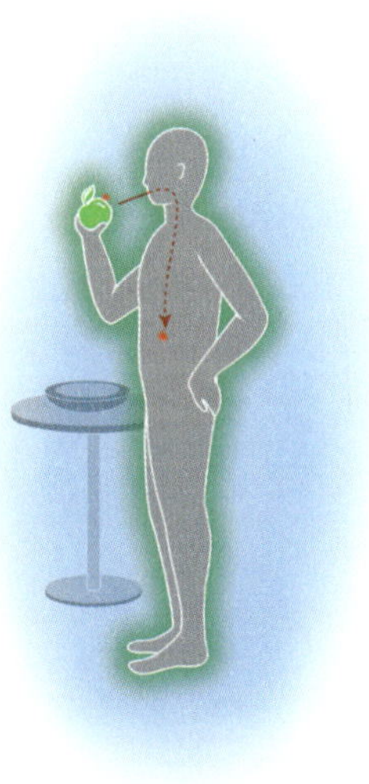

Abbildung 24 zum Text von Seite 188:
Aufnahme von feinstofflich belasteter Nahrung

Reaktionen des Feinstoffkörpers

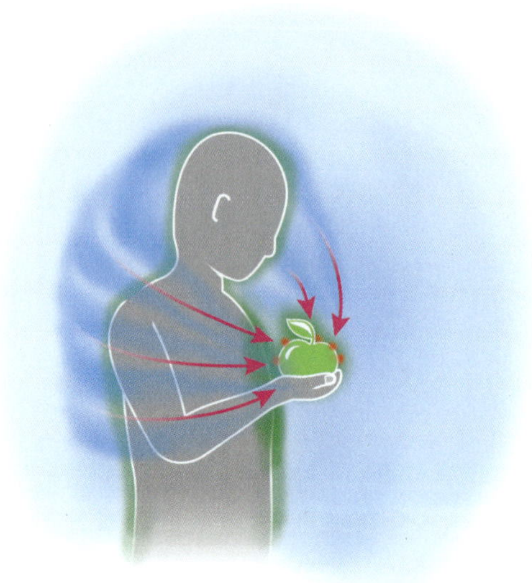

Abbildung 27
zum Text von Seite 208:
Eine Abwehrreaktion des Feinstoffkörpers auf Belastungen in der Nahrung

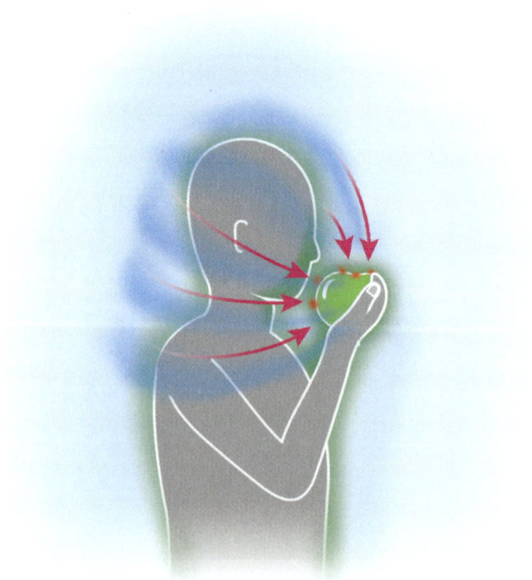

Abbildung 28
zum Text von Seite 210:
Eine Abwehrreaktion des Feinstoffkörpers vorm Mund

Die Unterstützung der Nahrung

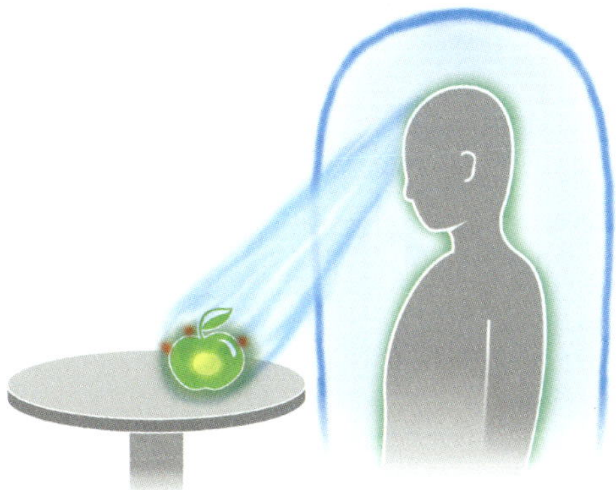

Abbildung 32 zum Text von Seite 250: Der Versuch, die Nahrung mental zu unterstützen. Es geht eine Energie vom Menschen aus, die sich als weitere Schicht über die Nahrung und die bestehenden Belastungen legt.

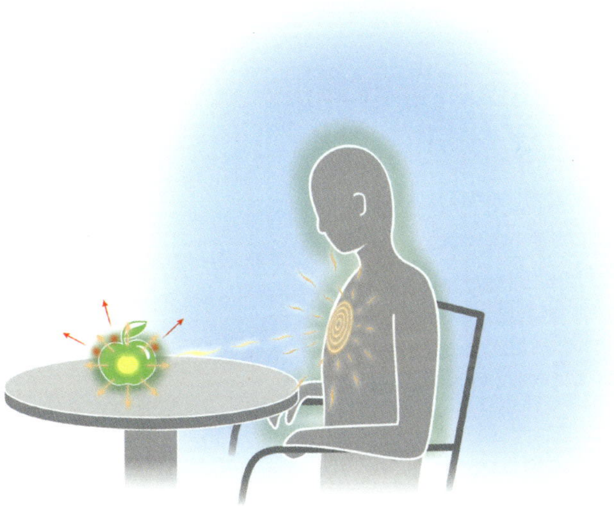

Abbildung 31 zum Text von Seite 249:
Aus der Frequenz der Dankbarkeit und des Verständnisses in uns begegnen wir dem Lebendigen in der Nahrung. Dadurch setzt ein Prozess sich in Gang, durch den sich die Belastungen von selbst lösen und die Nahrung in ihren feinstofflich gesunden Urzustand kommt.

Innerer Hunger und Feinstoffliche Gesundheit

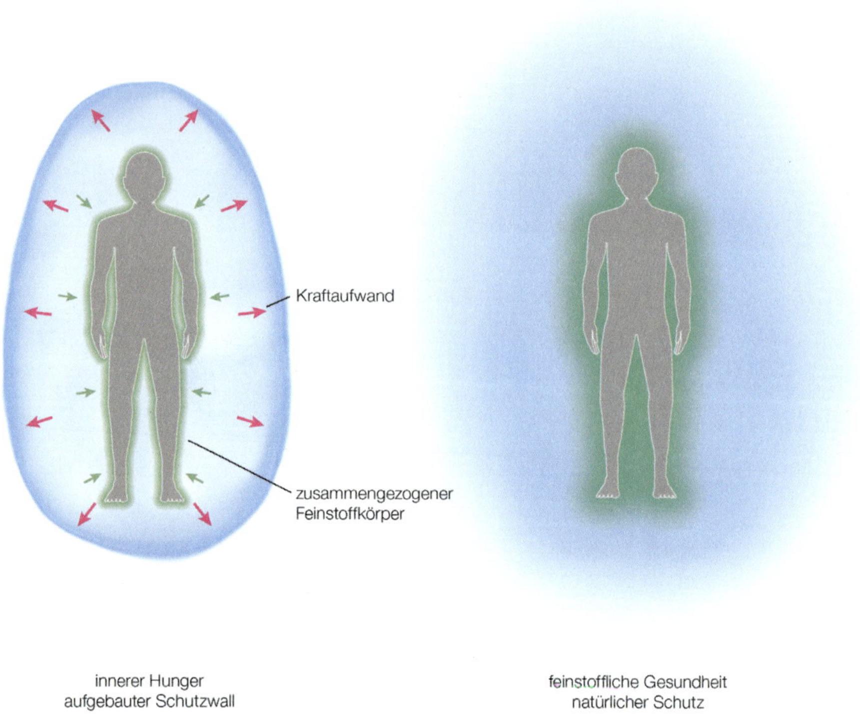

Abbildung 12 zum Text von Seite 105.
Künstlicher Schutz und natürlicher Schutz

körper richtig zu versorgen und zu schützen, ist die Auseinandersetzung mit diesem Thema leider unumgänglich. Aber – und das gilt es im Hinterkopf zu behalten – dieses aufmerksame Hinschauen ist auch die Chance, den passenden Umgang mit dem Feinstofflichen zu lernen und umzusetzen.

Viele Strategien, mit denen Ersatznahrung beschafft wird, werden von klein auf entwickelt, etwa ein kindliches »Mama, schau mal! Nun schau doch mal! Mama, hörst du?!«, bis die Mama fix und fertig ist. Oder man gibt den Klassenclown oder den Rüpel, selbst wenn man dafür vom Lehrer oder der Lehrerin ermahnt wird. Jeder entwickelt seine eigene Jagdstrategie, sobald der innere Hunger beginnt. So gibt es Kinder, die ruhig und vergnügt vor sich hin spielen, und andere, die bei jeder Kleinigkeit zu quengeln anfangen und Unterstützung einfordern.

Wir können also oft auf eine lange persönliche Geschichte des Energieraubs zurückblicken. Sie erzählt nicht nur davon, mit welchen Techniken wir uns bevorzugt bei der Lebenskraft unserer Mitmenschen bedienen, sondern es handelt sich auch um eine Geschichte der Abhängigkeit von der erbeuteten Ersatznahrung.

Am besten lässt sich die Abhängigkeit an einigen typischen Beispielen erfahren: Viele Chefs nutzen das Bedürfnis nach Ersatznahrung aus, indem sie gezielt Lob einsetzen oder gar Belohnungs- und Anerkennungssysteme entwickeln, damit die Mitarbeiter für diese Aufmerksamkeit über ihre Belastungsgrenzen hinweg arbeiten, manchmal sogar bis zum Burn-out. Bleibt die Anerkennung aus, kann sich das für den Mitarbeiter anfühlen wie der Entzug einer Lebensgrundlage und ihn in eine Krise stürzen.

Eine Abhängigkeitskonstellation, unter der der Energiedieb genau wie seine Opfer leidet, entsteht durch den Einsatz von Krankheit oder anderen Problemen, die Mitleid erwecken. Der Energieräuber geht dann zum Beispiel in die Opferrolle. Die Situation selbst ist leidvoll, aber der Feinstoffkörper ist süchtig nach der Aufmerksamkeit, dem Mitleid und der Sorge anderer: »Wie geht es dir? Kann ich helfen?« oder »Ach, wie schlimm, du tust mir leid ...«. Die Kehrseite dieser Münze ist das sogenannte Helfersyndrom, das auf den Dank seiner Umwelt abzielt: Personen, die auf diese Taktik zurückgreifen, gehen das Risiko ein, sich selbst und ihre Gesundheit für Dankes- und Achtungsbekundungen zu opfern.

Damit hier kein Missverständnis entsteht: Hilfsbereitschaft ist eine wertvolle Eigenschaft, die jedoch auch an einen natürlichen Einsatz gebunden ist. Sie dient nicht dazu, sich zu profilieren, und geht auch mit keinem Zwang einher, sich über seine Grenzen hinweg zu verausgaben. Genau dieser Zwang weist nämlich auf eine Schieflage hin, hinter der der innere Hunger lauern kann.

Viele Menschen suchen regelmäßig auch bestimmte Situationen auf, in denen sie einen Energieschub erwarten können. Zum Beispiel gehen sie vielleicht gezielt in Boutiquen einkaufen mit der Absicht, sich von den Verkäufern hofieren zu lassen, weil man als »guter Kunde« gilt. Man schlüpft regelrecht in eine Rolle, lässt sich umschmeicheln, erwartet Komplimente und einen Service, bei dem sich alles um die eigene Person dreht. Man nimmt von den in der Boutique arbeitenden Menschen nicht nur die Leistung der Beratung in Anspruch, sondern verlangt von ihnen auch Energie auf ihre Kosten. Gleiches gilt, wenn sie später die ausgefallene oder augenscheinlich luxuriöse Kleidung ausführen und auf die Blicke von Passanten oder anderen Gästen eines Empfangs achten.

Die Abhängigkeit von solchen »Raubzügen« wird deutlich, sobald die dafür notwendigen finanziellen Mittel nicht länger zur Verfügung stehen oder sogar Schulden angehäuft worden sind. Dann kann sich der Entzug von der Ersatznahrung geradezu existenziell anfühlen.

Die persönliche Freude an schöner Kleidung oder anderen Konsumgütern grenzt sich von so einem Verhalten ab, denn sie entsteht aus einem inneren Interesse heraus und ist kein Pflaster, mit dem jemand eine klaffende Lücke im Inneren zu verdecken versucht.

Ersatznahrung kann uns allerdings nicht nur in Abhängigkeit stürzen, sondern der Akt des Raubs bringt obendrein unsere innere Ordnung durcheinander, wodurch der innere Hunger wiederum verstärkt wird. Indem man anderen Menschen Energie raubt, holt man sich Fremdes in sein System und schafft durch die bindende Aufmerksamkeit Verbindungen zu anderen Personen, die für beide Seiten blockierend sein können.

Um ein eigenständiges Leben zu führen, ist es sinnvoll zu erkennen, ob und wie wir im Abhängigkeitskreislauf der Ersatznahrung feststecken. So wie die Dinge aktuell stehen, ist unser »System« tagsüber über weite Strecken entweder damit beschäftigt, sich feinstoffliche Ersatznahrung zu besorgen oder sich vor Ausbeutung zu schützen. Denn – wie gesagt – wir sind Jäger und Gejagte zugleich, wir führen ein adrenalindurchtränktes Leben. Wen überrascht es da, dass man völlig erschöpft ist? Oder überdreht? Auf jeden Fall nicht in der goldenen Mitte.

Je größer der innere Hunger ist, desto größer ist natürlich der Drang nach Nahrung. Gleichzeitig steigt die Gefahr, selbst angezapft zu werden, weil unser künstlicher, auf Energie angewiesener Schutzwall geschwächt ist. Denn auch wenn wir uns nur anstrengen, einer energetischen Attacke zu entgehen, leiten wir schon viel Energie in die Abwehr. Das können Sie daran bemerken, wie sich Ihr Feinstoffkörper verhärtet, als wäre er eine Rüstung. Freies natürliches Strömen fühlt sich definitiv anders an.

Es gibt also viele gute Gründe, sich dem Kreislauf des Energieraubs zu entziehen, indem man seine eigenen Strategien erkennt und sich in die Lage bringt, nicht mehr angreifbar zu sein.

Schluss mit dem Energieraub

Aus einem gewissen Abstand heraus lässt sich erkennen, dass Energieraub wie ein Pingpongspiel funktioniert, bei dem sich die Teilnehmenden unentwegt Beute abjagen und ihre Vorräte furchtsam sichern. Alles dreht sich um Angriff und Verteidigung. Die Spielzeit ist unser Alltag, bei manchen Menschen zieht sie sich sogar bis in die Nacht, wenn sie das Bett mit jemandem teilen, der dort plötzlich wichtige Gespräche führen muss oder um drei Uhr morgens sein Handy checkt (»Ups, habe ich dich etwa geweckt?«).

Der Energieraub ist ein Kreislauf, dem man nur entkommt, indem man Verständnis für das menschliche Treiben entwickelt, seine eigenen Taktiken bei diesem Spiel erkennt und zu meiden versucht. Vor allem jedoch gilt es, dem inneren Hunger ein Ende zu bereiten und Belastungen zu vermeiden. Schauen wir uns zunächst einmal an, wie wir das Ende des Energieraubs als Pseudonahrungsquelle einläuten könnten. Mit drei Schritten kommen wir nämlich raus aus dem Kreislauf.

Schritt 1: Verständnis erlangen

Hier möchte ich Ihnen gern eine Geschichte erzählen: In einem Hotel, in dem ein Seminar abgehalten wird, haben sich an die zwanzig Teilnehmende zu einem Morgenlauf verabredet. Gemeinsam hat man sich für eine überschaubare Entfernung entschieden, für eine Strecke, die gut zu bewältigen sein sollte, sodass man zur geplanten Zeit gemeinsam aufbrechen und als Gruppe zusammen im Ziel eintreffen kann, um sich anschließend noch frisch zu machen und vor Seminarbeginn zu frühstücken. Der Lauf an diesem Morgen soll der Auftakt für vier weitere während des Hotelaufenthalts sein.

So trifft man sich am ersten Morgen in Sportsachen, wobei deutlich wird, dass einige mit den Gedanken schon beim Frühstück sind, während sich andere auf die Bewegung vor dem Kurs freuen. Wer fit ist, sprintet los, aber auch der Rest der Gruppe setzt sich in Bewegung. Doch schon bald müssen nicht nur die Fitten auf die Nachzügler warten, sondern die gesamte Truppe verfällt in ein unterforderndes Schneckentempo – mit einer Ausnahme: Eine Person läuft tapfer, aber sehr langsam ein Stückchen hinter dem Hauptfeld her. Dabei wirkt sie so vergnügt, dass sie das ungeduldige Murren und die geäußerten Sorgen, ob man es wohl noch rechtzeitig zum Frühstück schaffe, nicht erreichen.

Da man sich zuvor darauf verständigt hat, die Gemeinsamkeit bei dieser Unternehmung in den Vordergrund zu stellen, passt sich die Gruppe dem Tempo ihres langsamsten Mitglieds an, auch wenn allmählich klar wird, dass man wohl mit leerem Magen ins Seminar starten wird. Und nachdem das Hotel wegen des eher gemächlichen Vorankommens noch nicht in Sicht ist, verabschiedet man sich schließlich auch von dem Gedanken an eine ausgiebige Dusche, während der Nachzügler weiterhin mit strahlendem Gesicht vor sich hin läuft. Als der Lauftrupp endlich das Hotel erreicht und alle eigentlich nur noch schnell aufs Zimmer eilen können, um sich umzuziehen, ist die Stimmung entsprechend angespannt.

Bestimmt können Sie sich gut vorstellen, wie Sie sich an dieser Stelle gefühlt hätten. Vielleicht wären Sie frustriert oder gar wütend, vielleicht würde Ihnen die Ungeduld durch die Warterei zusetzen, oder Sie wären schlichtweg irritiert. Auch wenn die langsame Person noch so frohgemut vor sich hin liefe, könnten Sie sich vermutlich nicht recht auf ihre Fröhlichkeit einlassen.

Bevor der angespannten Stimmung in der Gruppe jedoch Luft gemacht werden kann, berichtet die langsame Person, die alle ausgebremst hat, mit einem glücklichen Lächeln, dass sie vor einem Jahr einen schweren Autounfall erlitten hat, nach dem sie sich mühsam ins Leben zurückkämpfen musste, und nur dank einer umfangreichen Therapie überhaupt seit einer Weile wieder laufen kann. Nur dank der Unterstützung durch die Gruppe, die den Entschluss gefasst hatte, eine überschaubare Strecke gemeinsam zu bewältigen, hat sie überhaupt die Kraft und den Mut verspürt, sich auf eine solche Unternehmung einzulassen. Schließlich war der Gedanke an einen Lauf bis vor Kurzem für sie undenkbar. Dabei waren wohl durch die Freude am eigenen Erfolgserlebnis sowohl die Zeit als auch die Bedürfnisse der anderen leider außer Acht geraten.

Versuchen Sie sich einmal zu überlegen, wohin die Stimmung in der Gruppe jetzt gehen könnte, nachdem sie von dieser Hintergrundgeschichte ihres Nachzüglers erfahren hat. Der Magen wird immer noch knurren, aber die Anspannung löst sich nicht nur auf, sondern es findet eine richtige Wandlung statt, nun, da man die Situation aus einer anderen Perspektive betrachten kann. Die erlebte Wut und die Sorgen sind vergessen, stattdessen schenkt die Geschichte allen ein Lächeln, denn es fällt plötzlich jedem leicht, sich mit dem langsamsten Mitglied zu freuen. Ihr Glücksgefühl springt auf die anderen über. Plötzlich wird es möglich, an ihrer Lebensfreude teilzuhaben und sie lebendig in sich zu spüren. Da man nun den Grund für die Verzögerung kennt, kann sich Verständnis einstellen, auch wenn man immer noch eine Dusche und ein Marmeladenbrot möchte. Doch dass man den Lauf bis zum Schluss gemeinsam absolviert hat, scheint nun im Rückblick viel wichtiger zu sein. Für die weiteren Morgenläufe kann nun auch eine Vereinbarung getroffen werden, die Dusche und Frühstück mit einbindet, die gemeinschaftliche Unternehmung bestehen lässt und einen Gewinn für alle Teilnehmenden darstellt.

Die Geschichte vom gemeinsamen Morgenlauf zeigt, dass ein zuvor fehlendes Puzzlestück den Gesamteindruck maßgeblich verändern kann – und damit das eigene innere Erleben.

Wie schnell ein solcher Umschwung stattfinden kann, ist eine wichtige Erfahrung, die man ruhig in sich lebendig halten sollte für den Fall, durch das Verhalten seiner Mitmenschen herausgefordert zu werden. Wir neigen zu Urteilen, obwohl wir auf unserem Lebensweg immer wieder die Erfahrung machen, wie schwer es ist, eine Situation wirklich umfassend einzuschätzen. Aus der feinstofflichen Perspektive betrachtet, steht diese Neigung unserem Ausstieg auf dem Energieraubkreislauf im Weg.

Verständnis ist ein wichtiger Schritt, den Energieraub hinter sich zu lassen. Es hilft uns nämlich, den *missing link* zu finden, wenn wir es mit jemandem zu tun bekommen, der sich zu einem Raubzug anschickt. Sobald wir das Wissen um den inneren Hunger und die feinstofflichen Bedürfnisse des Menschen hinnehmen, verändert sich unsere Haltung: Dann können wir eine Person, die Energieraub betreibt, in einem anderen Licht sehen. Ihr Handeln wird verständlich, und entsprechend können wir uns dazu verhalten und vielleicht sogar entspannen.

Dabei ist wichtig, dass Verständnis und Akzeptanz zwei unterschiedliche Dinge sind. Beim Verständnis geht es um das Nachvollziehen und Verstehen, worin etwas seine Ursache hat. Es basiert auf der Fähigkeit, sich in die Lage eines Gegenübers hineinzuversetzen. Weil wir die Position eines anderen einnehmen, mit der Absicht, sie zu erforschen, heißt das aber noch lange nicht, dass wir sein Verhalten gutheißen und bereit wären, es über uns ergehen zu lassen. So können wir die Not des Bekannten mit der Handwerkermisere und seine Ausgelaugtheit verstehen, aber wir sind deshalb nicht in der Pflicht, uns seine endlose Klage anzuhören. Stattdessen dürfen wir durchaus einen Themenwechsel einleiten oder uns – wenn das nicht möglich ist – verabschieden.

Was wir brauchen, ist ein wertfreies Verständnis für die Ursache, warum aus Menschen Energievampire werden, die ihr soziales Umfeld als Futterquelle betrachten. Und diese Ursache ist das reale Verhungern des Feinstoffkörpers. Wir Menschen verhalten uns wie Diebe, weil wir uns in einem bedrohlichen Zustand befinden und keine andere Abhilfe wissen.

So gesehen handelt es sich bei Energieraub um Diebstahl unter Hungernden – was aber eben nicht bedeutet, dass wir deshalb feinstofflichen Vampirismus in all seinen Ausbildungen akzeptieren müssten. Ganz im Gegenteil, je mehr Menschen es gelingt, aus diesem kräftezehrenden Kreislauf auszuscheren, desto besser (mehr dazu im Kapitel »Eine Welt ohne Jäger und Beute«). Zuerst zählt jedoch die Erkenntnis, dass wir in unserer Gesellschaft alle im gleichen Boot sitzen: Wir rauben und werden ausgeraubt. Es gibt keine Spaltung, bei der auf der einen Seite die Opfer und auf der anderen die Täter stehen. Energieraub ist dem ausgehungerten Zustand unseres Feinstoffkörpers geschuldet, und wir tun gut daran, die eigenen antrainierten Strategien genauso zu beobachten und aufzudecken wie die der anderen.

Das Gegenteil vom Verständnis wiederum ist die Verurteilung, das Mauern und Abwehren – und in unserem Fall der Kampf gegen Energieräuber, indem wir die Abwehrschilde hochfahren und signalisieren, dass wir den Weg zu unserem Kühlschrank nicht freiwillig freigeben. Durch diese Verhaltensweise machen wir es dem Energieräuber jedoch erst recht leicht, uns anzuzapfen. Denn wir bieten ihm mit unserem Dagegenhalten eine Widerstandsfläche an, die das Andocken enorm erleichtert (betrachten Sie hierzu gern noch einmal Abbildung 16 ein paar Seiten zuvor).

Will uns jemand Energie rauben, sollten wir besser Verständnis für seine Not aufbringen, auch wenn wir mit seinem Vorhaben nicht einverstanden sind. Verurteilen wir ihn aber, sind wir im Kampf, und es entsteht eine Verbindung zu ihm und somit mehr Nähe statt der Distanz, die wir eigentlich gerade bevorzugen würden. Durch unsere abwehrende Haltung ermöglichen wir dem Energiedieb einen besseren Zugang zu unserer Lebensenergie. Manche Menschen provozieren deshalb geradezu, dass man sie verurteilt. Auch das lässt Energie von anderen in die eigene Richtung fließen.

Auf Kämpfe mit auf Energieraub ausgerichteten Mitmenschen sollte auch deshalb möglichst verzichtet werden, weil ein solches Ringen durchaus eskalieren kann, was der inneren Ordnung nicht gerade förderlich ist. Begegnen wir diesen Menschen hingegen mit Verständnis, bleiben wir bei uns und somit in der Balance. Wenn wir aus einem inneren Verständnis heraus auf eine künstliche Abwehr verzichten, kann unser eigener Feinstoffkörper leichter seinen natürlichen Schutz aufbieten, der, im Gegensatz zu dem festen Schild des künstlichen Schutzes, durchlässig und fein ist wie eine Wolke. Die Andockpfeile, das Heischen um Aufmerksamkeit, finden darin kein Ziel, sodass ihre Wirkung verpufft (mehr dazu erfahren Sie in der Anleitung 3 »Hinterer Raum«, mit der diese Haltung trainiert werden kann).

Mit dieser Grundhaltung können wir dann zum Beispiel unser Gegenüber dabei ertappen, wie es gerade mit einem Redeschwall zum Andocken ansetzt. Das Verständnis sorgt dafür, dass wir unseren künstlichen Abwehrschirm nicht hochfahren, der nur vermeintlich Schutz bieten könnte, in Wirklichkeit jedoch das feinstoffliche Erleben abschnürt. Ein weiterer ungünstiger Nebeneffekt des künstlichen Schutzes besteht darin, dass der Zugang zur eigenen feinstofflichen Quelle beschnitten wird, die uns schützt. Wir wundern uns dann, dass es trotz aller Vorsichtsmaßnahmen in uns nur noch tröpfelt, anstatt zu sprudeln. In einem solchen Zustand kommt man leicht in die Versuchung, sich ungefragt etwas Energie beim Nachbarn abzuzwacken.

Spielen wir die Wirkung von Verständnis bei einem Energieraubversuch an einem konkreten Beispiel durch: Bei der Rückkehr in seine Wohnung schlägt ein Nachbar in gewohnter Manier seine Tür krachend hinter sich zu und dreht die Musik auf, dass die Wände wackeln. Vermutlich verspürt man den Wunsch, an seine Wohnungstür zu schlagen und ihm, sobald er mit seinem gewiss überheblichen Lächeln öffnet, ordentlich die Meinung zu geigen. In diesem Fall bekäme der Nachbar aber das, worauf er mit seinem Gelärme aus ist: eine Portion Energie in Form von negativer Aufmerksamkeit. Wenn es uns hingegen gelingt, Verständnis für seine Bedürftigkeit zu empfinden, die ihn zu so einem Verhalten treibt, verändert sich unsere Haltung. Vielleicht wird es möglich, ihn in einem normalen Ton zu fragen, ob er Rücksicht nehmen könnte. Vielleicht nutzt er sogar die Chance, sich anders zu verhalten, eben weil ihm so freilassend begegnet wird. Es ist ein Unterschied, ob uns jemand gegenübertritt, der emotional aufgeladen ist, oder ob das Gegenüber uns sachlich und mit einem von Verständnis und Achtung geprägten Verhalten anspricht.

Begegnen wir Menschen verständnisvoll, fühlen sie sich oft im Inneren erreicht und wahrgenommen. So kann ihr Bedürfnis nach Ersatznahrung in diesem Moment schwinden, weil sie durch die Hilfestellung einen Zugang zu sich finden. Wenn Höflichkeit allein nicht hilft, kann man mit deutlicheren Worten vorgehen und trotzdem sachlich bleiben, ohne einen Teil der eigenen Energie abzugeben. In einem solchen Gespräch geht es zwischen zwei Menschen nicht emotional überhitzt hin und her, sondern die Sache – in diesem Fall die Ruhestörung – steht im Mittelpunkt.

Schritt zwei: Den Feinstoffkörper in die Balance bringen

Im Prinzip lässt sich sagen, dass ein gesunder Feinstoffkörper in der Balance der beste Schutz gegen Energieentzug ist. Wenn wir unserer persönlichen Abhängigkeit von feinstofflicher Ersatznahrung ein Ende setzen wollen und unseren natürlichen Schutz gegen die Raubzüge anderer stärken möchten, ist ein grundlegender Schritt der, sich um die Gesundheit des eigenen Feinstoffkörpers zu kümmern.

Praktisch umgesetzt bedeutet das, seinen Feinstoffkörper in alltäglichen Belangen wahrzunehmen sowie seine Äußerungen und Bedürfnisse zu beachten. Wenn Sie durch die Übungen hier im Buch Ihre feinstofflichen Sinne schulen, wird es Ihnen immer leichter fallen, die Regeln für die Grundgesundheit des Feinstoffkörpers einzuhalten, denn durch die Regelmäßigkeit brauchen Sie schon bald nicht mehr über sie nachzudenken, sondern richten sich gewohnheitsmäßig nach ihnen aus. Wenn Sie mithilfe der vier Anleitungen wieder ins feinstoffliche Erleben kommen, kann Ihre Lebensenergie frei fließen – mit all den positiven Auswirkungen, wie etwa einer besseren Anbindung an das Höhere Selbst. Dann tappen Sie nicht länger durch die Dunkelheit und wundern sich darüber, dass Sie sich ständig blaue Flecken holen, sondern finden dank Ihres inneren Kompasses einen Weg.

Listen wir kurz einmal auf, wodurch der Feinstoffkörper in seine natürliche Balance gelangt.

Was trägt zur Balance des Feinstoffkörpers bei?

- Die feinstofflichen Sinne im Alltag durch das bewusste Beachten des Feinstoffkörpers schulen.
- Feinstoffliche Schmerzempfindungen und Belastungen als solche wahrnehmen und verstehen (siehe Kapitel »Was feinstofflich hängen bleibt, wiegt schwer«), damit es nicht zu Blockaden im Feinstoffkörper kommt.
- Den natürlichen Schutz aufbauen durch Übungen, zum Beispiel »Horchende Hand«, durch das Erkennen und Verhindern von Energieraub, durch Verständnis und die noch folgende Anleitung 3 zum »Hinteren Raum«.
- Den Feinstoffkörper durch die vier Anleitungen in seiner Substanz stärken und ihm die Möglichkeit zur Ausdehnung geben.
- Den Feinstoffkörper über die Nahrung stärken, anstatt ihn zu belasten (siehe Kapitel »Lebensnahrung«).

Wenn Sie diese Punkte berücksichtigen und sie in Ihren Alltag genauso integrieren wie die Körperpflege und das Meiden physischer Verletzungen, dann haben Sie einen Zugang zu genügend Lebensenergie, sodass Sie nicht auf Energiezufuhr über die Energiehaushalte der Mitmenschen angewiesen sind. Zugleich bringen Sie den natürlichen Schutz vor Übergriffen auf, ohne dafür extra Anstrengungen auf sich nehmen zu müssen. Oder anders gesagt: Wenn der eigene Kühlschrank voll ist, leidet man nicht mehr unter dem nagenden Bedürfnis, beim

Nachbarn vorbeizuschauen. Und wenn man nicht selbst auf Diebestour unterwegs ist, bleibt die eigene Tür für Streifzüge von diebischen Elstern geschlossen.

Schritt drei: Den Sender umstellen

Bei diesem Schritt geht es um die Fähigkeit, die eigenen Strategien zu erkennen und zu verändern. Solange wir selbst als Energieräuber unterwegs sind, sind wir – wie gesagt – auch dafür empfänglich, von anderen ausgeraubt zu werden.

Die eigenen Taktiken zu entdecken stellt jedoch eine Herausforderung dar. Zum einen sind wir uns vieler unserer Strategien nicht bewusst, weil wir sie uns schon in jungen Jahren zugelegt haben und oft glauben, sie seien Teil unserer Persönlichkeit und damit kaum wegzudenken. »Ich bin eben so temperamentvoll!«, sagen wir dann. Oder: »Die Überzeugungskraft liegt mir im Blut« oder »Was soll ich machen? Wenn die Leute nicht mitziehen, flippe ich halt aus«. Natürlich ist es leichter, die Strategien bei anderen zu erkennen, während man für sich selbst bekanntlich blind ist. Hier benötigt es Ausdauer und detektivischen Spürsinn. Denn erst, wenn wir unsere eigenen Taktiken erkennen und von ihnen ablassen, scheren wir aus dem vampiristischen Kreislauf aus.

Wir könnten zum Beispiel herausfinden, dass eine Energieraubstrategie von uns darin besteht, unsere Aufgaben im Haushalt so weit hinauszuzögern, bis die Mitbewohner sich beschweren, dass der Altpapierstapel dem schiefen Turm von Pisa ähnelt. Natürlich könnten wir uns für das nächste Mal vornehmen, das Altpapier rechtzeitig zu entsorgen, doch solange unser Feinstoffkörper noch unterversorgt ist, wird er sich prompt etwas Neues einfallen lassen, um an Energie zu kommen. Dann erwarten wir plötzlich eine Lobeshymne dafür, dass wir – o Wunder! – am richtigen Tag die Papiertonne rausgestellt haben. Und bleibt das erwartete Lob aus, stimmen wir ein Klagelied im Stil von »Keiner weiß mich hier zu schätzen« an. Mit so einem Verhalten aber bleiben wir Mitglied im Klub der Energieräuber und müssen uns nicht wundern, wenn wir uns dem Gerede einer andauernd von Sorgen heimgesuchten Kollegin nicht entziehen können, obwohl uns schon klar ist, worauf sie es mit ihrer lautstark kundgetanen Besorgnis in Wirklichkeit abgesehen hat. Wir sind nämlich beide auf den gleichen Sender namens »Energieräuber-Kanal« eingestellt – und Gleich und Gleich gesellt sich gern, wie schon das Sprichwort sagt.

War Ihr inneres Radio bislang auf den »Energieräuber-Kanal« eingestellt, dann ist es jetzt ganz sicher höchste Zeit, den Sender zu wechseln.

Vielleicht haben Sie ja schon einmal davon gehört: Wenn man eine Stimmgabel zum Klingen bringt, beginnt eine zweite Stimmgabel in ihrer Nähe von ganz allein mitzuschwingen. Auf dieselbe Art geht ein Energieräuber vor: Indem er um Ihre Aufmerksamkeit buhlt, will er Sie auf den »Energieräuber-Kanal« einstimmen und Sie damit auf seine Wellenlänge bringen. Bleiben Sie nun in Ihrer eigenen Frequenz und damit in einer natürlichen Durchlässigkeit, wird der Raubzug im Keim erstickt, weil Sie und der Energieräuber auf zwei grundverschiedenen Wellenlängen unterwegs sind. Voraussetzung dafür ist jedoch das

Erkennen der eigenen Strategien und die Entscheidung, künftig von jeder Art von Energieraub abzulassen.

Wichtig ist auch, die eigenen Schwachstellen fürs Andocken herauszufinden, die von Energieräubern strategisch gern genutzt werden: Was bringt uns am ehesten auf die Palme? Bei welchen Verhaltensweisen anderer gelingt es uns nicht, die innere Ausgeglichenheit beizubehalten? Verlieren wir die Beherrschung bei Dauerrednern, oder deprimieren uns die ewigen »Früher war alles besser«-Geschichten einer Bekannten zutiefst? Gleichzeitig beobachten wir aber uns selbst mindestens genauso aufmerksam und hinterfragen auffällige Verhaltensweisen: Warum reden wir jedes Mal wie ein Wasserfall, wenn wir nach Feierabend nach Hause kommen? Aus welchem Grund sprechen wir eine Bekannte immer wieder darauf an, dass ihr die alte Frisur soooo viel besser gestanden hat?

Wenn man sich von etwas besonders gestört fühlt, sollte man einmal mit einem gewissen inneren Abstand nachschauen, ob man das gleiche Verhalten in einer Variation nicht auch an den Tag legt. Hier gilt die alte Regel »Was du nicht willst, das man dir tu, das füg auch keinem andern zu!« Mit dem Zusatz: »Sonst schaffst du für Energieräuber Zugänge zu deinem feinstofflichen System.«

Je weiter unser Verzicht auf eine Teilnahme am Energieraubkreislauf voranschreitet, umso mehr verändert sich also der eigene Klang. Indem wir den Sender umschalten, schwingt er nicht länger vampiristisch.

Indem wir selbst auf feinstofflichen Vampirismus verzichten, sind wir für ihn nicht mehr zugänglich – ob nun als Jäger oder Beute.

Wenn man die drei beschriebenen Schritte – Verständnis, feinstoffliche Gesundheit und Verzicht auf vampiristische Strategien – beachtet und in die Tat umsetzt, wird man idealerweise zu einem unbeteiligten Zuschauer in dem derzeit so populären Theaterstück »Die Energieräuber«. Diese Position kann man jedoch erst einnehmen, nachdem man aus seiner bisherigen aktiven Rolle ausgestiegen und nicht länger im inneren Hunger verfangen ist. Ansonsten befindet man sich mitten auf der Bühne und wird entweder als Opfer herumgeschubst oder gibt den Täter, immer gerade so, wie es das Stück verlangt. Erst als Zuschauer haben wir die Wahl, uns das Stück anzusehen – oder uns abzuwenden, um etwas anderes mit unserer Lebenszeit zu tun.

Eine Welt ohne Jäger und Beute

Wie gezeigt wurde, kostet uns das Spiel Energieraub sehr viel Energie, Lebensfreude und Zeit. Und dabei betrifft es uns nicht einmal nur dann, wenn wir gerade als Jäger oder Gejagte unterwegs sind. Energieraub kann nämlich sogar die Schwingung in der Umgebung verändern, sie beeinträchtigen und belasten. Sie kann sozusagen eine *feinstoffliche Umweltverschmutzung* hinterlassen.

Schauen wir uns ein Beispiel dafür an: Angenommen, Sie sitzen in einem Café, unterhalten sich und fühlen sich ausgesprochen wohl. Aus den Augenwinkeln beobachten Sie, wie Menschen kommen und gehen, Sie lehnen sich zurück ... und plötzlich verspannt sich Ihre Rückenmuskulatur. Sie ruckeln den Stuhl zurecht, doch dadurch ändert sich nichts an Ihrem unvermittelten Unwohlsein. Vielleicht ist es an der Zeit zu gehen, fragen Sie sich. Schließlich versiegt auch Ihre eben noch so lebendig geführte Unterhaltung, die Gesellschaft Ihres Gegenübers scheint nicht mehr wirklich interessant zu sein. Dann ertappen Sie sich dabei, wie Sie zwei Gäste an einem Nachbartisch beobachten: Sie sind zwar nicht laut, gestikulieren nicht wild, und auch von der Unterhaltung her scheint sich alles in normalen Bahnen zu bewegen. Aber trotzdem sind Sie sich sicher, dass da etwas nicht stimmt.

Es liegt etwas in der Luft, wortwörtlich, und zwar eine feinstoffliche Umweltverschmutzung, deren Auswirkungen Sie gerade am eigenen Leib zu spüren bekommen. Denn bei genauerer Betrachtung können Sie feststellen, dass einer der beiden Gäste in einer Tour mit einer leisen, aber penetranten Stimme spricht, während sein Gegenüber geduckt dasitzt und aufmerksam zuhört. Es scheint eine Verbindung zwischen den beiden zu geben, die über ein gewöhnliches Gespräch hinausgeht. Auch Sie selbst sind versucht, der Flüsterstimme zu folgen, während es Ihnen immer schwerer fällt, das eigene Gespräch weiterzuführen. Es ist, als würden Sie mit in einen Strudel hineingezogen werden, obwohl Sie nicht mit am Tisch sitzen und man Sie auch keineswegs angesprochen hat. Sie geraten als indirekt Betroffener in einen vampiristischen Akt, weil Ihr eigener Feinstoffkörper eine Gefahr registriert und Sie diese instinktiv im Auge behalten wollen – auf Kosten des eigenen Erlebens, wie das stagnierende Gespräch an Ihrem Tisch beweist.

Interessant an diesem Beispiel ist, dass Sie nicht persönlich darin verwickelt sind. Der Energiedieb mit der Flüsterstimme hat es nicht auf Sie abgesehen, ansonsten würde er Sie ansprechen und direkt versuchen, Sie in seinen Bann zu ziehen. Oder er würde eine lautstarke Szene machen, der Sie sich gar nicht entziehen könnten, selbst wenn Sie sofort das Café verlassen würden. Stattdessen begnügt sich der Energiedieb damit, seine Begleitung anzuzapfen. Trotzdem kreisen Fluchtgedanken in Ihrem Kopf, und nirgends ist jemand vom Service mit der Rechnung zu sehen.

Ihre Reaktion ist nicht weiter verwunderlich, denn der Belastung durch eine feinstoffliche Umweltverschmutzung möchte man nur zu gern entgehen. Man begegnet ihr im gewöhnlichen Alltag nämlich viel zu oft – und angesichts des grassierenden inneren Hungers ist es spannend, sich einmal die Frage zu stellen, wie viel Zeit seines Lebens man im Dunstkreis des Energieraubs verbringt. Wie wäre es wohl, wenn sich dieser Dunst, der unsere Wahrnehmung und unsere zwischenmenschlichen Beziehungen verschleiert, plötzlich aufheben würde?

Kommen wir noch einmal zurück auf die Wichtigkeit, Verständnis zu haben – für andere und für sich selbst. Es ist nicht einfach, Verständnis aufzubringen, solange wir feinstofflich in einer Hungersituation sind. So wäre es auch schwierig, Verständnis für einen unterernährten Dieb aufzubringen, der uns das letzte Stück Brot aus dem Schrank klaut. Sind wir selbst feinstofflich in der Balance, können wir das Verhalten eines feinstofflich Hungernden erkennen und ihm anders begegnen als auf der üblichen Ebene des gegenseitigen Energieentzugs. Vielleicht entsteht die Möglichkeit, den Menschen innerlich zu erreichen, damit er sich wahrgenommen fühlt. In so einem Augenblick kann das Bedürfnis nach Ersatznahrung nämlich selbst bei einem innerlich ausgehungerten Menschen schlagartig verschwinden.

Es ist ein reizvolles Gedankenspiel, einmal zu überdenken, welche Auswirkungen der Kontakt zwischen zwei Menschen auf der feinstofflichen Ebene wohl hat, wenn der innere Hunger zum Schweigen kommen kann, nur weil einer von ihnen nicht im Kreislauf des Energieraubs verfangen ist.

Ich persönlich bin der Überzeugung, dass eine Veränderung des zwischenmenschlichen Klimas stattfinden kann, sobald es Einzelnen möglich ist, ihren Mitmenschen mit einer grundlegenden Frequenz des Verständnisses, der Achtung und der Wertschätzung zu begegnen.

Jeder, der aus dem Kreislauf der Ersatznahrung heraustritt, verändert die Gesellschaft.

Es ist nicht übertrieben zu sagen, dass sich der Energieraub auf unser gesamtes zwischenmenschliches Klima auswirkt – er ist zu einem Lebenselixier unserer Kultur geworden und stellt für viele Menschen eine Hauptbeschäftigung dar. Der vampiristische Kreislauf ist wie ein Strudel, in den sich die Menschen gegenseitig hineinziehen, als würde er sie auf nicht besonders sinnvolle oder heilsame Weise miteinander verbinden.

So gesehen stellt sich die Frage, inwiefern der innere Hunger und der mit ihm einhergehende Energieraub unser menschliches Miteinander in kleinen wie auch in den großen Bezügen beeinflussen? Können wir unseren Mitmenschen vertrauensvoll entgegentreten, das Zusammensein und auch das gemeinsame Arbeiten mit ihnen entspannt genießen? Sind unsere Gespräche und Begegnungen respektvoll freilassend, sodass man nach einer Begegnung mit leichtem Herzen wieder auseinandergehen kann? Können wir mit anderen zusammenarbeiten, Ideen besprechen und uns austauschen in dem Wissen, dass es um die Sache geht und nicht um die Befriedung persönlicher Bedürfnisse?

Der Wunsch nach einem solchen Miteinander ist groß. Wir tragen das Verlangen in uns, anderen Menschen zu begegnen, von ihnen zu lernen und ihnen zu zeigen, wer wir in unserem Inneren sind. Es liegt in unserem Wesen, dass wir anderen vertrauen und ihre Gesellschaft genießen möchten. Nur leben wir in Zeiten, in denen unsere Begegnungen auf allen Ebenen oft vom Energieraub bestimmt werden. So gesehen überrascht es nicht, dass sich ein gesellschaftlich-sozialer Rückzug beobachten lässt. Doch was wird aus einer Gesellschaft, deren Mitglieder sich immer häufiger auf dem Rückzug befinden, weil das Miteinander ihnen zu anstrengend, ja zu gefährlich wird? Wie kann sich ein Mensch entwickeln, wenn er selten die Gelegenheit findet, andere kennenzulernen, von ihnen zu lernen und sich inspirieren zu lassen?

Ich genieße die Momente mit Menschen, deren innerer Hunger gestillt ist, Momente, in denen sich niemand auf der Jagd befindet, sondern man entspannt und offen zusammen sein kann. In denen sich Gespräche um das Wesentliche drehen, anstatt darum, wer sich besser präsentiert oder recht bekommt. Wo sich die Grenzen, die vorher gegeben waren, auflösen und ein Austausch stattfindet, der für alle Teilnehmenden bereichernd ist.

Wenn unser eigener innerer Hunger gestillt ist und wir uns feinstofflicher Gesundheit erfreuen, drückt sich der kräftig und ungehindert fließende Strom aus Lebensenergie in unserem Feinstoffkörper durch Tatkraft, Wachheit, Konzentrationsfähigkeit und scheinbar grundlose Freude aus. Dann stehen uns die notwendige Kraft, Zeit und Konzentration zur Verfügung, unseren persönlichen Lebenssinn zu erfahren und ihn in unserem Alltag zu entfalten. Anderen Menschen von einer solchen

Ebene aus zu begegnen ist erfüllend und lässt uns die eigne Lebendigkeit erfahren.

Den Einstieg in ein solches »Umschalten« bietet Ihnen dieses Praxisbuch. Interessanterweise ist es nämlich sehr viel leichter, sich um seine feinstoffliche Gesundheit zu bemühen, als sich vampiristisch zu ernähren. Damit tun wir nicht nur uns selbst etwas Gutes, sondern auch unserer Umgebung. So, wie Energieraub eine feinstoffliche Umweltverschmutzung erzeugt, inspiriert ein »satter« Feinstoffkörper andere Menschen, lässt sie innerlich aufhorchen, ob ein solcher Zustand nicht auch für sie erreichbar sein könnte, und lässt den Wunsch aufkommen, aktiv zu werden.

Wenn wir in einem dunklen Raum mit anderen Menschen stehen, reicht es zu Beginn, wenn Einzelne Kerzen entzünden. Ihr Licht scheint dann nicht bloß für ein paar wenige, sondern macht es allen möglich, ihre Umgebung dank dieser Lichtquelle besser zu erkennen. Es braucht nicht jeder eine Kerze anzuzünden, damit die Dunkelheit weicht, der Schein von einzelnen gibt Orientierung für viele Menschen. Je mehr Menschen jedoch eine Kerze tragen, umso heller wird es, bis das Dunkel schließlich weicht und das Licht bis in den letzten Winkel flutet.

Wenn Ihre Motivation, diesen Ratgeber zu lesen, bislang darin bestanden hat, dass Sie eine innere Leerstelle als schmerzlich wahrgenommen haben, versuchen Sie nun einmal herauszufinden, wie erfüllt Ihr Sozialleben ohne den von anderen oder Ihnen selbst ausgeführten Energieraub sein könnte. Gibt es dort möglicherweise auch eine schmerzende Leerstelle, eine Sehnsucht nach echten, ungetrübten Begegnungen?

Den eigenen Feinstoffkörper zu entdecken ist nicht nur für den einzelnen Menschen von Bedeutung, sondern auch für unsere Gesellschaft und ihre Zukunft.

Es folgt nun eine weitere Anleitung, mit der Sie Ihrem Feinstoffkörper zu einem gesünderen Zustand verhelfen können, damit er Ihnen einen stabilen Schutzraum im Alltag bietet. Ein Tipp jedoch, bevor Sie in die dritte Anleitung einsteigen: Legen Sie, nachdem Sie das Kapitel zum Energieraub gelesen haben, eine kurze Auszeit ein, erledigen Sie etwas im Haushalt, oder schnappen Sie frische Luft auf dem Balkon. In Seminaren hat sich das Thema Energieraub meist als sehr aufwühlend herausgestellt. Deshalb empfehle ich auch Ihnen, jetzt eine Pause einzulegen und etwas Abstand zu gewinnen, bevor Sie sich neuen Erfahrungen mit dem Feinstoffkörper widmen.

Anleitung 3: »Hinterer Raum«

Während Sie hier sitzen und dieses Buch lesen, so wie Sie jetzt gerade sind, möchte ich Ihnen kurz eine Frage stellen: Wohin geht in diesem Augenblick Ihre Aufmerksamkeit? Ist sie hauptsächlich nach vorn gerichtet? Wie ist es mit den Seiten, haben Sie diese auch im Bewusstsein? Und oben oder unten? Und wie sieht es mit hinten aus? Nehmen Sie wahr, was in Ihrem Rücken ist, gibt es ein Bewusstsein für den Raum hinter Ihnen? Haben Sie ein Gefühl dafür? Oder ist Ihnen nur präsent, was vor Ihnen liegt?

Meinen Beobachtungen nach sind die meisten Menschen mit ihrem Bewusstsein stark nach vorn ausgerichtet. Manchmal etwas zu den Seiten, aber der Raum hinter ihnen bleibt üblicherweise unbeachtet – was allerdings die Frage aufwirft, ob man dabei in der inneren Balance ist, wenn man bedenkt, dass unser Feinstoffkörper uns rundum umhüllt.

Versuchen Sie einmal, in Ihr Wahrnehmungsspektrum den Raum hinter Ihnen mit einzubeziehen. Es geht darum, den Raum um sich herum spielerisch auszuloten, eigentlich so, als befände man sich in der Mitte eines Ovals. Diese Übung ist sehr wichtig für unseren natürlichen Schutz; tatsächlich ist sie nicht weniger als eine Physiotherapie für den Feinstoffkörper. Ganz einfach, sollte man meinen.

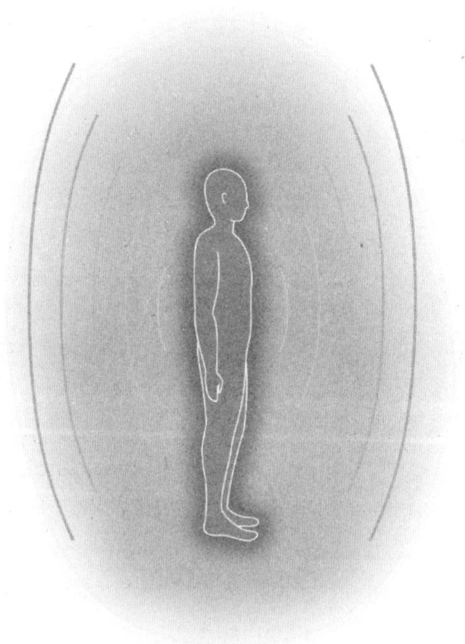

Abbildung 19:
Vorderer und hinterer Raum in Balance

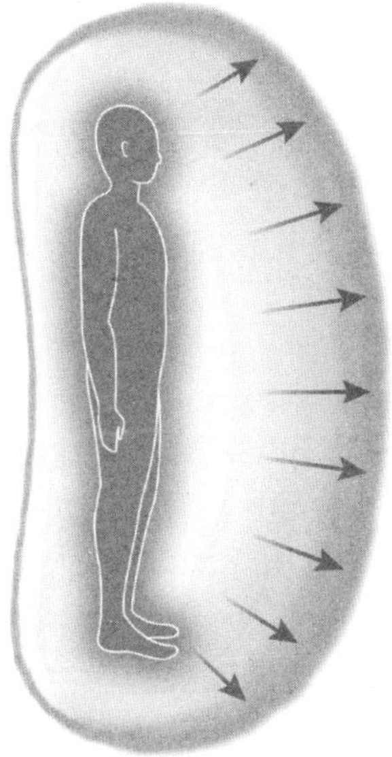

Abbildung 20:
Feinstoffliche Disbalance durch Energieraub oder Abwehr- beziehungsweise Schutzhaltung

Tatsächlich ist es allerdings so, dass wir regelmäßig aus unserer feinstofflichen Balance kippen. Wenn man sich vor Energieraub schützen will oder ihn selbst aus dem inneren Hunger heraus betreibt, geht man feinstofflich stark nach vorn aus sich heraus: um sich zu verteidigen oder um einen Kontakt zu seinem Gegenüber herzustellen. Das Ungleichgewicht, das dadurch entsteht, beeinträchtigt allerdings den natürlichen Schutz, der uns im feinstofflichen Gleichgewicht umgibt. Man verliert wortwörtlich die eigene Mitte.

Stellen Sie sich vor, ich würde Sie darum bitten, Ihren Arm seitlich anzuheben und die Handfläche etwa auf Kopfhöhe in meine Richtung zu halten. Dann stemme ich meine Handfläche gegen Ihre und drücke. Wie würden Sie wohl reagieren?

Vermutlich würden Sie ebenfalls anfangen zu pressen und versuchen, meine näher kommende Hand wegzuschieben, allein schon aus dem Instinkt, sich schützen zu wollen. Das wäre eine natürliche Reaktion – und genauso verhält sich auch unser Feinstoffkörper, wenn er bedrängt wird. Nur hilft eine solche Reaktion nicht als feinstoffliche Abwehrtechnik.

Wie wäre es denn, wenn Sie einfach keinen Gegendruck entwickeln würden? Ihr Arm würde locker und ohne Widerstand nach unten fallen, und der Druck, der von meiner Hand ausgeht, würde ins Leere laufen. Sie würden entspannt bleiben, und es gäbe keinen Kraftverlust auf Ihrer Seite.

Auch unserem Feinstoffkörper – und somit uns selbst – würde es guttun, auf Gegendruck zu verzichten und stattdessen in der Balance zu bleiben. Ich spreche hier vom Erhalt des *hinteren Raums*, denn unser Feinstoffkörper umgibt im Normalzustand den physischen ja mit einem handbreiten Abstand rundum. Das heißt, sowohl auf der Vorder- als auch auf der Rückseite zu gleichen Anteilen. Stark nach vorn ausgerichtet zu sein, ist feinstofflich gesehen eine ungesunde Haltung – physisch wäre es, als würde man vornübergebeugt herumlaufen. Befindet sich der Feinstoffkörper hingegen in der Balance, kann unsere Lebensenergie frei fließen.

Wenn wir gegenseitigen Energieraub betreiben, verlassen wir unser »Haus«, und unser hinterer Raum bleibt leer und ungeschützt zurück. Man ist dann wortwörtlich »außer sich« und »geht aus sich heraus«. Das heißt jedoch nicht, dass man auch schnell wieder zu sich kommt! Deshalb überrascht es nicht, wenn man sich anschließend »neben sich stehend« fühlt oder

»neben der Spur« ist. Wahren wir hingegen den hinteren Raum zu jeder Zeit, bleiben wir in der Balance und somit »bei uns«.

Auf eine solche Ausgeglichenheit sind wir im Grunde ausgelegt. Kennen Sie die Plastikeier mit einem kugligen Gewicht im Inneren? Man kann sie umstoßen, und sie richten sich sofort entsprechend ihrem Schwerpunkt wieder auf. Wenn Sie Ihren hinteren Raum beibehalten, ergeht es Ihnen wie dem Wackelei: Sie bleiben in der goldenen Mitte und sind somit Herr oder Herrin in Ihrem inneren Haus, anstatt die Hintertür weit offen stehen zu lassen, während Sie an der Vordertür Wache schieben.

Eine Anmerkung noch, ehe Sie sich in dieser Technik ausprobieren: Wenn Sie sich mithilfe der Anleitung 3 auf Ihren hinteren Raum konzentrieren, gilt die Empfehlung, keine Erwartung zu haben, dass dort etwas wahrnehmbar wird. Die entscheidende Frage ist nämlich, wie Sie Ihren Feinstoffkörper anschließend erleben. Ein Bewusstsein für den hinteren Raum ist in erster Linie eine hilfreiche Haltung. In Seminaren lässt sich immer wieder beobachten, dass Menschen durch eine übermäßige Konzentration auf den hinteren Raum, die eher einem Suchen gleichkommt, ihren Feinstoffkörper regelrecht aufblähen, was ihn jedoch wiederum aus dem Lot bringt. Hinzu kommt, dass man den vorderen Raum nicht aufgeben sollte, während man den hinteren wahrnimmt.

Wenn Teilnehmer in den Seminaren diese Gleichzeitigkeit auszutarieren versuchen, beschreiben sie ihren Feinstoffkörper anschließend gern als »vollständiger« oder »stabiler«. In feinstofflicher Ausgewogenheit fühlt man sich präsenter, mehr bei sich.

Nun wenden wir uns also der dritten Anleitung zum hinteren Raum zu, die als eine Übungsserie aufgebaut ist. Viel Vergnügen beim In-die-Balance-Kommen!

Übungsserie zum hinteren Raum

Nehmen Sie sich für diese Übungsserie der Anleitung 3 reichlich Zeit, etwa eine halbe Stunde. Schaffen Sie sich eine Umgebung, in der Sie für diese Zeit ungestört sein können: von anderen Menschen, vom Handy und anderen elektronische Medien. Bevor Sie beginnen, nehmen Sie sich einen Augenblick, um die vorangegangene Tätigkeit bewusst abzuschließen und davon Abstand zu gewinnen. Das gilt auch für die zuletzt gelesenen Buchseiten, damit Sie sich völlig auf Ihre Wahrnehmungen einlassen können.

Anleitung 3: »Hinterer Raum«
Schritt 1: Den hinteren Raum wahrnehmen

Setzen Sie sich für diese Übungen entspannt und aufrecht auf einen Stuhl, die Füße auf dem Boden.

Zuerst nehmen Sie Ihre Grundhaltung ein. Die entspannt gestreckte rechte Hand wird seitlich in Schulterhöhe positioniert, die Fingerspitzen an der Grenze des Feinstoffkörpers.

Zunächst wird wieder innerlich die Frage gestellt: »Ist es in Ordnung einzutreten?«, und Sie warten auf eine Reaktion. Sie kann sich so anfühlen, wie wenn sich etwas innerlich entspannt, aufgeht oder Ihnen leicht entgegenkommt. Auch wenn Sie schon oft Ihren Feinstoffkörper ertastet haben: Die respektvolle innere Zurückhaltung tut ihm zu jeder Zeit gut.

Nun wird die Hand in etwa fünfzehn Zentimeter Abstand langsam zur Brustmitte geführt, um den Feinstoffkörper zu ertasten. Bewegen Sie die Hand anschließend wieder auf dem gleichen Weg seitlich hinaus.

Dann wenden Sie sich bewusst dem hinteren Raum zu: Erspüren Sie ihn, ohne den vorderen Bereich dabei zu vernachlässigen. Tasten Sie vorsichtig mit Ihrem Bewusstsein den Bereich hinter Ihnen ab. Fragen Sie zur Orientierung: »Würde ich jemanden, der hinter mir steht, wahrnehmen, ohne mich umzudrehen? Würde ich es mitbekommen, wenn jemand von hinten leise auf mich zukäme?« Es geht darum, ein Gefühl für die natürliche Balance Ihres Feinstoffkörpers zu bekommen, damit Sie in diese Haltung zurückkehren können, falls sich der Schwerpunkt einmal verschiebt.

Nehmen Sie sich ruhig einige Minuten Zeit, um Ihren hinteren Raum bewusst wahrzunehmen und die Balance zwischen hinten und vorn zu finden. Diesen Übungsschritt können Sie im Alltag übrigens immer wieder einsetzen, wenn Sie zu sich kommen möchten oder merken, dass Sie gerade aus der inneren Balance geraten sind.

Jetzt ertasten Sie erneut Ihren Feinstoffkörper nach der bekannten Grundanleitung, diesmal mit dem hinteren Raum im Bewusstsein.

Notieren Sie Ihre Erfahrung. Hat sich an Ihrer Wahrnehmung etwas verändert?

Zum Schluss möchte ich Ihnen noch ein Experiment vorschlagen: Versuchen Sie einmal, sich ordentlich aufzuregen und zu schimpfen, während Sie auf Ihren hinteren Raum achten. Ist das möglich?

Anleitung 3: »Hinterer Raum«
Schritt 2: Die »horchende Hand« im Stereomodus

Haben Sie mithilfe der Anleitung 3 eine gewisse Balance zwischen vorderem und hinterem Raum gefunden? Dann heben Sie jetzt den Arm über den Kopf, um mit der »horchenden Hand« aus Anleitung 2 zu erforschen, ob in dem Zimmer, in dem Sie sich aufhalten, ein Windhauch weht, und wenn ja, aus welcher Richtung. Kann Ihre Hand diesen Windhauch - und sei er noch so fein - aufspüren? Überprüfen Sie, ob es sich lediglich um eine Geste handelt oder ob die Hand wirklich »horchend« ist, also eine Verbindung zu Ihrem Inneren herstellt (Abbildung 21).

Zur Erinnerung: Die Verbindung sollte in der Brustmitte zu spüren sein, denn von dort aus wird gelauscht, während die erhobene Hand nur der Empfänger ist. Drehen Sie die Hand in alle Himmelsrichtungen, bis sie etwas registriert und Sie die innere Verbindung wahrnehmen. Achten Sie darauf, dass Sie innerlich ruhig, wach und zentriert sind, ganz bei sich und gleichzeitig auf Empfang. Mit etwas Übung werden Sie zu diesem Bewusstseinszustand auch ohne erhobene Hand finden können.

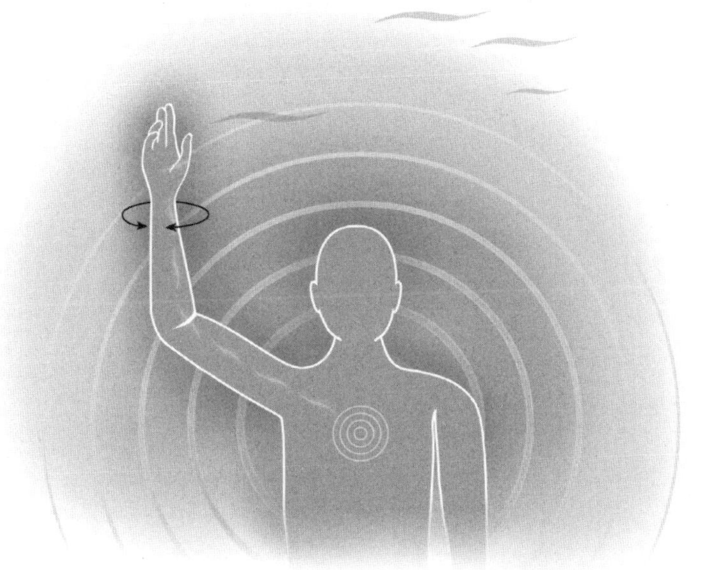

Abbildung 21:
Während die Hand nach dem Windhauch sucht, wird der gesamte Raum um Sie herum bewusst wahrgenommen.

Sobald Sie die »horchende Hand« eingenommen haben, probieren Sie den Stereomodus aus, indem Sie die Wahrnehmung Ihres hinteren Raums mit einfließen lassen. Dazu nehmen Sie den Raum um Sie herum zu allen Seiten hin wahr, als würden Sie Ihre inneren Antennen ausstrecken (Abbildung 22). Geben Sie dabei auch auf leise Geräusche acht. Wenn Sie in der Natur ein fernes, leises Geräusch hören wollten, wie wäre da Ihre Haltung? Der ganze Körper stellt sich horchend, der Hals streckt sich lang – genau das braucht es jetzt.

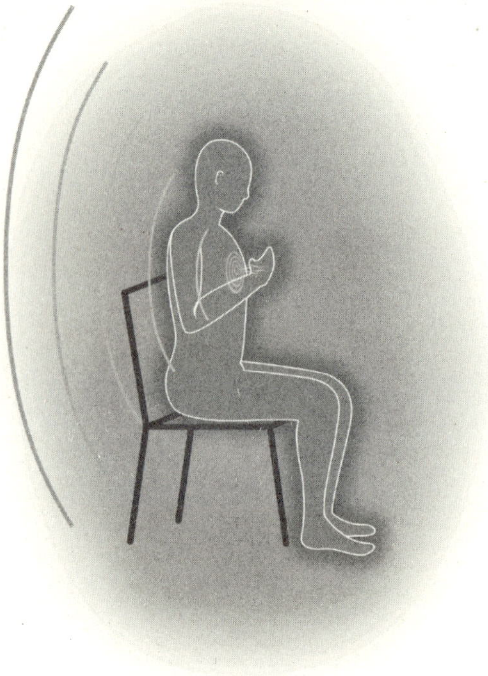

Abbildung 22:
Den Feinstoffkörper ertasten und wahrnehmen mit »horchender Hand« und »hinterem Raum«

Lassen Sie sich ruhig Zeit, bis sich dieser Stereomodus stabilisiert – dieses Zusammenspiel kann durchaus eine Herausforderung darstellen, wie ich immer wieder in Seminaren beobachte. Das ist auch ganz natürlich. Schließlich gilt es manche jahrelang gewohnte Verkrümmung des Feinstoffkörpers aufzugeben, damit er in eine gesund strömende Aufrichte kommt und sich in seiner natürlichen Fülle ausdehnen kann.

Wenn sich bei Ihnen das Gefühl einstellt, dass der Stereomodus relativ stabil ist, versuchen Sie, mit dieser Haltung Ihren Feinstoffkörper zu ertasten. Mit dem hinteren Raum im Bewusstsein bewegen Sie die »horchende Hand« von der Seite als Gast in den Raum des Feinstoffkörpers – wieder vor der Brustmitte.

Welche Wahrnehmungen empfängt die Hand jetzt nach dieser Übung? Wie könnten Sie das beschreiben?

Bitte notieren Sie Ihre Erfahrungen wie gehabt nach jedem Durchgang.

Dann wechseln Sie zwischen der »horchenden Hand« und dem Ertasten des Feinstoffkörpers beliebig oft ab und behalten den Stereomodus bei. Beobachten Sie, ob sich durch die Wiederholung eine Veränderung ausmachen lässt.

Noch ein Wort zur Handhabung dieser Übungsreihe: Die Erfahrung zeigt, dass eine regelmäßige Wiederholung dem Feinstoffkörper langfristig zu mehr Stabilität verhelfen kann (und dadurch auch Ihnen zu mehr innerer Stabilität). Gern können Sie auch in Kombination mit der noch folgenden Anleitung 4 vorgehen. Wichtig ist dabei, keine Routinehaltung einzunehmen, sondern jedes Mal frisch und mit der Haltung »Ist heute überhaupt etwas wahrzunehmen?« an die Übung heranzugehen.

Anleitung 3: »Hinterer Raum«
Schritt 3: Drei Wahrnehmungs perspektiven

Ertasten Sie erneut Ihren Feinstoffkörper. Jetzt geht es darum, dabei drei verschiedene Wahrnehmungsperspektiven einzunehmen.

Erste Perspektive: die Wahrnehmung an der Hand.
Nehmen Sie rein das Tastempfinden an der Hand wahr, in neutraler, sachlicher Betrachtung, unabhängig von Ihrem persönlichen Empfinden. Was genau nimmt die Hand wahr? Mit einer inneren Distanz, fast als würden Sie den Feinstoffkörper einer anderen Person ertasten. Behalten Sie dabei gleichzeitig die Balance zwischen hinterem und vorderem Raum.

Zweite Perspektive: die Selbstwahrnehmung.
Jetzt nehmen Sie sich Zeit, Ihre persönliche Befindlichkeit als Gesamtes wahrzunehmen. Stellen Sie sich die Frage: »Wie fühle ich mich gerade und wie könnte ich das beschreiben?« Registrieren Sie auch das mit einer gewissen Sachlichkeit, wie eine Art Bestandsaufnahme, ohne eine Bewertung wie »Ach, ich fühle mich gerade wunderbar!« oder »Mir geht es hundselend«. Fragen Sie sich interessiert: »Wie geht es mir eigentlich? Bin ich gehetzt? Ruhig? Fühle ich mich eingeengt oder entspannt? Benebelt oder klar? Voller Gedanken oder innerlich still?«

Dritte Perspektive: die Umgebung wahrnehmen.
Wechseln Sie jetzt erneut die Perspektive und versuchen Sie, die Atmosphäre im Raum wahrzunehmen und zu beschreiben. Auch hier wieder losgelöst von Ihrem persönlichen Empfinden. Erwei-

tern Sie dabei möglichst Ihren Wahrnehmungskreis. »Wie erlebe ich die Atmosphäre in meiner Umgebung? Ist sie ruhig, friedvoll? Oder angespannt, unruhig? Ist die Luft leicht und klar? Oder eher dicht, schwer, schläfrig? Ist eine weiche oder eine harte Qualität erlebbar? Unabhängig von der Größe des Raumes: Fühle ich mich beengt, oder habe ich das Gefühl von Platz?«

Notieren Sie Ihre Beobachtungen aus den drei verschiedenen Perspektiven.

Und, wie war Ihr Erleben beim Ausprobieren dieser drei Perspektiven? Waren jeweils eigene Beschreibungen möglich? Dann probieren Sie nun einmal, zurück zur Selbstwahrnehmung oder zur Tastempfindung an der Hand zu wechseln. Erwarten Sie dabei nicht, dass Sie das Gleiche erneut wahrnehmen werden, denn es kann sich durchaus im Laufe dieser Übung etwas verändern.

Vielleicht stellen Sie im Nachhinein fest, dass es Ihnen leichter fiel, eine bestimmte Perspektive einzunehmen, während eine andere schwerer zugänglich war. Im Seminar ist zu beobachten, dass manche Menschen ständig ruhelos im Außen unterwegs sind und deshalb schwer zu sich finden. Dann fällt die Wahrnehmung der eigenen Befindlichkeit deutlich schwerer. Andere wiederum sind wie in sich gefangen und so mit sich beschäftigt, dass sie sich schwertun, die Umgebung überhaupt mitzubekommen. Solche Personen fallen »in sich hinein« und sind dadurch wie der Korken auf der Flasche, wenn es um den eigenen Energiefluss geht. Wieder andere tun sich schwer, den eigenen

Feinstoffkörper sachlich und neutral zu betrachten, unabhängig von der momentanen Empfindung oder von etwas, was sie äußerlich miterleben. Beim Erforschen der Perspektiven gibt es also durchaus Herausforderungen.

Mit der Zeit kann dank dieser Übungsreihe allerdings eine natürliche Balance zwischen innen und außen entstehen, die die Gesundheit des Feinstoffkörpers ebenso fördert wie die Balance zwischen dem vorderen und dem hinteren Raum: Sie ruhen in sich, sind in Verbindung mit sich selbst und bekommen gleichzeitig entspannt Ihre Umgebung mit.

Vielleicht kommt Ihnen während des Übungsablaufs mit den drei Perspektiven der Gedanke, dass es hier aber wirklich ganz schön viel zu notieren gibt. Das stimmt. Und zugegeben, es bedarf einer gewissen Arbeit: das Spüren, Verbalisieren und anschließende Notieren. Lassen Sie mich Ihnen jedoch versichern, dass es sinnvoll ist aufzuschreiben, was alles zu spüren ist, weil es dem Verstand hilft, die Erfahrung als real anzuerkennen. Je mehr man verbalisiert, was man wahrnimmt, desto präziser können die Wahrnehmungen in Zukunft werden – weil diese Wahrnehmungsebenen dadurch immer mehr ins Wachbewusstsein treten. Haben Sie gestern zum Beispiel »kühl und stachelig« als Beobachtung an der Hand notiert, während es sich heute »warm und wellig« anfühlt, dann ist nicht nur ein Vergleich möglich, sondern es fallen Ihnen auch weitere Aspekte auf. Der feinstoffliche Tastsinn entwickelt sich und wird ein bewusster Teil Ihrer Wahrnehmung im Alltag.

Hinsichtlich der zweiten Frage »Wie fühle ich mich?« kann sich das Notieren als interessant erweisen, weil man sich dadurch für einen Augenblick im Ganzen betrachtet. Mithin können wir die Beschreibung, wie wir uns gerade erleben, in

Relation zu der Beschreibung bringen, wie sich unser Feinstoffkörper gerade anfühlt. Wenn wir angespannt, müde und schlapp sind, wie lässt sich parallel dazu der Feinstoffkörper ertasten? Wie fühlt er sich an, wenn wir uns als wohlig und entspannt beschreiben? Werden Sie zu Ihrem eigenen Forschungsobjekt dank Ihrer selbst gemachten Erfahrungen.

Die dritte Frage »Wie nehme ich meine Umgebung wahr?« fordert uns auf, den Wahrnehmungskreis zu erweitern. Wir überlegen: »Inwieweit ist es möglich, meine Umgebung wahrzunehmen und die Atmosphäre dort zu beschreiben?« Dass unser Wahrnehmungskreis gerade eingeschränkt ist, bemerken wir daran, dass wir kaum Aufmerksamkeit etwa für anwesende Mitmenschen aufbringen können. Das ist ein Zeichen dafür, dass der künstliche Schutzwall gerade hochgefahren ist. Nehmen wir unser Umfeld verhältnismäßig deutlich wahr, so können wir auch besser differenzieren, wenn zum Beispiel eine Anspannung im Raum zu erleben ist, bei der es sich nicht unbedingt um die eigene handeln muss. Bei dem, was für uns mit feinstofflich offenem Visier zu erkennen ist, kann es sich durchaus um etwas Fremdes handeln – eine solche Differenzierung kann für die innere Ordnung wichtig sein.

Um auf das Beispiel des vermüllten Zimmers zurückzukommen: Je weiter aufgespannt unsere Wahrnehmung für die Umgebung ist, desto eher erkennen wir, ob die Mülltüte in der Zimmerecke uns oder jemand anderem gehört.

Versuchen Sie mit dieser Haltung im Hinterkopf einmal mit wachem Interesse Ihre Umgebung zu beobachten und sich dabei Schritt für Schritt innerlich zu öffnen, aus der Verdichtung des

Schutzes herauszukommen und Ihren Wahrnehmungskreis zu erweitern. Welche Geräusche sind zu hören? Das Zwitschern eines Vogels? Das Vorbeirauschen von Autos draußen auf der Straße? Gibt es weitere, leisere Geräusche, die gerade noch so auszumachen sind?

Stellen Sie sich vor, Sie wären mit einem spielenden Kind im Wald und wollten es auf einen fernen Kuckucksruf aufmerksam machen. »Hörst du? Da in der Ferne ruft doch ein Kuckuck. Kannst du ihn hören?«, würden Sie sagen. Vermutlich würde das Kind im Spielen innehalten, sich aufrichten, einen langen Hals machen ... und mit offenem Gesicht lauschen.

Genau um diese Haltung geht es: Wir kehren in einen Zustand der natürlichen inneren Balance zurück, in der wir mit allen Sinnen am Leben teilnehmen können, während wir zugleich in uns ruhen, im umfassenden Erleben.

- Kapitel 5 -

Was feinstofflich hängen bleibt, wiegt schwer

»Wozu Veränderungen?«, werden sich einige Menschen fragen, wenn es darum geht, sich um die eigene feinstoffliche Gesundheit zu kümmern. »Meine Großmutter hat es niemals für nötig gehalten, sich mit ihrem Feinstoffkörper zu beschäftigen, mein Vater auch nicht, und ich bin ebenfalls ohne Wissen darüber aufgewachsen. Warum soll das jetzt plötzlich so wichtig sein?«

Nun, weil sich unser Gesundheitsbewusstsein immer mehr ausweitet. So ist es nur ein paar Jahrhunderte her, da war es unüblich, sich zu waschen. Heute undenkbar. Von Generation zu Generation wuchs das Verständnis dafür, was unserem physischen Körper zu schaffen macht, sodass die allgemeine Lebenserwartung heute so hoch ist wie nie zuvor. Mit dem Wissen um das Feinstoffliche kann nun eine weitere Erkenntnis Einzug halten, und zwar die, dass es neben den bekannten grobstofflichen Belastungen für unsere Gesundheit auch solche feinstofflicher Natur gibt, die unsere Lebensenergie dämpfen.

Für unsere umfassende Gesundheit ist es ausschlaggebend, diese feinstofflichen Belastungen auszumachen und zu lösen. Es sind nämlich fremde Energien, die unseren natürlichen Energiefluss behindern wie ein Stein, der in den Bachlauf gefallen ist und dort Strudel oder Stauungen verursacht. So tragen diese Belastungen maßgeblich zum innerem Hunger und somit zu einer Gesellschaft bei, wie wir sie aktuell kennen: geprägt von Unruhe, Gereiztheit, Zeitmangel und einem scheinbar unstillbar gierigen Ego. Schauen wir uns nun erst einmal an, worin feinstoffliche Belastungen bestehen und welche Auswirkungen sie auf unseren Feinstoffkörper haben können.

Feinstoffliche Belastungen

Wie unsere physischen Körper, so sind auch unsere Feinstoffkörper heutzutage vielen Herausforderungen ausgesetzt, weil beide auf gewisse äußere Einflüsse reagieren. Ein gesunder Feinstoffkörper ist in der Lage, mit diesen erschwerten Bedingungen zurechtzukommen. Das ist auch wünschenswert, da ihm das moderne Alltagsleben mit all seinen Anforderungen ziemlich viel abverlangt. Er sollte daher liebevoll genährt, gehegt und gepflegt werden, so wie ein begeisterter Sportler seinen physischen Körper pflegt. Vermutlich würden wir das auch alle beherzigen, würde es ein breites Bewusstsein für seine Existenz geben. Stattdessen bekommt es unser Motor für die Lebensenergie mit dem weitverbreiteten inneren Hunger und seinen Auswüchsen zu tun, wodurch er oftmals noch geschwächter zurückbleibt.

Die natürliche feinstoffliche Schutzschicht, die uns umgibt, leidet unter den Belastungen wie unser Immunsystem unter einer Virusattacke. Man könnte sie auch mit der Erdatmosphäre vergleichen: Die Atmosphäre schützt den Planeten nicht nur vor kosmischer Strahlung, sondern es verglühen darin auch Fremdkörper wie Asteroiden, bevor sie auf die Oberfläche aufschlagen und Schaden anrichten können. Wenn die Schutzschicht denn intakt ist.

An sich ein wunderbares System, nur unter dem inneren Hunger zeigt sich der Feinstoffkörper abgemagert und zusammengezogen. In einem solchen Zustand bietet er keinen ausreichenden Schutz vor den Belastungen des Alltags, sodass wir uns dünnhäutig, den äußeren Einflüssen ausgeliefert und instabil fühlen. Dazu kommt eine permanente Anspannung, die dem Gefühl geschuldet ist, sich ständig schützen und verteidigen zu müssen. All das hatten wir bereits besprochen.

Zu den gängigen Schwierigkeiten, denen unser Feinstoffkörper heutzutage ausgesetzt ist, kommt obendrein noch eine weitere hinzu, die wir mit der Nahrung auf besonders folgenreiche Weise aufnehmen.

Schauen wir uns anhand einer vorgestellten Szene an, was genau damit gemeint ist: Wir sitzen gut gelaunt mit Freunden am Tisch und unterhalten uns über einen Obstkorb hinweg. Plötzlich platzt jemand zur Tür herein, der förmlich vor Wut dampft. Die Person schaut sich um und verlässt den Raum wieder.

Obwohl die Person weder mit uns gesprochen noch versucht hat, uns in ihr Drama mithineinzuziehen, spüren wir: Etwas ist passiert. Die Chancen stehen hoch, dass wir unser Gespräch nicht sofort mit derselben Leichtigkeit wie zuvor wiederaufnehmen können. Die Atmosphäre im Raum hat sich merklich verändert, als hätte der Miesepeter im Raum seinen »Dampf« zurückgelassen. Es ist ein wenig, als wäre die übellaunige Person immer noch anwesend. Vielleicht verspüren wir sogar den Drang, kurz aufzustehen, uns zu bewegen und das Fenster aufzumachen, um die »schlechte Luft« zu vertreiben.

Tatsächlich ist auf der feinstofflichen Ebene etwas von dem wütenden Menschen ausgegangen, denn seine Stimmung, die auf eine innere Unordnung hindeutet, verfügt durchaus über eine eigene Substanz. Was wir als beklemmend wahrnehmen, ist eine feinstoffliche Belastung, die zurückgeblieben ist. Wir spüren, wie sie von außen auf uns zukommt, und empfinden sie als bedrückend. Ein »Etwas« mit der Qualität der verdampf-

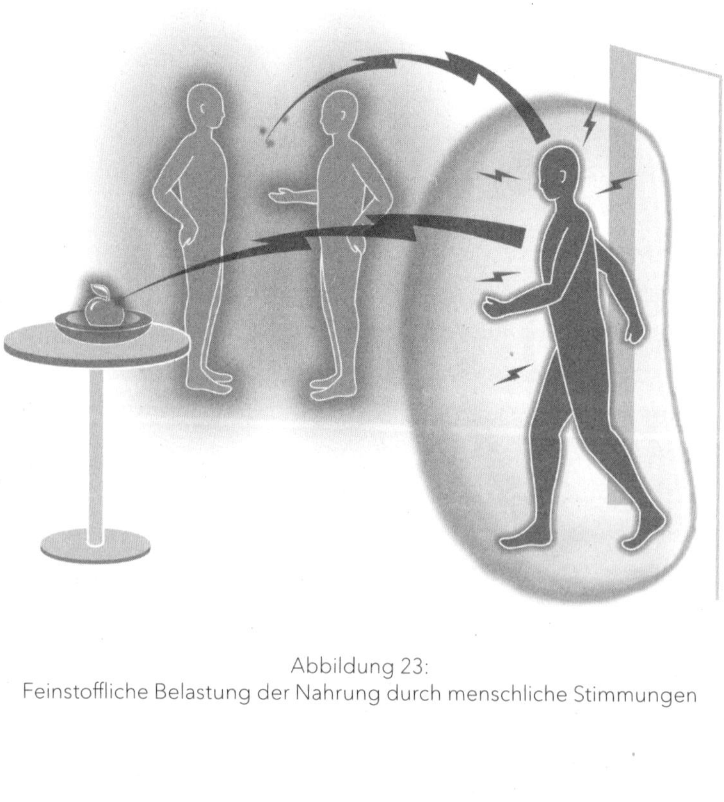

Abbildung 23:
Feinstoffliche Belastung der Nahrung durch menschliche Stimmungen

ten Wut haftet an der Außenhülle unseres Feinstoffkörpers fest, doch wir haben aus unserer Lebendigkeit heraus die Möglichkeit uns freizuschütteln. Deshalb ist der Nachhall der Wut irgendwann verflogen, und wir atmen kräftig durch, bevor wir unser Gespräch fortsetzen.

Doch was geschieht, wenn wir das Obst essen, das im Korb vor uns auf dem Tisch steht? Die Wutausdünstungen streiften ja nicht nur uns, sondern auch den Obstkorb und somit den Apfel, den wir uns etwas später zum Essen aussuchen. Im Gegensatz zu uns hat der Apfel keine Chance, sich von der Energie der Wut freizuschütteln. Essen wir den Apfel, gelangt die Anhaftung »Wut« in unseren feinstofflichen Haushalt, wo sie nun *in* uns reagieren kann. Wir haben die fremde Wut in uns hineingegessen, sodass sich der Tonfall unseres Gesprächs plötzlich wandeln kann. Denn die Wut verorten wir nun nicht länger als etwas, das von außen auf uns zudrang, sondern die Emotion scheint in unserem Innersten vorzuherrschen, auch wenn wir nicht wissen, wieso. Sie quillt regelrecht aus uns heraus, und wir leben sie vielleicht aus, weil es sich unserem Empfinden nach um eine eigene Emotion handelt. Vielleicht beginnen wir auf die Nachbarn zu schimpfen, die immerzu Lärm machen. Oder wir verspüren plötzlich Lust, uns grundlos mit jemandem zu zanken. Uns wird schon etwas einfallen, womit wir uns die in uns gärende Wut erklären können. Auf die Frage, ob die Wut denn wirklich unsere eigene ist, kommen wir eher nicht (obwohl diese Frage, an sich selbst gerichtet, durchaus hilfreich sein kann). Deshalb kann es mitunter eine längere Weile dauern, bis sich die Belastung »Wut« von uns verabschiedet.

Wenn wir kein Bewusstsein für die feinstoffliche Realität haben, ist vieles, was wir erleben – von Gefühlen wie Wut, Ver-

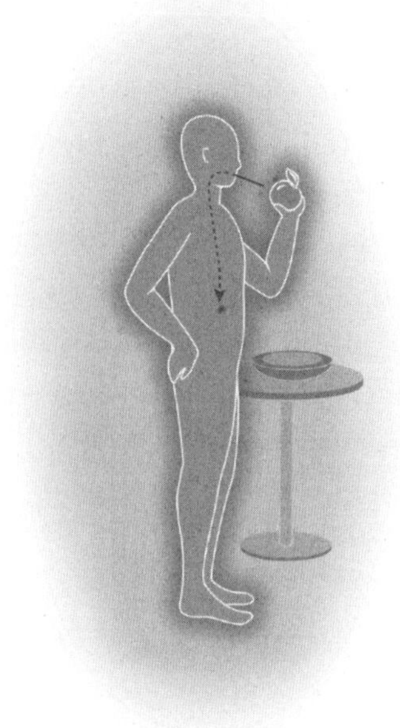

Abbildung 24:
Aufnahme von feinstofflich belasteter Nahrung

zweiflung oder Traurigkeit, die uns heimsuchen, bis hin zu einem Großteil der willkürlich auftauchenden und beharrlich kreisenden Gedanken –, in Wirklichkeit etwas Fremdes, das wir ausleben. In solchen Fällen haben wir es mit feinstofflichen Belastungen zu tun: feinstoffliche Anteile, die gerade nicht dort sind, wo sie eigentlich hingehören, und somit für Unordnung sorgen.

Unserer Alltagswelt beschert uns meist nicht nur eine Begegnung pro Tag mit jemandem, der mit einer inneren Unordnung beschäftigt ist. Menschen, die vor Wut wortwörtlich dampfen, unter einer Trauerglocke kauern oder von einer elektrisierenden Nervosität umgeben sind, trifft man allerorten. Diese Stimmungen gehen nicht immer spurlos an uns vorbei, aber einen bleibenden Eindruck hinterlassen sie in jedem Fall auf Nahrungsmittel. Wir frühstücken im Hotel am Buffet, nehmen an Empfängen teil und greifen auf Partys beim Fingerfood zu. Und selbst wenn in diesen Momenten alle ausgeglichen und bei sich wären, würden sie die angebotenen Häppchen begutachten (»Ist das Stück Kuchen größer ... oder das dort drüben?«), Urteile fällen (»Das riecht irgendwie schon etwas, oder?«) und darin herumstochern. Allein der Vorstellung haftet etwas Unappetitliches an – nur geht es über einen Hauch Zimperlichkeit hinaus. Was sich hier bemerkbar macht, ist unser Feinstoffkörper, dem tatsächlich der Appetit vergeht. Anders sieht es im ruhigen Bauernhofladen aus, in dem Obst und Gemüse eine ganz andere Ausstrahlung haben als wiederum die Kisten vor einem Supermarkt im Bahnhof, an denen Hunderte von Menschen in Hektik und Eile vorbeiströmen.

Nicht von ungefähr mag man über bestimmte Themen beim Essen auch nicht sprechen. Ob spannungsvoll, verstörend oder ekelhaft vom Inhalt – »Themenwechsel bitte, das verdirbt mir den Appetit« ist eine klassische Reaktion darauf. Denn ein Gespräch kann einem viel schneller »auf den Magen« gehen, wenn es beim Essen stattfindet.

Bestimmt erinnern Sie sich an eine Situation, bei der es eine angespannte Diskussion bei Tisch gab und Ihr Magen nach einigen Bissen plötzlich wie zugeschnürt war, obwohl Sie eigentlich Appetit hatten. Vielleicht schoben Sie sogar mit säuerlicher Miene den Teller von sich und sagten ironisch: »Danke, jetzt bin ich satt.« Aus feinstofflicher Sicht kann es durchaus der

Feinstoffkörper sein, der den Disput, die Ekelgeschichte oder den detaillierten Krankheitsbericht nicht »mitessen« möchte.

Unser Feinstoffkörper weist uns darauf hin, wenn wir mehr essen als die bloße Nahrung. Doch oftmals übergehen wir diese innere Erkenntnis und gewähren damit fremden Energien Einlass in unser feinstoffliches Haus.

So gesehen erinnert belastete Nahrung an die Historie vom Trojanischen Pferd, das die Trojaner durch das Tor in ihre Stadt brachten, nicht ahnend, dass der Bauch des Holztieres mit ihren Kriegsgegnern gefüllt war. Nun, als Kriegsgegner kann man die Belastungen zwar meist nicht bezeichnen, sie sind schließlich einfach durch eine gewisse Unachtsamkeit unsererseits am falschen Ort gelandet. Das ändert jedoch nichts an den unangenehmen Auswirkungen ihres Besuchs.

Wie kommt es, dass auf diese Weise »reingegessene« feinstoffliche Belastungen eine besonders folgenschwere Auswirkung haben? Das kommt daher, dass der Akt des Essens eine Öffnung darstellt, durch die Fremdes sehr viel tiefer eindringen kann, als wenn es den Weg von außen durch unsere Schutzhülle nehmen müsste. Außerdem öffnet man sich auch eher für seine Umgebung. So erzählte eine Teilnehmerin in einem Seminar: »Jetzt verstehe ich, warum ich früher, als ich in der Mittagspause beim Essen immer Nachrichten geschaut habe, bei traurigen Berichten plötzlich weinen musste.« Es ist wichtig, nicht nur dem Essen Aufmerksamkeit zu schenken, sondern auch auf die Umgebung und Atmosphäre, in der man isst, zu achten.

Um einen besseren Zugang für diese Thematik zu bekommen, schauen wir uns an, woran wir erkennen können, dass wir gerade eine feinstoffliche Belastung über die Nahrung zu uns genommen haben. Die folgende Aufzählung wurde in einem Seminar zusammengetragen und stellt nur eine Auswahl der möglichen Reaktionen da. Vielleicht wollen Sie die Liste ja um eigene Erfahrungen ergänzen.

Anzeichen von feinstofflicher Belastung über die Nahrung

- Schwere Glieder.
- Ein Gewicht im Nacken.
- Das Gefühl einer zähen Masse im Rücken.
- Völlegefühl, das Essen liegt wie ein Stein im Magen.
- Als hätte man uns eine Wolldecke über den Kopf gezogen.
- Augenlider fallen unvermittelt zu.
- Ein Nebelschleier über den Augen.
- Dringendes Bedürfnis, sich hinzulegen.
- Konzentrationsschwierigkeiten.
- Gereiztheit, Anspannung.
- Plötzliche Emotionen, die uns überrollen.

Leider nehmen wir solche Begleiterscheinungen nach dem Essen viel zu oft hin, ohne sie zu hinterfragen. Viel schlimmer noch: Oftmals nehmen wir das, was uns zusetzt, wie etwa ein unablässiges Druckgefühl, Sinneseintrübung oder Benebelung,

Orientierungslosigkeit, als normal hin. Wir haben schlichtweg vergessen, wie es sich anfühlt, in einem normalen, umfassend gesunden Zustand zu sein. Ach ja, sagen wir uns. Solche Eintrübungen sind doch nun mal Teil unseres Alltagslebens, so geht es doch allen, nicht wahr? Tatsächlich aber gehören sie *nicht* zu unserem Leben! Diese vielseitigen Beeinträchtigungen sind oftmals nichts anderes als die Auswirkung feinstofflicher Belastungen, die sich einschleichen, weil wir aus Unwissenheit etwas Wesentliches übergehen (mehr dazu im Kapitel »Feinstoffliche Schmerzempfindungen«).

Wenn wir ein physikalisches Gesetz missachten, dann überrascht es nicht großartig, dass unsere Krankenakte immer dicker wird. Aber wenn wir uns jeden Tag feinstoffliche Blutergüsse und Beulen holen, versuchen wir lediglich, den Schmerz zu kompensieren, und reden uns ein, den Missstand aussitzen oder gar hinnehmen zu müssen. Dieses Praxisbuch möchte Ihnen jedoch vermitteln, wie Sie feinstoffliche Belastungen erkennen und lösen können, bevor sie Ihnen das Leben schwer machen.

Es sind nicht nur die Gefühle und Gedanken der uns umgebenden Mitmenschen, die unsere Nahrung feinstofflich ungenießbar machen – wie in dem Beispiel mit dem wütenden Menschen, der in einen Raum reinplatzt. Es gibt auch andere Arten von Belastungen, die ich Ihnen am Beispiel zu früh geernteter Bananen erläutern möchte. Während eines natürlichen Wachstumsprozesses würde sich eine bestimmte feinstoffliche Lebenssubstanz bis zur Reifung zurückziehen. Wenn die Banane jedoch zu früh von der Staude getrennt wird, um sie um die halbe Welt zu verschiffen, wird der Prozess abgebrochen, und die für unser feinstoffliches System unverdaulichen Wachstumskräfte verbleiben in der Frucht. (Das gilt im Übrigen nicht für alle grün geernteten Früchte. Bei den meisten Sorten verlieren sich diese Kräfte, aber machen Sie hier Ihre eigenen Erfahrungen, indem Sie zum Beispiel die Übung im späteren Kapitel »Biografie eines Apfels« durchführen). Auch der Transport der Nahrung oder die dauerhafte Musikbeschallung im Supermarkt können Belastungen hervorrufen. Die Auslöser können recht verschieden sein, lassen sich aber unter dem Schlagwort »unachtsamer Umgang« zusammenfassen. Das Thema ist heute umso bedeutsamer, weil Nahrung in der aktuellen Wirtschaftsform in der Regel lange Wege hinter sich hat und durch viele Hände geht, bis sie verzehrfertig auf dem Teller liegt.

Zusammengefasst gibt es zwei Belastungsformen:

1. Energien, die von Menschen ausgehen (Emotionen wie Wut, Traurigkeit, Firmenenergie über das Marketing) und an der Nahrung anhaften. Sie lassen sich durch gezielte Unterstützung lösen, wie im weiteren Verlauf des Buches noch gezeigt wird.
2. feinstoffliche Substanzen, die in der Nahrung vorhanden sind. Das sind zum Beispiel Wachstumskräfte in einer unreif geernteten Banane oder feinstoffliche Anteile von Tieren, die sich nicht vom Fleisch gelöst haben. Sie sind schwierig aufzulösen, hier ist besser Verzicht angebracht.

Eine in uns hineingegessene feinstoffliche Belastung kann sich häufig nicht ohne Weiteres lösen, weil sie eine substanzielle Masse hat – vergleichbar mit einer Ungenießbarkeit im Physischen, wie etwa bei einer verdorbenen Frucht oder verschimmeltem Brot. Nur mit dem Unterschied, dass unser bloßes Auge lediglich die grobstoffliche Beschädigung ausmachen kann. Mit einer feinstofflichen Belastung ist es, als ob Sie unwissentlich einen schädlichen Dampf einatmen: Unabhängig davon, ob Sie die Rückstände des Dampfes sehen oder riechen können, sind sie in einer materiellen Form in Ihrem System vorhanden und wirken sich entsprechend aus. Obwohl Ihre physischen Sinne außerstande sind, die Quelle auszumachen, verfügt sie trotzdem über eine substanzielle Masse. Das Gleiche gilt für feinstoffliche Belastungen, sie sind wortwörtlich *stofflich*, so wie es ihr Name verrät.

An diesem Punkt fühlen sich Menschen immer wieder herausgefordert, da die Vorstellung, dass etwas Feinstoffliches eine eigene reale Substanz hat, unserem Denken widerspricht. Eine störende Emotion ist demnach nur ein Gefühl, aber nichts, das man ertasten und entsprechend bewegen kann. Wenn wir die feinstoffliche Realität als solche anerkennen, bekommen wir jedoch die Gelegenheit, sie als substanziell zu erleben. Als Voraussetzung dafür müssen wir aber erst einmal die These stehen lassen können, dass es so sein könnte, bis wir hierzu eigene Erfahrungen gesammelt haben.

Kehren wir wieder zu der Szene mit dem wütenden Menschen zurück: Wir bekommen mit, dass die Person in der aufgebrachten Stimmung etwas im Raum »abgeladen« hat. Wir haben etwas von dieser Ladung abbekommen und fühlen uns beeinträchtigt, obwohl es auf der grobstofflichen Ebene keinen Kontakt gegeben hat. Der Apfel liegt uns wenig später »wie ein Stein im Magen«, weil die ihm anhaftende feinstoffliche Belastung eine Substanz ist, die wir zu spüren bekommen.

Spielen wir zu diesem Thema noch eine weitere Szene im Kopf durch: Auf einem Spaziergang machen Sie Rast auf einer Parkbank, als sich jemand laut schnaufend und keuchend neben Sie setzt. Mühsam streift sich die Person ihren Rucksack von den Schultern, der mit einem Dröhnen auf dem Boden landet. »Ich bin vielleicht erledigt«, klagt Ihre neue Parkbankbekanntschaft. »Die Wanderung hat mich richtig geschafft: Ich bin völlig ausgepumpt, mir schmerzt der Rücken, alles fühlt sich so schrecklich schwer an. Ich glaube nicht, dass ich auch nur noch einen Schritt tun kann.«

Ihr Blick haftet noch an dem prall gefüllten Rucksack. »Könnte ich mal einen Blick auf das werfen, was Sie mit sich rumschleppen?«, fragen Sie.

»Nur zu«, stöhnt es zwischen zwei mühsamen Atemstößen.

Also öffnen Sie den Rucksack und stellen fest, dass er randvoll mit Steinen beladen ist. Kein Wunder, dass der arme Mensch so erschöpft ist. »Wären Sie einverstanden, wenn ich alles für eine Wanderung Unnütze herausnehmen würde?«

Zur Antwort kommt nur ein schlappes Handwedeln, und Sie machen sich an die Arbeit, die Steine auszuladen. Vermutlich staunen Sie, wie jemand eine Wanderung mit so schwerem Gepäck überhaupt bewältigt hat. Als es schließlich weitergehen soll, schultert Ihre Parkbankbekanntschaft den Rucksack und steht völlig verblüfft da. »Wo ist denn das ganze Gewicht hin, das sonst immer an mir zieht und mir jeden Schritt schwer macht? So leicht habe ich mich ja schon Ewigkeiten nicht gefühlt! Sie haben ein Wunder vollbracht!«

Würden Sie darauf sagen: »Ja, ich bin ein Wunderheiler!«?

Vermutlich nicht.

Denn Sie haben nichts anderes getan, als Steine zu beseitigen.

So verwundert aber äußern sich oft die Menschen, die zu mir oder zu denen, die ich nach der Göthert-Methode therapeutisch ausgebildet habe, in die Praxis kommen und von dem Ballast, der ihre Feinstoffkörper beschwert, befreit werden. Doch es ist auch hier kein »Wunder«, dass sie sich leichter und beweglicher fühlen. Weil das Feinstoffliche eben substanziell ist.

Die Wahrheit ist: Viel zu viele Menschen kämpfen sich durch ihr Leben mit einem zentnerschweren Rucksack auf dem Rücken, ohne zu wissen, warum der Rucksack so erschreckend schwer ist. Ihnen schmerzt der Rücken, ihr Nacken ist chronisch verkrampft, ihr Kopf dröhnt, und alles, was sie wollen, ist eine ausgiebige Pause. Von Freude und Leichtigkeit fehlt jede Spur. Kein Wunder, wenn man den ganzen Tag schwere Lasten durch die Gegend schleppt – und täglich kommen neue hinzu.

Das ist die feinstoffliche Realität, in der viele leben. Doch weil sie die feinstofflichen Steine in ihrem Rucksack mit den Augen nicht sehen und ihre Hände sie nicht fest packen und wegschleudern können, gehen sie davon aus, dass die Schulterschmerzen, bei denen weder Physiotherapie noch warme Packungen helfen, eben hinzunehmen sind.

Ohne Beachtung der Feinstofflichkeit und ihrer realen substanziellen Qualität gelingt es nicht, zu der tatsächlichen Belastung, die so viele Schultern und Rücken und Mägen schmerzen lässt, vorzudringen.

Gehen wir davon aus, dass eine feinstoffliche Belastung etwas Substanzielles ist, wird es besonders in Hinsicht auf unsere Nahrung interessant. Was könnte unserer Nahrung denn neben grobstofflichen Dingen wie Pestiziden oder Klebstoffspuren vom Label alles anhaften? Ein paar Beispiele gefällig?

- Emotionen der Menschen, die zum Beispiel einen Apfel auf seinem Weg vom Baum bis auf den Teller begleitet haben. Es kann zu Sorgen während der Ernte, Stress bei der Verladung oder Ungeduld beim Verpacken gekommen sein.
- Die Präsentation der Nahrung im Handel, dazu gehört unter anderem Musikbeschallung, Labels oder auch Kunden, die vorbeilaufen, die Nahrung in die Hand nehmen, bewerten, zurücklegen.
- Firmenenergie, wie zum Beispiel Marketing-Kampagnen, aber auch der Gedanke, man würde etwas ganz Besonderes tun, indem man »exklusives« Obst anbaut.
- Stress und Ängste, die in Produkten tierischen Ursprungs zurückbleiben. Die Art und Weise, wie die Tiere gehalten und behandelt werden, deren Produkte wir essen, hat einen ungeahnt direkten Einfluss auf unser Wohlbefinden.

Die Beispiele zeigen, auf welch vielfältige Weise feinstoffliche Belastungen an der uns zugänglichen Nahrung hängen bleiben und sie in mancher Hinsicht ungenießbar machen können. Gäbe es für jede einzelne Belastung einen Aufkleber, könnte man den Apfel, wenn er dann endlich auf unserem Teller liegt, vermutlich gar nicht mehr sehen. Feinstofflich betrachtet verschwindet er tatsächlich unter einer Schicht aus Fremdanhaftungen – und mit ihm das, was für uns als Menschen so wichtig ist: jene feinstoffliche Schicht des Apfels, die unseren inneren Hunger stillt, unsere natürliche Schutzschicht aufbaut und uns mit pulsierender Lebensenergie versorgt. Jene nährende Schicht, an die wir leider vor lauter Belastungen kaum gelangen, weswegen wir auf der feinstofflichen Ebene hungern.

Nicht nur der Mensch verfügt neben seinem physischem auch über einen feinstofflichen Körper, das Gleiche gilt für natürlich gewachsene Nahrung, wie eben unseren Apfel. Und genau wie unsere innere Ordnung gestört werden kann durch Fremdes, das sich an uns verfängt (siehe Kapitel »Die innere Ordnung«), ergeht es eben auch dem Apfel. Während wir die Belastung jedoch oft nach einer Weile abschütteln, ist das für den Apfel nach seiner Ernte unmöglich. Er wird zu einem Staubfänger für feinstoffliche Fussel und Schmutzpartikel auf seinem Weg durch die heutige Marktwirtschaft – und wir müssen erst lernen, wie man ihn vor dem Essen davon reinigt.

Ein naheliegender Gedanke wäre, dass man eben achtsamer mit der Nahrung umgehen muss. Liebevolles Pflücken des Apfels, nur entspannte Menschen dürfen ihn durch die Gegend kutschieren, und die Supermärkte werden apfelfreundlich umgestaltet. Gekauft werden darf er dann selbstredend auch nur mit einem freudigen Lächeln, sonst streift man der sorgsam behandelten Frucht am Ende noch die eigene Hektik über. Würde der Apfel so behandelt werden, gäbe es in unserem Wirtschaftssystem schon bald keinen Überfluss mehr, schlicht, weil der Apfel sehr teuer wäre für die Konsumenten.

Bevor wir jedoch unser Wirtschaftssystem umkrempeln, wäre es sinnvoll, sich in der Zwischenzeit einmal genauer anzuschauen, warum die belastete Nahrung unserem Feinstoffkörper so zusetzt, dass wir unter innerem Hunger leiden, obwohl wir manchmal raue Mengen an Nahrung zu uns nehmen und vielleicht sogar im Bioladen einkaufen. Da muss doch auch was Nahrhaftes zwischen den ganzen Anhaftungen dabei sein!

Freilich enthalten natürlich gewachsene Nahrungsmittel immer einen feinstofflich nährenden Kern, den unser Feinstoffkörper braucht. Nur – und das ist die Krux an der Sache – machen die anhaftenden Belastungen den Gewinn für den Feinstoffkörper gleich wieder zunichte. Hier gibt es eine Parallele zum physischen Körper, der einen Apfel mit fauligen Stellen nicht verträgt und mit Durchfall reagiert, sodass wir nichts von den gewonnenen Mineralien, Vitaminen und Ballaststoffen haben. Deshalb würden wir bei einem Apfel die von Fäule betroffenen Partien herausschneiden, denn wir wissen, dass schon kleine Mengen einer schlechten Stelle unserem physischen Körper zusetzen würden. Im Feinstofflichen ist es das Gleiche, wir müssen nur die entsprechenden Sinne entwickeln, um die Schadstellen an der Nahrung auf dieser Ebene auszumachen. Essen wir sie mit, entgeht uns nicht bloß das Nahrhafte für unseren Feinstoffkörper, sondern wir fangen uns obendrein auch noch Beschwerden ein, die in uns rumoren, nicht selten bis zur nächsten Mahlzeit oder sogar darüber hinaus.

Wenn Sie sich nach einem Imbiss mal wieder fragen, ob Sie eine als Nudelgericht getarnte Bleikugel gegessen haben, die es Ihnen unmöglich macht, sich zu bewegen, kennen Sie jetzt die Antwort: Ja, es war eine Bleikugel, allerdings eine von der feinstofflichen Sorte.

In diesem Zusammenhang wird auch verständlich, warum Fastenkuren, die von Intervallfasten bis wochenlangen Kräuterteekuren reichen, immer populärer werden. Abgesehen davon, dass ein solcher Leerlauf vermutlich heilsam für den physischen Körper sein kann, wird auch von einem sogenannten Fastenhoch berichtet. Wer fastet, ist meist überrascht, wie ausgeglichen und frohgestimmt er sich erlebt. Schon bald nach der

Startphase wird von einer »Klarheit« und einer »Leichtigkeit des Seins« geschwärmt, anstatt einen knurrenden Magen zu beklagen. Wäre es denkbar, dass sich dieses wunderbare Hochgefühl deshalb einstellt, weil während der Fastenkur kaum feinstofflich Belastendes zugeführt wird und der Feinstoffkörper deshalb kaum Zeit fürs Aufräumen verwenden muss, sondern das tut, wofür er in erster Linie verantwortlich ist: »seinen« Menschen mit Lebensenergie zu versorgen? Die Vitamine und sonstigen Nährstoffe fallen während der Kur zwar weg, aber mit ihnen auch die unverträglichen feinstofflichen Anhaftungen, sodass der Feinstoffkörper, wenn er schon nicht genährt, so doch wenigstens nicht belastet wird. Dadurch zeigt sich auch der Stellenwert, den diese Belastungen für das Niveau unserer Lebensenergie haben: Diese Anhaftungen zu vermeiden ist mindestens genauso wichtig, wie sich feinstofflich zu ernähren.

Keine Sorge, es soll nicht darum gehen, dass Sie ab jetzt auf Nahrung verzichten sollen! Ganz im Gegenteil. Das Ziel soll es sein, Ihnen wieder zu einem natürlichen Zugang zu der uns heutzutage so vielfältig zur Verfügung stehenden Nahrung zu verhelfen und damit deren nährende Energie auch verfügbar zu machen. Nur gilt es dabei erst, die vorhandenen Belastungen aus dem Weg zu räumen, damit sich unser Feinstoffkörper in seiner Natürlichkeit entfalten kann.

Die mit der Nahrung aufgenommenen feinstofflichen Belastungen können sich manchmal im Tagesverlauf auflösen. Ähnlich wie der physische Körper eine faulige Apfelstelle auszuscheiden versucht, bemüht sich auch der Feinstoffkörper, Belastendes wieder loszuwerden. Das kostet allerdings Kraft, sodass viele Menschen nach dem Essen über Müdigkeit oder Völlegefühl klagen. Kaum ist die eine Mahlzeit verdaut, steht auch schon die nächste an und bringt neue feinstoffliche Belastungen mit sich. Oder die alten sind noch nicht einmal vollständig verdaut, denn einige Belastungen können – ähnlich wie Schadstoffe im physischen Gewebe, etwa Schwermetalle – langfristig hängen bleiben und sich nur mit gezielter Unterstützung lösen. Wenn es schlecht läuft, können feinstoffliche Belastungen, die wir uns arglos »reingegessen« haben, auch über Jahre hinweg in unserem System verhaftet bleiben.

Solche langwierigen Belastungen können unserer Lebensqualität einen ganz schönen Dämpfer verpassen. Denn jede feinstoffliche Belastung blockiert unsere Lebensenergie und fährt damit unseren natürlichen Schutz herunter. Wir haben fast immer genug Lebensenergie in uns, nur steht uns diese oft nicht zur Verfügung. Wenn die Belastungen die Lebensenergie stocken lassen und stauen, kann sich das genauso ermüdend und blockierend auswirken wie die feinstofflichen Belastungen selbst.

Wenn ich gefragt werde, ob es wichtiger sei, die feinstoffliche Ernährung zu gewährleisten oder feinstoffliche Belastungen zu vermeiden, muss ich klar sagen: Das Vermeiden von Belastungen steht für den Erhalt der feinstofflichen Gesundheit im Vordergrund. Denn in einem Zustand der inneren Ordnung nährt sich der Feinstoffkörper ein Stück weit aus sich selbst heraus. Allerdings muss er zuerst in einen gesundheitlich ausgewogenen Zustand kommen, für den die Übungen und insbesondere die vier aufeinander aufbauenden Anleitungen in diesem Buch konzipiert worden sind. Anschließend ist es wichtig, neue Belastungen möglichst zu vermeiden, um den gesunden Zustand aufrechtzuerhalten. Ab dann sind das feine Strömen der Lebensenergie, Freude und Dankbarkeit etwas Normales.

Wir können also festhalten, dass ein gesunder Feinstoffkörper, der möglichst wenigen Belastungen ausgesetzt ist, echte Lebensqualität garantiert.

Zum Schluss noch eine gute Nachricht: Die feinstoffliche Waagschale schlägt gern zu unseren Gunsten aus. Eine deutliche Reduzierung der Belastungen reicht schon aus, um ins Gleichgewicht zurückzukehren. Der Feinstoffkörper wird weicher, feiner, weniger fest an seiner Oberfläche, wodurch sich der physische Körper etwa von Rücken- oder Kopfschmerzen erholt und wir immer mehr das erleben können, was ich als innere Ordnung bezeichne. Ab da können wir aktiv und voller Freude in unser Leben eintauchen und es aus eigener Kraft gestalten.

In diesem Zusammenhang ist es sinnvoll zu fragen: Woher weiß man denn, ob ein Nahrungsmittel feinstofflich belastet ist oder nicht? Wie kann man vermeiden, dass man sich mit jeder Mahlzeit eine weitere feinstoffliche Belastung auflädt?

Die Antwort lautet: Der Feinstoffkörper weiß es! Er kann uns genau sagen, in welchem feinstofflichen Zustand sich ein Nahrungsmittel in diesem Moment befindet und wie es uns ergehen wird, wenn wir es essen. Wir müssen nur lernen, seinem Flüstern zuzuhören. Nehmen wir ein Brennen im Mund wahr? Einen Druck im Magen? Mag sich der Kiefer nicht öffnen? Fühlen wir uns schon leicht benommen, bevor wir überhaupt mit dem Essen angefangen haben? In diesen Fällen will uns der Feinstoffkörper höchstwahrscheinlich mitteilen, wie es uns ergehen wird, wenn wir dieses Nahrungsmittel in seinem belasteten Zustand zu uns nehmen. Er nimmt die Belastung wahr und teilt sie uns auf diese Weise mit.

Mit diesem Gedanken im Hinterkopf widmen wir uns nun der Frage, wie wir Nahrung für gewöhnlich auf der grobstofflichen Ebene überprüfen. In der Regel vergewissern wir uns routiniert, ob mit ihr alles in Ordnung ist: Wir schauen sie uns an, beschnuppern und betasten sie, eventuell nehmen wir sogar eine Geschmacksprobe. Kurzum, wir benutzen unsere physischen Sinne, um herauszufinden, ob uns dieses Essen gut bekommen dürfte. Ein solches Vorgehen scheint uns so natürlich, dass wir gar nicht groß darauf achten.

Wenn ich Sie nun bitten würde, die Augen zu schließen und blindlings in etwas hineinzubeißen, das ich Ihnen zum Mund führe, würden Sie es mit einem guten Gefühl tun? Vermutlich würden Sie lieber darauf verzichten, selbst wenn das Angebot von einer Ihnen vertrauten Person käme. Wenn es jedoch um feinstoffliche Belastungen geht, die unserer Nahrung anhaften, beißen wir blind zu. Dabei gibt es auch hier spezielle Sinne, die uns dabei helfen können herauszufinden, in welchem feinstofflichen Zustand sich ein Lebensmittel befindet und ob unser Feinstoffkörper mit einer Abwehrgeste reagiert.

In diesem Sinne kommt hier eine erste Übung, um die Reaktionen Ihres Feinstoffkörpers auf Belastungen kennenzulernen. Dafür wird ein Apfel mit einem Aufkleber, auf dem etwa Marke oder Firmenname draufsteht, benötigt. Sollten Sie eine Apfelunverträglichkeit haben, nehmen Sie stattdessen eine gleichfalls beklebte Birne. Warum? Falls eine Unverträglichkeit gegeben ist, wird eine Abwehrreaktion des Feinstoffkörpers, eine feinstoffliche Schmerzempfindung, erlebbar sein – egal, ob der Apfel belastet oder feinstofflich frei ist. Da es in dieser Übung darum geht, eine feinstoffliche Belastung zu erkennen, würde es zu einer Verfälschung kommen.

Übung 6: Nahrung feinstofflich überprüfen

Nehmen Sie sich einen Moment Zeit, um die eigene Befindlichkeit wahrzunehmen, ohne dass Sie etwas verändern. Wie erleben Sie sich und Ihre Umgebung? Beobachten Sie den Atemfluss, ohne ihn zu steuern. Nehmen Sie eine bewusste Bestandsaufnahme der Ist-Situation vor.

Nehmen Sie nun den Apfel in die Hand und führen Sie ihn von der Seite zur Brustmitte, in einem Abstand von einer Handbreite zum physischen Körper (Abbildung 25 und 26).

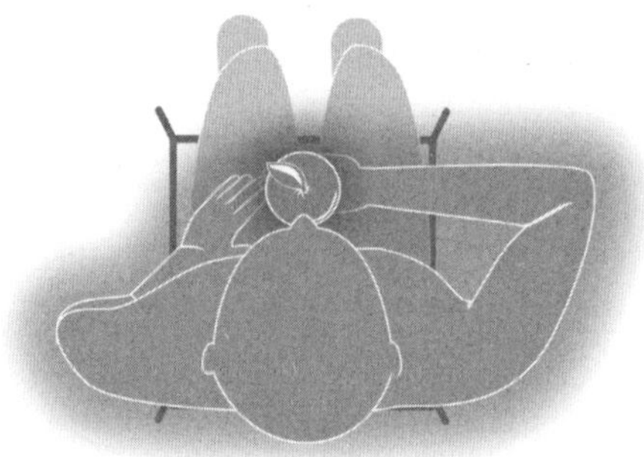

Abbildung 25:
So können Sie die feinstoffliche Beschaffenheit eines Apfels wahrnehmen.

Beobachten Sie: Wie reagiert der Feinstoffkörper? Ist eine Veränderung wahrzunehmen im Vergleich zu vorher, ohne Apfel? Richten Sie die Aufmerksamkeit dabei nicht auf den Apfel, sondern auf die eigene Empfindung. Bildet sich irgendwo ein Druck oder ein Widerstand? Wie ist der Atemfluss jetzt?

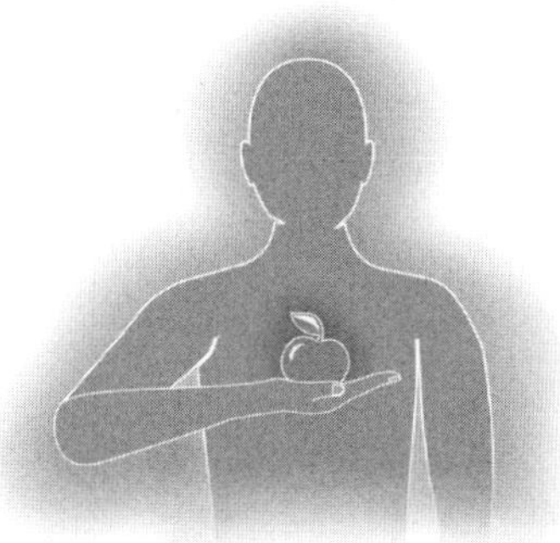

Abbildung 26:
Sie beobachten die Reaktion des Feinstoffkörpers
auf einen Apfel.

Entfernen Sie den Apfel wieder genauso achtsam zur Seite hin. Ist eine Veränderung wahrzunehmen, zum Beispiel ein Aufatmen? Weitet sich etwas?

Wiederholen Sie die Übung. Wichtig ist, Geduld mit sich zu haben. Die Wahrnehmungen können sich zunächst vage anfühlen. Wenn etwas zu erleben ist – skeptisch überprüfen. »Habe ich das wirklich wahrgenommen?« So kann die neue Erfahrung dem Verstand leichter zugänglich werden.

Nun entfernen Sie den Aufkleber vom Apfel und wiederholen die Übung. Hat sich etwas verändert, gibt es einen Unterschied zwischen dem Apfel mit und ohne Aufkleber?

Falls Sie ein wenig experimentieren möchten, kleben Sie sich den Aufkleber vom Apfel zum Beispiel auf die Hand und beobachten Sie, wie Sie sich dabei fühlen.

In den Seminaren kommt es spätestens, wenn sich die Teilnehmenden den Aufkleber selbst anheften, zu deutlich gezeigtem Widerwillen: Man will offenbar nicht »gelabelt« werden. Der Feinstoffkörper offenbart eine Abwehrreaktion, die sich bei uns zum Beispiel als Abneigung, ein Aufwallen im Brustbereich oder Unruhe bemerkbar machen kann.

Man könnte sagen, dem Aufkleber wohnt eine eigene Energie inne, die Firmenenergie, unabhängig davon, ob nun der Firmenname auf dem Aufkleber steht oder der Markenname des Apfels. Im Zentrum steht ein wirtschaftliches Interesse an der Nahrung – und unser Feinstoffköper reagiert darauf in eindrücklicher Weise. Warum das so ist, wird im nächsten Kapitel über die Auswirkungen der Industrialisierung der Nahrungskette genauer beleuchtet. Mit diesem Thema einher geht die Frage, welche feinstoffliche Belastung sich am stärksten auswirkt.

Sie sehen: Genauso, wie wir Nahrung auf ihren physischen Zustand hin überprüfen, sollten wir auch ihre feinstoffliche Qualität mit den feinstofflichen Sinnen überprüfen. Indem Sie mithilfe der Übungen in diesem Buch Ihre feinstofflichen Sinne wieder fit machen, können Sie feststellen, ob ein Apfel eine feinstofflich faule Stelle hat.

Das Beste: Sie lernen im Folgenden auch, wie Sie diese feinstofflich faule Stelle entfernen können. Dafür brauchen Sie nicht einmal ein Messer!

Wenn eine Gefahr von vorn auf uns zukommt, würden wir bestimmt die Hände nach vorn ausstrecken, um sie abzuwehren. Genauso reagiert unser Feinstoffkörper, wie wir in der Anleitung 3 gesehen haben: Indem er sich nach vorn verlagert, versucht er eine Art Abwehrschirm gegen Belastungen zu bilden. Dadurch hofft der Feinstoffkörper, die Gefahr von sich wegzudrücken. Nur leider leert sich dabei der hintere Raum und büßt seinen natürlichen Schutz ein. Er steht dem Feinstoffkörper – und damit uns – nur in der Ausgeglichenheit zur Verfügung.

Mit der folgenden Übung können Sie die im Alltag so ausgesprochen wichtigen feinstofflichen Sinne für Belastungen trainieren:

Übung 7: Nahrungsmittel wahrnehmen und den hinteren Raum spüren

Wählen Sie für diese Übung drei bis vier verschiedene Lebensmittel aus. Um die Reaktionen Ihres Feinstoffkörpers näher kennenzulernen, kann auch etwas dabei sein, das leicht verdorben ist, wie zum Beispiel ein Apfel mit einer fauligen Stelle.

Gönnen Sie sich einen Moment Zeit, um Ihren Ist-Zustand wahrzunehmen. Wie fühlen Sie sich gerade, wie geht der Atem? Was macht Ihr Feinstoffkörper, ist er ruhig, im Fluss? Nehmen Sie dabei entspannt und mit wachem Interesse den hinteren Raum und auch die Umgebung wahr.

Nehmen Sie nun ein Lebensmittel in die Hand und führen Sie es von der Seite kommend zur Brustmitte. Verweilen Sie dort, etwa an der Grenze des Feinstoffkörpers (siehe Abbildung 27).

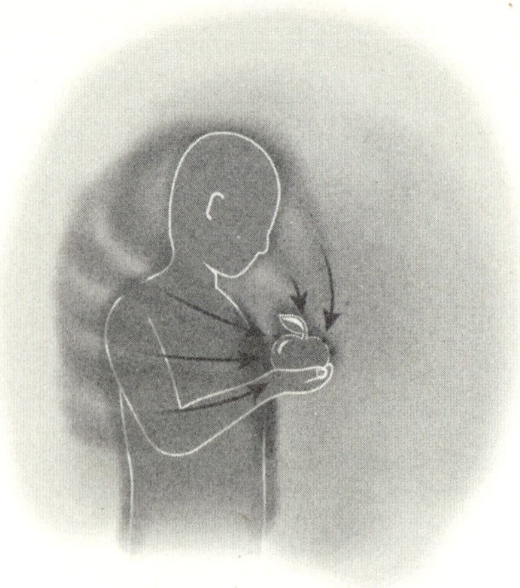

Abbildung 27:
Eine Abwehrreaktion des Feinstoffkörpers auf
Belastungen in der Nahrung

Warten Sie einen Augenblick und fokussieren Sie sich nicht auf das Lebensmittel.

Nun stellen Sie sich erneut die Frage: »Wie fühle ich mich jetzt? Hat sich etwas verändert zu vorher? Was macht dieses Nahrungsmittel mit mir? Wie reagiert mein Feinstoffkörper? Zieht er sich zusammen, oder weitet er sich? Ist ein Stocken zu erleben oder ein Druck? Bildet sich ein Kloß im Hals?«

Notieren Sie Ihre Wahrnehmung.

Jetzt führen Sie erneut das Lebensmittel vor die Brust und beobachten dabei vorsichtig Ihren hinteren Raum. Können Sie ihn genauso entspannt im Bewusstsein haben, wie wenn Sie das Lebensmittel nicht vor sich halten? Oder fühlt er sich »leerer« an? Und fühlt sich der Rücken bei manchen Lebensmitteln vielleicht sogar nackt und schutzlos an, wenn Sie mit den weiteren bereitgelegten Nahrungsmitteln üben?

Um die eigene Reaktion bewusster mitzubekommen, hilft es bei dieser Übung, innerlich so zu tun, als ob man wirklich vorhabe, dieses Nahrungsmittel zu essen. Die Empfindungen, die bei der Übung bei den verschiedenen Lebensmitteln hervorgerufen werden, können sehr unterschiedlich ausfallen. So könnte man feststellen, dass sich ein Apfel anders anfühlt als eine Möhre, und Äpfel von verschiedener Herkunft können in ihrer feinstofflichen Beschaffenheit auch sehr unterschiedlich sein.

Über diese verschiedenen Qualitäten und Belastungen möchte uns unser Feinstoffkörper informieren. Er sagt uns, wie wir uns fühlen werden, wenn wir dieses oder jenes Lebensmittel essen würden.

Mit der Erfahrung, wie sich einzelne Lebensmittel feinstofflich anfühlen können, dürfte auch verständlich werden, dass unser Feinstoffkörper bei Belastungen mit einer Abwehrgeste reagiert, indem er sich nach vorn verlagert, um das drohende Unheil wegzudrücken und uns möglichst davon abzuhalten, die Belastung durch das Tor unseres Mundes in den Körper und den Feinstoffkörper zu schieben. Wenn es Ihnen gelingt, die Verschiebung des hinteren Raums zum Zweck der Abwehr wiederzuerkennen, haben Sie einen hilfreichen Wegweiser durch die Wirren des alltäglichen Belastungsdschungels parat.

Übung 8: Widerstand am Mund

Führen Sie einen Apfel oder ein anderes Lebensmittel dieses Mal statt vor die Brust ein paar Zentimeter vor den Mund. Beobachten Sie dabei, was im Mundbereich sowie Kopfbereich und im Hals geschieht.

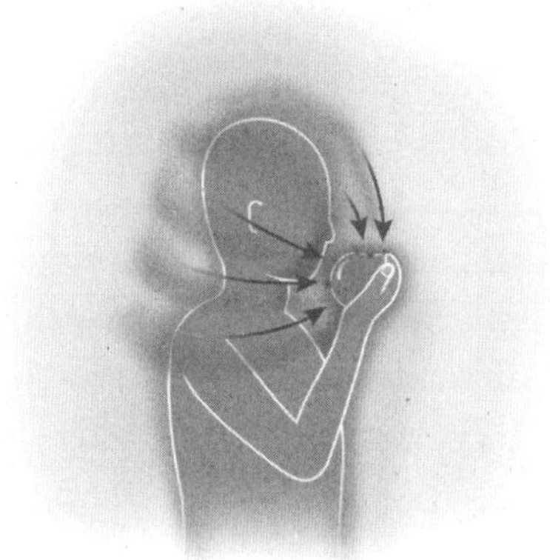

Abbildung 28:
Eine Abwehrreaktion des Feinstoffkörpers vorm Mund

Ist eine Reaktion wahrnehmbar? Und wenn ja, was für eine? Bei belasteten Lebensmitteln kann sich eine deutliche Gegenwehr bemerkbar machen, zum Beispiel ein Zusammenziehen im Kehlkopfbereich, ein Druck im Kopf oder ein Widerstand, der vom Mund ausgeht.

Gern können Sie das Wahrgenommene wieder notieren.

Es kann auch hierbei beobachtet werden, wie der Feinstoffkörper sich nach vorn verlagert und einen Gegendruck erzeugt, um das Lebensmittel abzuwehren. Wenn Sie zum Beispiel einen fauligen Apfel vor Ihren Mund führen, ihn öffnen und so tun, als ob Sie hineinbeißen wollten, sollte spätestens hier ein Widerstand im Mundbereich wahrnehmbar sein, wie eine unsichtbare Hand, die den Apfel wegschiebt.

Hierzu eine interessante Beobachtung aus der Praxis: Häufig nehmen Menschen den Widerstand, den die belastete Nahrung verursacht, aus Gewohnheit als etwas Natürliches wahr. Es kann auch vorkommen, dass der feinstoffliche Gegendruck fehlinterpretiert oder gar gesucht wird. Wenn Nahrung keinen Widerstand erzeugt, scheint etwas zu fehlen, obwohl gerade dieses freilassende Gefühl ein Go!-Zeichen des Feinstoffkörpers ist. Verlagert er sich zu unserem Schutz hingegen nach vorn und verdichtet sich, ist es der Hinweis, dass ein ungeeignetes Nahrungsmittel durch die Tür des Mundes in unser Haus eintritt und wir physisch wie auch feinstofflich mit den Folgen zurechtkommen müssen.

Nichts kommt uns näher als unsere Nahrung. Sie kennen ja bestimmt das Sprichwort: Der Mensch ist, was er isst. Deshalb sind gut ausgebildete Feinstoffsinne von Bedeutung, wenn es darum geht, Nahrungsmittel auf ihre Verträglichkeit hin zu überprüfen, bevor sie ein Teil von uns werden. Ihr Feinstoffkörper hilft Ihnen dabei gern als Torwächter.

Haben Sie Ihre Sinne mit diesen Übungen geschärft, macht es Sinn, die eigenen Essgewohnheiten mit dieser erweiterten Wahrnehmung zu überprüfen. Wie fühlen Sie sich, wenn Sie bestimmte Nahrungsmittel vor sich halten? Wehrt sich der Feinstoffkörper dagegen? Ist ein Drücken und Zwicken erlebbar, wenn Sie sich diesen Bissen vor den Mund halten? Schlingen Sie manchmal etwas gegen ein gewisses Würgegefühl hinunter? Dieses Gefühl sollte nicht zum Essen dazugehören. Je mehr Sie diese Signale richtig deuten und auf sie hören, desto mehr wird Ihr Feinstoffkörper Ihnen diese Rücksichtnahme mit mehr Energie statt dem gewohnten Leistungstief nach dem Essen danken.

Feinstoffliche Schmerzempfindungen

Wenn Sie sich in den Arm zwicken, merken Sie ab einem gewissen Punkt, dass es schmerzt, und lassen nach. »Natürlich«, denkt man. »Warum sollte man sich absichtlich wehtun?« Niemand will leiden, das sagt uns allein der gesunde Menschenverstand.

Und doch nehmen wir tagtäglich Schmerz auf der feinstofflichen Ebene hin. Oder wir suchen ihn sogar mit Absicht – und lassen auch dann nicht nach, wenn es anfängt, so richtig wehzutun. Oft denken wir in solchen Fällen sogar, dass es uns gefällt. Ein tagtägliches Paradoxon. Doch der Reihe nach.

Ich stelle also die Behauptung auf, dass es feinstoffliche Schmerzempfindungen gibt, die die meisten von uns nicht richtig zuordnen können und deshalb ausblenden oder still leidend (oder sogar recht gern) ertragen. Wenn Sie einen Stein im Schuh haben, werden Sie das Gefühl vermutlich kennen und zuordnen können, selbst wenn Sie nicht mitbekommen haben, wie der Stein dort hingeraten ist. Stattdessen ziehen Sie den Schuh aus und verabschieden den Stein.

Was sind dann aber die feinstofflichen Schmerzempfindungen, von denen ich rede? In solchen Fällen neigen wir dazu, einfach weiterzulaufen und uns einzureden, dass da nichts ist, nur ein gewisser Schmerz eben, aber an den kann man sich ja notfalls gewöhnen. Es kommt sogar vor, dass wir uns davon überzeugen, dass der Stein selbstverständlich in den Schuh gehört und die daraus entstehenden Schmerzen halt Teil des Lebens sind. Ohne Stein im Schuh würde uns bestimmt etwas Wichtiges fehlen!

Zum besseren (Wieder-)Erkennen liste ich einige weitverbreitete Vertreter unter den feinstofflichen Schmerzempfindungen auf. Die meisten von ihnen treten gefühlt sehr plötzlich auf, fast, als kämen sie aus dem Nichts. Aber das stimmt natürlich nicht, sie haben einen Ursprung, ähnlich dem Stein im Schuh.

Typische feinstoffliche Schmerzempfindungen

- Kurzatmigkeit, stockender Atem
- Zittern
- Schwindel
- Druckgefühl, Einengung
- Unruhe, Nervosität
- Unbehagen, Unwohlsein, mulmiges Gefühl
- Innere Anspannung, die sich auf den Körper überträgt
- Innerer Widerstand, Unmut, Gereiztheit
- Sinneseintrübung (zum Beispiel ein vernebelter Blick)

Finden Sie eigene Ihnen bekannte Empfindungen in der Liste wieder? Wenn ja, wie ordnen Sie sie zu? Sind es für Sie Stresssymptome? Überanstrengungen? Zeichen dafür, dass Sie etwas Falsches gegessen oder getrunken haben? Es sind auf jeden Fall Beeinträchtigungen, von denen wir meinen, sie gehören zum normalen Leben dazu. Stattdessen aber handelt es sich um ernst zu nehmende Warnsignale, die uns etwas Wichtiges sagen möchten, so wie ein Schmerz im physischen Körper stets auf einen Missstand hinweist. Nur haben wir es in diesen Fällen allerdings mit der unmittelbaren Reaktion des Feinstoffkörpers zu tun.

Manche Auslöser für feinstoffliche Schmerzen verabschieden sich von allein, andere jedoch nicht, was zu einer dauerhaften Beeinträchtigung der Lebensqualität führen kann. Auch ein kleiner Stein im Schuh kann, wenn er nicht entfernt wird, auf einer Wanderung eine Verletzung hervorrufen. Im Ernstfall kann darauf eine Entzündung folgen, die imstande ist, den ganzen Körper zu beeinträchtigen.

Was wir brauchen, ist ein Bewusstsein für diese Nachrichten, auch wenn sie alles andere als angenehm sind. Ein »Danke für den Fingerzeig, bevor etwas Schlimmeres passiert«. Denn auf eine feinstoffliche Schmerzempfindung, die aus falscher Tapferkeit ausgeblendet wird, anstatt dass wir nach den Ursachen forschen, folgen oft Schlafstörungen, Erschöpfung und andere Anzeichen für einen in Mitleidenschaft gezogenen Feinstoffkörper, dessen Probleme sich irgendwann bis hinein ins Physische zeigen können.

Bei Kindern ist die feinstoffliche Schmerzempfindung ausgeprägter als bei Erwachsenen, denn sie sind schlicht noch nicht darauf konditioniert, diese Wahrnehmung unter dem Mäntelchen der sozialen Verträglichkeit verschwinden zu lassen. Deshalb bekommen sie die Reaktionen ihrer Feinstoffkörper noch deutlicher mit und drücken diese häufig und unvermittelt aus.

Oft schreien sie und bringen so zum Ausdruck: »Nein, da will ich nicht hin!« oder »Diese Person mag ich nicht!«, wenn sie es nicht sogar direkt aussprechen. Erwachsene reagieren auf ein solchen Verhalten oft verwundert bis ungehalten, und in der Regel werden sie das Kind auffordern, seine Wahrnehmung zu übergehen. Man schreit schließlich nicht herum, dass man Frau Sowiesos Haus unter keinen Umständen betreten will. Schon gar nicht, wenn Frau Sowieso höchstpersönlich dabeisteht.

So werden wir von Kind an – meist gut gemeint, aber unwissentlich – dazu erzogen, die Schmerzsignale unseres Feinstoffkörpers systematisch zu ignorieren. Leider hilft uns das wenig dabei, unsere feinstoffliche Gesundheit zu bewahren.

Aus dieser Perspektive betrachtet, kann Theater und Geschrei am Esstisch auf eine feinstoffliche Belastung der Nahrung hinweisen, die viele Kinder noch ausmachen. So gesehen hatte der »Suppenkasper« vermutlich einen triftigen Grund, das Essen weit von sich zu weisen. Erwachsene hingegen sind für eine solche Wahrnehmung meist schon viel zu »abgehärtet«. Wobei Abhärtung, also das sprichwörtliche »dicke Fell«, hier nicht als stramme Toughness verstanden werden darf. Es geht mehr darum, dass ein empfindliches Instrument wie der Feinstoffkörper als Warnung einen Misston hervorbringt, den wir gut und gern jahrzehntelang ignorieren, bis wir für diesen Ton taub geworden sind. Der Lärm ist trotzdem da, genau wie sein Auslöser ... und vermutlich zugleich ein komplett überreiztes oder schon halb eingeschlafenes Nervenkostüm.

Dinge an sich abprallen zu lassen oder lässig auszusitzen mag in unserer Gesellschaft als Tugend gelten. Feinstofflich gesehen führt ein solches Verhalten über kurz oder lang jedoch zu Schäden, die spätestens dann nicht mehr abgetan werden können, wenn sich ihre Auswirkung auch im Grobstofflichen festsetzt und sich zum Beispiel in einem Bandscheibenvorfall oder chronischer Erschöpfung äußert.

Hinzu kommt wie bereits erwähnt, dass viele Menschen die feinstofflichen Schmerzempfindungen beim Essen bereits so sehr gewohnt sind, dass sie die Empfindung regelrecht vermissen, wenn sie plötzlich nicht mehr da ist. Das beobachte ich in den Seminaren immer wieder. Wenn eine Person in einen von feinstofflichen Belastungen freien Apfel beißt, ist es nicht selten so, dass sie sich anschließend fast beschwert: »Kommt mir vor, als hätte ich nichts gegessen, es kommt nichts im Magen an« oder »Mit dem Apfel stimmt was nicht, da fehlt mir was«. Das tut es tatsächlich – das Lebensmittel, in dem Fall der Apfel, fühlt sich ungewohnt leicht und sein Verzehr widerstandslos an, weil er nicht mehr wie üblich mit einer feinstofflichen Belastung beschwert ist, die wir sonst spüren und als normal hinnehmen. Genau deshalb entsteht auch kein Schmerzgefühl, wie etwa, dass man sich ein Brötchen »reinschieben« oder »reinquälen« muss, das einem nicht die »Kehle runterrutschen will«, oder was es sonst noch an Schmerzbeschreibungen gibt, die allesamt auf den heimgesuchten Feinstoffkörper und sein Ankämpfen gegen die nächste Portion Belastung hinweisen. Stattdessen halten wir »das komische Gefühl im Mund« beim Essen für normal – und wenn es nicht da ist, werden wir unruhig. Der

Mensch neigt selbst dann dazu, sich wie ein Gewohnheitstier zu verhalten, wenn es ihm Schmerzen beschert.

Oft suchen Menschen gerade die Lebensmittel aus, die ihnen Druck und Schmerz auf dieser Ebene zufügen, um einen kurzzeitigen »Kick« zu spüren, weil sie diesen sonst abgestumpften Teil von sich in dem Augenblick bewusst erleben können. Daraus kann ein Suchtverhalten entstehen, indem immer wieder zu besonders ungesunden und/oder stark belasteten Lebensmitteln gegriffen wird. Am nächsten Morgen verdammt man vielleicht die Tüte extrascharfer Chilichips, nachdem sie einen die halbe Nacht unter dem Wasserhahn hat verbringen lassen. Trotzdem landen die Chipstüten beim nächsten Einkauf wieder im Einkaufswagen. Wenn man aus dem Muster herauskommen möchte, sich ständig zu belasten, physisch ebenso wie feinstofflich, gehört es dazu, die Schmerzsignale des Feinstoffkörpers besser wahrzunehmen und zu verstehen.

Eine interessante Beobachtung, die ich in diesem Zusammenhang schon beschrieben habe, ist, dass der Feinstoffkörper bei einem unbekömmlichen Nahrungsmittel nach vorn geht, um es abzuwehren. Die Umgebung schwindet dabei aus der Wahrnehmung, der Feinstoffkörper fokussiert sich auf das Essen und meldet: »Gefahr! Gefahr!« Statt aber auf Abstand zu gehen, fixiert sich »sein« Mensch auf das belastete Essen und denkt: »Das muss ich unbedingt haben!« Es entsteht ein Sog, und schon ist die nächste Chili-Chips-Tüte leer.

Diese Abwehrreaktion des Feinstoffkörpers wird von vielen Menschen falsch interpretiert, nämlich als ein »auf das Essen Zugehen«. Deshalb stürzen sie sich dann genau auf das, was ihr Feinstoffkörper eigentlich abzuwehren versucht. Gier, die Suche nach dem Kick oder das Bedürfnis zu schlingen – aus der feinstofflichen Perspektive bekommen diese Reaktionen eine neue Bedeutung, weil sie in der Regel zeigen, dass eine Warnung vor drohenden feinstofflichen Schmerzen falsch verstanden wurde. Es ist jedenfalls eine interessante Sache, diese Möglichkeit miteinzubeziehen, wenn Ihnen etwas Essbares schlicht unwiderstehlich erscheint.

Biografie eines Apfels

Wenn die feinstoffliche Belastung für unser Wohlergehen ein so großes Thema ist, stellt sich selbstredend die Frage, wie es überhaupt zur Belastung der Nahrung kommt. Hätten wir einen Apfelbaum im Garten stehen, hätte der Apfel den kürzesten Weg zu uns, bis wir ihn essen. Wir könnten an einem schönen Herbsttag hinausgehen und schauen, welcher Apfel uns anlacht. Vielleicht prüfen wir noch rasch, ob er sich schon leicht pflücken lässt, bevor wir auch schon reinbeißen. Ein solcher Apfel hätte kaum einen Grund, feinstofflich belastet zu sein – es sei denn, die Wetterbedingungen wären schlecht, wir hätten den Baum chemisch behandelt oder sind an dem Tag in besonders mieser Stimmung.

Nun steht den meisten Menschen kein eigener Obstbaum zur Verfügung, wenn es sie nach einem knackigen Apfel gelüstet. Die meisten von uns lagern vermutlich auch keine Äpfel im Keller ein, um über den Winter zu kommen. Wir können jedoch jederzeit und zu einem günstigen Preis einen im Supermarkt um die Ecke kaufen, ein Vorteil unserer heutigen Zeit. Mit Landwirtschaft haben wir persönlich meist nichts am Hut, das ist aber auch gar nicht notwendig, da wir als Kunden auf die

Produkte einer ausgeklügelten Versorgungskette zurückgreifen können, die uns mit allem Notwendigen – und noch viel mehr – versorgt. Für die Leichtigkeit des täglichen Lebens und eine ausgewogene Ernährung zu jeder Jahreszeit ist das ein Glück.

Den Apfel kauft der Supermarktbetreiber meist von einem Großhändler, der den Apfel von dort bezieht, wo es gerade genügend Äpfel zu einem günstigen Preis gibt, zeitweise auch vom anderen Ende der Welt. Ein Zusammenspiel vieler Menschen und Firmen, die davon leben und profitieren, sorgt dafür, dass der Apfel uns in einer möglichst attraktiven und genießbaren Form und – weil es viele Anbieter gibt – zu einem wettbewerbsfähigen Preis zum Kauf angeboten wird. Über diese komplexe Versorgungskette machen wir uns selten Gedanken, ebenso wenig über das Glück, dass es zu unseren Gunsten so funktioniert. Es ist zu einer Selbstverständlichkeit geworden.

Diese Versorgungskette hat allerdings auch ihre Schattenseiten. So liegt zum Beispiel oft ein weiter Weg zwischen dem Herkunftsort eines Nahrungsmittels und dem Konsumenten. Die Nahrung geht durch viele Hände, nachdem sie vom Erzeuger weitergereicht wurde, viele Firmen sind an diesem Weg beteiligt, vom Zwischenhändler bis zur Spedition, die den Supermarkt beliefert. Wirtschaftliche Interessen und Existenzen hängen an jeder einzelnen Station, die die Nahrung passiert. Ob ein solcher Weg auch Spuren feinstofflicher Art hinterlassen könnte, ist eine Frage, der wir mit Blick auf den inneren Hunger nachgehen wollen.

Ich möchte die These aufstellen, dass durch den professionellen Umgang der Menschen mit der Nahrung sehr wohl feinstoffliche Belastungen entstehen.

Heutzutage stehen wir als Verbraucher am Ende der Nahrungsherstellungskette – und diese Kette kann sehr lang sein. Die auf diesem Weg entstehenden feinstofflichen Belastungen bekommen wir trotzdem auf den Tisch und, wenn wir nicht aufpassen, auch in unseren Feinstoffkörper.

Beschäftigen wir uns also mit der Frage, wann und wie etwas im feinstofflichen Feld eines Nahrungsmittels hängen bleiben kann. Oder – bitte Skepsis – ob da tatsächlich etwas festzustellen ist!

Zuvor noch ein Hinweis zum Thema Verurteilung. In den Seminaren erlebe ich immer wieder, dass manche Teilnehmenden im Gespräch über die Herstellungskette in Aufregung geraten. Man kaufe nur beim Biobauern ein, weil man »mit so etwas« nichts zu tun haben wolle. Oder man könne Menschen nicht verstehen, die im Supermarkt nach Sonderangeboten suchen und die fatale Logik des Konsums damit unterstützen. Wie die Nahrungswirtschaft mit ihren Wegwerfprodukten funktioniere, das sei eh alles grundverkehrt ... Das mag so sein – oder auch nicht. Ich beschäftige mich mit diesem Thema hier rein aus feinstofflicher Sicht und stelle die Behauptung auf, dass es durch die heutige Massenproduktion zu Belastungen kommt. Darüber hinaus zeigt sich, dass es wenig hilfreich ist, die Entstehungsweise der Belastungen, wie etwa Gewinnsucht eines Unternehmens oder Werbemaßnahmen, zu verurteilen (mehr dazu im Kapitel »Dankbarkeit in Zeiten des Überflusses«). Damit fügen wir der Nahrung bloß eine weitere Schicht an Belastungen zu. Stattdessen sollten wir uns darum bemühen, lediglich festzustellen, wo auf dem Weg eines Nahrungsmittels – in unserem Fall des Apfels – etwas hängen geblieben sein könnte, ohne dies zu bewerten.

Während Sie die folgende Geschichte eines Apfels lesen und die Übung durchführen, behalten Sie bitte im Hinterkopf, dass wir den Schlüssel in uns tragen, um die meisten Belastungen von der Nahrung zu lösen. Diesen lernen Sie im Kapitel »Lebensnahrung« kennen, damit Ihr Feinstoffkörper statt Belastung die Stärkung erfährt, die er so dringend braucht. Dabei zeigt sich meist, dass der Schlüssel nicht erst mühevoll erschaffen werden muss, sondern nur unter einer dicken Schicht vergraben liegt, die durch den Überfluss in unserer Gesellschaft entstanden ist. Der nächste Schritt auf dem Weg zu ihm besteht in einem vertieften Verständnis für die vorhandenen Belastungen.

Geschichte eines Apfels

Der Apfel, dessen Weg wir hier verfolgen wollen, reift in Südtirol oder im fernen Chile heran, in Verbindung mit den Wachstumskräften im Baum. Eine Dürre oder ein Frost könnten ihm zusetzen, oder er wird mit Spritzmitteln behandelt, falls er nicht biologisch angebaut wird.

Es kommt die Erntezeit – die Erntehelfer arbeiten möglicherweise im Akkord, so schnell wie möglich und unter Stress, weil der Lohn kaum für den Unterhalt der Familie reicht. Ein Erntehelfer ist vielleicht zornig über die Arbeitsbedingungen und nimmt in dieser Stimmung den Apfel in die Hand. Oder es wird eine Erntemaschine eingesetzt, die die Früchte vom Baum rüttelt. Am Ende des Tages mustert der Bauer die Ernte mit Sorge, denn allem Anschein nach hatte der Frost eine Auswirkung auf den Ertrag – dieses Jahr wird der Mann die Schulden wohl wieder nicht abbezahlen können.

Die Äpfel werden in Kisten auf einen Lkw geladen, der Kraftfahrer fährt unter Termindruck zu schnell, ärgert sich später im Stau. Der Apfel wird möglicherweise nachbehandelt, passiert verschiedene Lager und Zwischenhändler, reist vielleicht sogar mit dem Schiff. Eine Firma setzt einen Aufkleber auf den Apfel.

So kommt er schließlich ins Geschäft. Der Supermarktbetreiber möchte den Kunden ein attraktives Angebot machen und präsentiert die Apfelsorte mit einem Sonderpreis. Der Apfel wird mit Musik beschallt und mit Durchsagen: »Köstliche Äpfel, Sorte Pink Lady, heute im Angebot!« Eine Mitarbeiterin schichtet die Äpfel auf den Präsentationsstand, der Song, der gerade gespielt wird, erinnert sie an ihren Ex-Freund, und sie wird traurig. Kunden strömen mit ihrer Tageshektik auf den Stand mit den Äpfeln zu, jemand mustert den Apfel und legt ihn wieder zurück.

Dann kommen wir ins Spiel. Sind wir glücklich, dankbar, in Harmonie mit uns selbst? Oder rasen wir mit dem Wagen zum Obst in dem Bewusstsein: »Herrje, jetzt muss ich auch noch einkaufen!«? Genervt warten wir in der Kassenschlange gemeinsam mit den anderen Genervten. Die Frau an der Kasse ist gestresst von der langen Schlange und zieht den Apfel über den Scanner. Zu Hause liegt er dann endlich im Obstkorb ... und dann kommt die wütende Person hereingeplatzt, die wir im Kapitel »Feinstoffliche Belastungen« kennengelernt haben.

Bei jeder Station könnte in der Biografie dieses Apfels eine feinstoffliche Belastung haften geblieben sein, wodurch die ursprüngliche Lebensenergie, die der am Baum hängende Apfel noch hatte, überdeckt wird. Essen wir diesen Apfel, könnte es passieren, dass wir zeitversetzt Wut, finanzielle Sorgen, Trau-

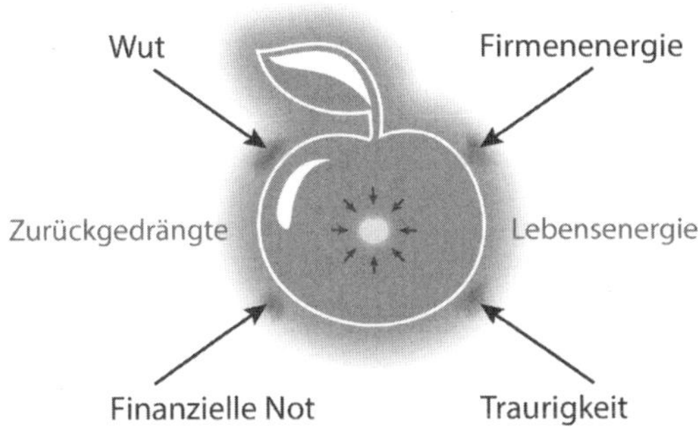

Abbildung 29:
Feinstoffliche Belastungen an einem Apfel

rigkeit, Stress und in der Summe durch die Belastung des Feinstoffkörpers eine bleierne Müdigkeit erleben.

Die Geschichte eines Apfels könnte auf diese Weise erzählt werden. Es bleibt allerdings nur eine Geschichte, bis Sie selbst überprüft haben, ob an einem Apfel tatsächlich etwas wahrzunehmen ist, das eine feinstoffliche Belastung sein könnte. Und falls dem so sein sollte, bedeutet das noch lange nicht, dass dieses Wahrnehmbare mit einer der in der Geschichte aufgezählten Stationen zu tun haben muss.

Damit Sie Ihre eigenen Erfahrungen machen können und damit einen besseren Zugang zu Ihrem inneren Wissen bekommen, gibt es nun zwei aufeinander abgestimmte Übungen. Wenn Sie sie durchgehen, werden Sie vermutlich feststellen, dass sie Ihnen die Basis für ein selbstbestimmteres Leben anbieten.

Die erste Übung zielt darauf ab, die Sinne für feinstoffliche Belastungen zu schulen und Ihr inneres Wissen stärker in Ihren Lebensalltag zu integrieren, wodurch Sie eine wichtige Orientierungshilfe bekommen. Die Erfahrung in den Seminaren zeigt, dass es manchmal etwas dauern kann, den Störmoment, der von einer Belastung ausgeht, bewusst mitzubekommen. Die Sinne möchten erst wieder aufgeweckt und geschult werden, sodass es empfehlenswert ist, auch hier ein wenig Geduld mitzubringen.

Die Übung kann allein durchgeführt werden, sie bietet sich aber auch als Partnerübung an, denn dann kann man seine Wahrnehmungen reflektieren und sich gegenseitig dabei unterstützen, das Störgefühl auszumachen.

Zuerst »wärmen« wir unsere feinstoffliche Wahrnehmung auf, indem wir uns die Farbübung mit der einfarbigen Serviette in Erinnerung rufen und unser inneres Wissen ins Wachbewusstsein holen. Wie gesagt, kann aus unserem Mund alles Mögliche kommen, das der Verstand nicht unbedingt verifizieren kann. Auf der feinstofflichen Ebene bemerken wir jedoch, wenn die Ursprungsfrequenz nicht mit der verbalen Kommunikation übereinstimmt, dann ergibt sie nämlich ein Störgefühl. Und genau auf dem Wiedererkennen dieses Störgefühls baut die folgende Übung auf.

Für diese Übung brauchen wir erneut eine einfarbige Serviette oder ein Tuch, in diesem Beispiel ein blaues, das gut sichtbar vor uns liegt. Dann sagen wir laut verschiedene Farben und spüren der Reaktion unseres Feinstoffkörpers nach. Falls die Übung als Partnerübung durchgeführt wird, hält die eine Person das Tuch hoch und sagt verschiedene Farben an, während die andere der feinstofflichen Reaktion auf die Aussagen nachspürt. Nach dieser Aufwärmphase geht es weiter mit der Übung 10.

Übung 9: Den Zählfluss beobachten mit Farben

Zuerst zählen Sie als Trockenübung in einem natürlichen Rhythmus leise bis sieben. Nicht zu schnell und auch nicht zu langsam, Sie sollten die Bewegung von Zahl zu Zahl bewusst mitbekommen. Etwas schneller als der Sekundentakt zu sein hat sich bewährt. Beobachten Sie dabei, wie gut das Zählen vonstattengeht: Wie ist das Grundgefühl beim Zählen, ohne weitere Einflüsse? Wie gestaltet sich der Übergang von einer Zahl zur nächsten? Speichern Sie diese Wahrnehmung Ihres natürlichen Zählflusses ab. Falls es Ihnen anfangs Probleme bereitet, den Zählfluss zu beobachten, zählen Sie ruhig laut, das hilft meist.

Nun legen Sie das blaue Tuch vor sich hin und sagen laut: »Das Tuch ist blau.« Dann zählen Sie wieder leise bis sieben und notieren sich die Reaktion auf den Zählfluss im Hinterkopf.

Jetzt sagen Sie laut: »Das Tuch ist grün.« Erneut leise bis sieben zählen und den Zählfluss beobachten. Ist das Zählen locker möglich, können Sie entspannt von einer Zahl zur nächsten übergehen? Verspüren Sie eventuell einen Widerstand? Oder ist der Zählfluss sogar stockend und bricht ab?

Nun sagen Sie laut: »Das Tuch ist gelb.« Wieder zählen Sie bis sieben und beobachten dabei, wie sich der Zählfluss gestaltet.

Abschließend sagen Sie laut: »Das Tuch ist blau.« Erneut zählen und Reaktion beobachten. Und, ist ein Unterschied zu den vorher laut ausgesprochenen Behauptungen zu erleben? Oder ist es bei allen gesagten Farben gleich?

Es ist wichtig, die Reaktionen auf die verschiedenen Aussagen miteinander zu vergleichen. Falls der Zählfluss bei den »falschen« Farben gestockt haben sollte, abbrach oder einem sogar die Lust aufs Zählen verging, so ist das die unmittelbare Wahrnehmung des inneren Wissens. Bei einer Unwahrheit geraten wir aus dem (Zähl-)Fluss.

An dieser Stelle noch einmal der Hinweis, dass es durchaus ein paar Durchgänge brauchen kann, bis sich die Unterschiede wahrnehmen lassen. Geben Sie sich also eine Chance, falls Sie zuerst keine wesentlichen Unterschiede im Zählfluss zwischen der richtigen und der falschen Farbe ausmachen konnten.

Die Signale, die es zu empfangen gilt, sind zwar fein, werden aber trotzdem schon bald für Sie erkennbar sein, denn so ist es in seiner Natürlichkeit eigentlich gedacht.

Mit der ersten Zählübung im Bewusstsein widmen wir uns nun einem Apfel. Während wir seine biografischen Stationen durchgehen, geht es darum, bewusst mitzubekommen, ob dabei jeweils eine Störung wahrzunehmen ist. Diese Störung könnte sich ähnlich äußern wie bei der vorigen Übung die Nennung einer falschen Farbe. Mithilfe des Zählens von eins bis sieben werden wir jetzt die Störfaktoren beim Apfel aufspüren, was in den Seminaren meist zu einem regen Austausch führt, wenn verglichen wird, welche Stationen die deutlichste Störung zu verzeichnen hatten. Die Teilnehmenden zeigen sich oft überrascht, dass es viele Übereinstimmungen gibt. Interessant ist auch die Beobachtung, welche Stationen sich beim Üben mit unterschiedlichen Äpfeln herauskristallisieren. Falls hier Ihre Forschungslust geweckt wurde: Nur zu!

Der Apfel hing am Baum.			
Der Apfel wurde geerntet.			
Der Apfel wurde transportiert.			
Der Apfel wurde gelagert.			
Der Apfel und wirtschaftliche Interessen.			
Der Apfel wurde (eventuell) nachbehandelt.			
Der Apfel wurde (eventuell) gekennzeichnet.			
Der Apfel lag im Geschäft.			
Der Apfel wurde (eventuell) mit Musik beschallt.			
Der Apfel wurde gekauft.			
Der Apfel lag zu Hause.			

Wenn Sie diese Übung allein durchführen (natürlich bietet sie sich auch für eine Partnerübung an), überlegen Sie sich vorab, auf welche Stationen Sie tippen würden, und vergleichen Sie später, ob es Übereinstimmungen mit den Ergebnissen der Übung gibt. Es ist ein spannendes Feld, das viel über unseren Zugang zur Nahrung in unserer heutigen Gesellschaft verrät. Und mit dieser Übung bekommen Sie ein passendes Werkzeug an die Hand, um selbst mehr herauszufinden.

Gehen Sie so vor, dass die »Lebensstationen« des Apfels einzeln genannt und auf mögliche Störmomente hin überprüft werden. Die Ergebnisse können Sie direkt in das Forschungsblatt notieren, das Sie hier finden. Sie können es sich auch kopieren, um häufiger darauf zugreifen zu können.

Übung 10: Den Zählfluss beobachten mit Nahrungsmitteln

Vor Ihnen liegt ein Apfel auf einem Teller.

Sie beobachten zuerst frei das innere Zählen bis sieben. Geht es fließend und entspannt?

Nun beginnen Sie mit dem Punkt: »Der Apfel hing am Baum.« Der Satz wird laut ausgesprochen, und dann versuchen Sie – wie in Übung 9 – bis sieben zu zählen, so leicht und natürlich es geht. Lässt sich dabei ein Störmoment wahrnehmen? Notieren Sie in der Tabelle, wie der Zählfluss vonstattenging und ab welcher Zahl gegebenenfalls ein Stocken zu erleben war.

Dann gehen wir weiter zur nächsten Station in der Biografie: »Der Apfel wurde geerntet.« Sie (oder Ihr Übungspartner) sprechen den Satz laut aus, und Sie versuchen wieder bis sieben zu zählen. Während des Zählens ist diese Station der Biografie im Bewusstsein mit der inneren Frage verbunden: Ist hier eine feinstoffliche Belastung entstanden? Wieder wird die Zahl aufgeschrieben, ab wann das Zählen nicht mehr leicht und locker möglich war.

Nun wird die nächste Station ausgesprochen: »Der Apfel wurde transportiert.« Es folgt erneut das Zählen. Sollte es Ihnen dabei schwerfallen, die Unterschiede mitzubekommen, dann achten Sie darauf, nicht bloß aus der Routine heraus zu zählen, sondern das Zählen zu beobachten, während Ihnen die genannte Station im Bewusstsein ist.

Sie gehen auf die gleiche Weise alle weiteren Stationen der Apfelbiografie durch und notieren jeweils die Qualität des Zählflusses. Versuchen Sie jeweils den Moment mitzubekommen, ab wann die nächste Zahl nicht ohne Weiteres gedacht oder ausgesprochen werden wollte.

Zum Schluss werden die Ergebnisse miteinander verglichen: Wenn bei einer Station der Zählfluss gestockt hat und gar nicht erst fließen wollte, ist dies ein Hinweis darauf, dass an diesem Punkt eine Belastung am Apfel haften geblieben ist. Was für ein Bild zeichnet sich für die Reise Ihres Apfels ab?

Es geht bei dieser Übung darum, die feinen Unterschiede mitzubekommen. Natürlich ist es immer irgendwie möglich, bis sieben durchzuzählen. Wir sind es gewohnt, uns gegen einen Widerstand durchs Leben zu zwängen, ob beim Sprechen, beim Essen oder bei anderen Tätigkeiten, die uns erschöpfen, weil wir nicht auf unseren Feinstoffkörper hören.

Der Widerstand beim Zählen könnte sich so anfühlen, als würde man, statt an Land zu gehen, durchs Wasser laufen. Wenn Sie laut zählen, merken Sie den Punkt, ab dem die Stimme gepresst klingt oder Ihnen sogar im Hals stecken bleibt. Bei manchen Stationen könnte das Zählen leicht bis zum Ende gehen, bei manchen könnte es etwa bei der Drei zu stocken beginnen, manchmal mag die erste Zahl schon gar nicht über die Lippen kommen.

Bei den Seminaren braucht es manchmal ein paar Runden, bis alle Teilnehmenden den Zählfluss differenziert wahrnehmen können und auf diesem Weg einen besseren Zugang zu ihrem inneren Wissen erlangen. Ab dann ist es interessant zu sehen, wie stark die Übereinstimmung ihrer Zahlen bei den biografischen Stationen ist. Ein anderer Effekt dieser Übung besteht darin, dass Sie sich nun persönlich ein Bild davon machen können, wie sehr ein einzelner Apfel feinstofflich belastet sein kann.

Sobald Sie ein Gefühl dafür haben, ab welcher Zahl der Zählfluss stockt, probieren Sie die Übung zum Beispiel mit einer Birne oder mit Äpfeln von unterschiedlichem Ursprung aus. Fallen die Zahlen unterschiedlich aus?

Diese Übung ist eine wunderbare Schulung, damit Sie jederzeit auf das Ihnen innewohnende innere Wissen zurückgreifen können. Wenn Sie ein Leben in innerer Freiheit führen möchten, sollte Ihnen dieser Zugang stets zur Verfügung stehen.

Dankbarkeit in Zeiten des Überflusses

Eigentlich ist es ein Paradoxon: Einen Supermarktbesuch, bei dem Lebensmittel eingekauft werden sollen, empfinden die meisten Menschen heutzutage als anstrengend, wenn nicht sogar stressig. Als Vergnügen jedenfalls eher nicht, geschweige denn, dass sich ein Gefühl von Dankbarkeit für die Vielfalt an Waren breitmachen würde. Dabei handelt es sich beim Einkaufen und später beim Essenzubereiten eigentlich um etwas Schönes, etwas, das man für sich, seine Familie oder Freunde tut. Außerdem leben wir in einem Land, in dem die Grundnahrungsmittel reichlich und zu verhältnismäßig niedrigen Preisen zur Verfügung stehen. Warum bereitet es uns dann so eine Qual, sie zu kaufen und zuzubereiten?

Meiner Beobachtung nach ist irrwitzigerweise der Überfluss der Auslöser für dieses Unwohlsein. Im Supermarkt mit seinen vollen Regalen und Dutzenden konkurrierenden Produkten wird man von der Angebotsfülle geradezu erschlagen. An der Brottheke türmen sich noch kurz vor Ladenschluss Backwaren, die im Laufe des Tages nicht verkauft wurden und nun entsorgt werden müssen. Auch den Bananen mit ein paar braunen Stellen und den vorportionierten Käsestücken, die an den Ecken bereits eintrocknen, wird es vermutlich nicht besser ergehen. Wenn man durch die Überfülle der Regale läuft, erlebt man eher selten Freude und echte Dankbarkeit dafür, dass man die Lebensmittel, die man in den Einkaufswagen legt, gleich kaufen, zubereiten und essen darf. Stattdessen vergeht vielen der Appetit schon beim Einkaufen, auch wenn der Magen laut hörbar knurrt.

In einem solchen Fall stammen der Druck und das Unwohlsein von unserem Feinstoffkörper, der auf die Dichte der verschiedenen belastenden Energien auf engem Raum reagiert. Ganz sicher wäre es anders, wenn wir die ersten Möhren aus unserem frisch angelegten Gartenbeet ziehen oder am Ende einer Radtour noch ein belegtes Brot im Rucksack entdecken. Gerät unsere Gesellschaft angesichts der Überfülle und der ständigen Verfügbarkeit an Nahrungsmitteln vielleicht aus dem Takt?

Überfluss stellt in der Menschheitsgeschichte zumindest eine neue Epoche dar. Es ist gewiss angebracht, Dankbarkeit für die Hülle und Fülle zu empfinden, in der wir leben dürfen. Historisch gesehen, dürfte die überwiegende Mehrheit einer Gesellschaft zum ersten Mal über mehr als ausreichend Nahrungsmittel und Konsumgüter verfügen. Trotzdem gilt es, die daraus resultierenden Probleme zu beachten und sich den neuen Herausforderungen zu stellen, die unter anderem umwelttechnischer, ethischer, aber eben auch feinstofflicher Natur sind.

Die Lebensweise unserer gegenwärtigen Gesellschaft ist geprägt von einem allgegenwärtigen Überfluss – dem Kreislauf der Industrie: Wir sind alltäglich umgeben von einer Konsumwelt, es gibt von allem viel und in unüberschaubaren Variationen. Für einen Großteil der Menschen sind die Produkte auch zugänglich und dauerhaft verfügbar – bis hin zum Online-Shoppen um Mitternacht oder dem Tankstellen-Supermarkt. Hinzu kommt die Art und Weise, in der die Waren in Supermärkten, Shoppingmalls oder eShops feilgeboten werden, von der allgegenwärtigen Bewerbung, dem Aufbau von billig zu Luxus bis hin zur Musikberieselung. Vor allem stehen die angebotenen Produkte überwiegend mit einer Firma in Kontakt, sind mit einem entsprechenden Logo versehen und werden umworben. Hier soll etwas nicht nur verkauft werden, es soll eine Bindung entstehen, denn das wirtschaftliche Interesse reicht über das einzelne Produkt hinaus.

In einem solchen Zusammenhang spreche ich von »Firmenenergie«, die entsteht, wenn eine Firma die Nahrung zu ihrem Produkt macht. In solchen Fällen wird ein Lebensmittel mit einer Marke verbunden. Es findet ein Branding statt, das mit einer Werbestrategie verbunden ist. Selbst bei unverarbeiteten, frischen Lebensmitteln wie Obst und Gemüse findet mittlerweile Branding statt, sodass es als Markenware präsentiert wird. Es gibt sogenannte Qualitätsmarken, die höhere Qualität zum höheren Preis anbieten, und patentierte Designeräpfel (zum Beispiel »Pink Lady« und »Jazz«). Auch hier spielt die Überfülle der Lebensmittel wieder eine Rolle, denn anstatt dass es ausschließlich um die Ernährung der Menschen geht, konkurrieren Produkte um die Gunst des Kunden. Er wird zum Konsumenten eines Produktes, das von einem Lebensmittel, das ihn nährt, in ein Konsumgut verwandelt wurde. Verpackung, Werbeversprechen und Werbeslogans überlagern das ursprünglich Lebendige und stehen wie ein Bollwerk zwischen Mensch und Nahrung. Manche Werbe-Jingles prägen sich extrem ein: Sie klingen einem regelrecht aus den Regalen entgegen, sobald man die Markenzeichen sieht. Durch die Firmenenergie entsteht eine feinstoffliche Ebene, die auf den einzelnen Menschen durchaus belastend wirken kann.

Damit ist nicht nur der Nebel gemeint, der sich bei vielen hinter der Stirn ausbreitetet, während sie durch die Regalreihen eines Supermarktes gehen. Sondern auch die Anhaftung der Firmenenergie an der Nahrung, die wir zu uns nehmen (auf diesen Punkt werde ich noch genauer eingehen). Zudem werden wir unablässig mit den Werbeslogans der Lebensmittelindustrie konfrontiert, die uns ihre verarbeiteten Produkte als besonders lecker, gesund, schlank machend oder zum Lifestyle und Image des Essers beitragend verkaufen wollen. Anstatt dass wir uns beim Einkaufen auf die Frage konzentrieren können, was heute für uns und die Familie gut und richtig ist, werden wir von Werbung und Etikettierung verführt, bis wir nur noch hastig irgendetwas in den Einkaufswagen packen, um dem Druck schnell zu entkommen.

Diese Botschaften überlagern sowohl die Ursprungsenergie der Nahrung als auch die eigene Wahrnehmung des Feinstoffkörpers und seine Reaktion auf das Produkt. Die Botschaften dringen in unseren feinstofflichen Raum ein, wir hören sie und meinen, es sind die eigenen Gedanken, die sagen: »Das möchte ich essen!« Gegen die marktschreierische Lautstärke der Werbung kommt das Flüstern des Feinstoffkörpers oft nicht an.

Ein weiteres Merkmal vieler verfügbarer Produkte ist der lange Weg, den sie bis zum Endkonsumenten zurückgelegt haben – die Biografie des Apfels hat das ein paar Seiten zuvor deutlich gezeigt. Durch all diese Faktoren, die den Überfluss ausmachen, ist die Nahrung stark mit der Industrie verbunden. Nahrung ist nicht mehr das, was sie sein sollte. Der ganze Komplex stößt uns ab und erschwert es uns, die natürliche Dankbarkeit in uns zu erleben.

Meine These lautet: Auf der physischen Ebene erleben wir einen nie zuvor da gewesenen Überfluss an Nahrung – und genau deshalb hungern wir feinstofflich.

Der Grundpfeiler unseres Schlaraffenlandes beruht auf dem Kreislauf der Industrie. Darunter verstehe ich das Versorgungssystem, durch das in der industrialisierten Welt die Nahrungsmittel beschafft werden. Feinstofflich gesehen belasten nicht nur die langen Transportwege und die vielen Menschen, die mit der Nahrung in Kontakt kommen, unser Essen, sondern vor allem die verschiedenen wirtschaftlichen Interessen. Kauft man einen Apfel direkt vom Bauernhof, gibt es nur ein wirtschaftliches Interesse, das mit dem Verkauf verfolgt beziehungsweise erzielt wird. Liegt der Apfel jedoch im Supermarktregal, hängt meist eine ganze Kette an Firmen daran: vom Supermarktbetreiber und Einkäufer der Ladenkette über die Spediteure und Zwischenhändler bis zum Erzeuger. Sie alle wollen bezahlt werden. Alle sind beteiligt, bis der Apfel bei uns zu Hause landet. Überall muss ein wettbewerbsfähiger Preis angeboten werden, weil es viele Anbieter gibt und der Kunde sonst anderswo kauft.

Von Geldnot bis Geldgier kann von jedem Beteiligten dieses Kreislaufs der Industrie feinstofflich etwas dem Apfel anhaften, neben anderen Belastungen wie Zeitnot oder Unzufriedenheit. Kein Wunder, dass die Nahrung uns häufig abstößt. Sie ist auf der feinstofflichen Ebene stark mit den einzelnen Etappen ihrer Reise zum Endkonsumenten verbunden und wirkt deshalb oft sogar bedrohlich auf uns. Angesichts dieser zahlreichen Belastungen warnt uns unser Feinstoffkörper – wir verschließen uns, ziehen die Schutzmauer hoch, anstatt uns zu öffnen und Dankbarkeit für den Apfel in unserer Hand zu erleben.

Allerdings – und das ist mir wichtig – geht es hierbei keineswegs um eine Verurteilung des Überflusses. Wir können dankbar sein, durch dieses System so gut versorgt zu werden. Es geht vielmehr darum, die natürliche Beziehung zwischen Mensch und Nahrung wiederherzustellen. Nur so haben wir die Möglichkeit, die Nahrung von Belastungen zu befreien, damit sie unsere Lebensenergie stärkt, anstatt sie zu blockieren. Der Gegendruck gegen das System der Nahrungsbeschaffung, der Lebensmittelindustrie und der Vermarktungsketten gehört aufgegeben: Wir müssen nicht einverstanden sein, aber wir brauchen es nicht zu verurteilen. Eine Verurteilung bringt erfahrungsgemäß auch eine feinstoffliche Belastung mit sich. Wo glauben wir denn zu stehen, um einen Überblick über das Ganze zu haben? Oftmals sehen wir schließlich nur einen Ausschnitt des Gemäldes, beharren aber darauf, dass es ausreicht, um ein Urteil fällen zu können. Wir müssen kein Anhänger der Überfischung der Meere sein, um Verständnis für traditionelle Fischereien aufzubringen, den Fischhändler auf dem Wochenmarkt mit seinem breiten Angebot und für den Versuch, den erhöhten Bedarf durch Aquakultur abzudecken. Verurteilen wir etwas, begeben wir uns in den Kampf – doch ebendiese Haltung und Energie bringt uns in innere Unordnung. Es entstehen Emotionen wie Wut, Verachtung, Missgunst, die nicht gerade eine gute Voraussetzung für einen offenen Blick sind.

Ein anderer Weg besteht darin, die Unwahrscheinlichkeit eines echten Überblicks im Bewusstsein zu haben, während wir für den Schutz der Weltmeere plädieren und uns vielleicht sogar aktiv dafür einsetzen, dass sich etwas verändert. Wir können persönlich anders handeln, andere Wege der Nahrungsmittelbeschaffung fördern und Bewusstseinskampagnen unterstützen – alles mit Verständnis und ohne die innerliche Barrikade der Verurteilung. Das sind Grundvoraussetzungen für die eigene innere Ordnung und für die Möglichkeit, den Feinstoffkörper zu nähren, anstatt ihn zu belasten.

Betrachten wir einmal die dauerhafte Verfügbarkeit von Dingen aus der Perspektive des inneren Hungers. Denn in der Regel sind es die Konsumprodukte, von denen der Mensch sich erhofft, dass sie ihn bis in sein Innerstes hinein erfüllen. Mit der Industrialisierung ging nach langen Zeiten des physischen Hungers vieler Menschen das Versprechen einher, dass das Motto »Mehr ist mehr« zu einer umfassenden Sättigung führen würde.

Malen wir uns kurz einmal aus, wie es vermutlich vor der Industrialisierung der Nahrung zuging, in einer Zeit ohne gefüllte Kühlschränke, preiswerte Fertiggerichte, Dosen- und Tiefkühlvorräte sowie Süßigkeitenlager. Man kann davon ausgehen, dass kleine Hungerlöcher zwischendurch zwar wahrgenommen, aber nicht unbedingt befriedigt werden konnten. Schließlich stand für die meisten Haushalte gerade einmal ausreichend Essen für die Hauptmahlzeiten zur Verfügung. Auch die Auswahl – und mit ihr die kulinarische Abwechslung – dürfte meistens begrenzt gewesen sein. Sogar Zeiten des Hungers und der Entbehrung, kriegsbedingt oder Ernteausfällen geschuldet, waren den meisten Menschen gewiss nicht unbekannt. Hinzu kam, dass die überwiegende Zahl der Menschen einer körperlich fordernden Arbeit in der Landwirtschaft oder im Handwerk nachging. Wie wird das wohl gewesen sein, wenn man sich zu Tisch setzte und das Essen vor einem stand?

Und wie ist es dagegen heute, welche Empfindungen bringen wir in Zeiten der ungenutzten Küchen, gängiger (Schnell-)Restaurants und der Take-away-Kultur mit? Was macht das Essen nebenbei am Schreibtisch mit uns, während die Augen am Monitor kleben? Was bedeuten die vielen Sachbücher über Nahrung und Esskultur, woher stammt die offensichtliche Verunsicherung und der zugleich wahrnehmbare Wunsch, sich dem Thema mit einer gewissen Tiefe neu zu nähern?

Meine Vermutung ist, dass die Menschen früher weniger an innerem Hunger litten, während sie durchaus mit anderen Herausforderungen zu ringen hatten. Die Lebensumstände brachten jedoch eine andere innere Haltung mit sich: Demut, Respekt und eine natürliche Dankbarkeit für die Nahrung, die auch einen feinstofflichen Zugang schuf.

Natürliche Dankbarkeit spürt man beispielsweise nach einer langen, anstrengenden Wanderung durch die Berge. Man macht eine Pause, holt Proviant aus dem Rucksack ... und stellt verblüfft fest, dass das Käsebrot irgendwie ganz anders schmeckt als zu Hause: Der Geschmack scheint besonders intensiv, und der erste Bissen im Mund fühlt sich nicht an, als handele es sich um ein schlicht belegtes Brot, sondern um eine Köstlichkeit. Hätte man die Länge der Wanderung unterschätzt und zu wenig Proviant mitgenommen, wäre die natürliche Dankbarkeit für das Käsebrot noch stärker. Vermutlich würde man das Brot auch ganz anders essen, als man es mit einem Snack in der Mittagspause täte, den Blick auf die Uhr gerichtet. Es wäre nicht einfach das gleiche Brot wie gestern, etwas, das man sich »reinschiebt«, ohne groß darauf zu achten. Nein, dieses Käsebrot auf der Wanderung strahlt einem entgegen und duftet unwiderstehlich. Anschließend kann das Gefühl entstehen, mehr Käsebrot gegessen zu haben, als die zwei Scheiben eigentlich hergeben dürften. Der Magen ist zwar nicht gefüllt, aber man fühlt sich erfüllt.

Wenn wir in Seminaren Äpfeln auf diese Weise mit Dankbarkeit begegnen, sie anschließend in Spalten für die Teilnehmenden schneiden und jede Person ein solches Stück Apfel isst, beschreiben die Anwesenden oft, dass sich ein Energiestrom, ein prickelnder Schauer vom Kiefer zum Hinterkopf ausbreitet und anschließend ihren Rücken durchströmt, als würde ein Lächeln über den ganzen Körper gehen, während sich im Brustbereich ein wärmendes Strahlen ausbreitet.

So fühlt sich feinstoffliche Sättigung an.

Eine solche Dankbarkeit, die den Zugang zum lebendigen Kern der Nahrung eröffnet, ist eine normale Grundhaltung von uns Menschen noch aus Zeiten des Mangels. Heutzutage müssen wir sie erst wieder wachrufen und entwickeln, sie entsteht nämlich nicht aus der Vorstellung heraus, sondern sie findet in uns statt. Ihre Wiederentdeckung stellt eine Herausforderung dar, obwohl eine lebendige Dankbarkeit für die Nahrung eine der ursprünglichsten Haltungen überhaupt ist. Wir haben den Schlüssel zum Lebendigen in uns und in der Nahrung vergraben – nun müssen wir ihn wieder bewusst bergen.

Um dem inneren Hunger zu stillen, braucht es heutzutage einen bewussten Weg dorthin. Es gilt sogar, sein Beschreiten zu üben, also den Kontakt zu uns selbst auf der feinstofflichen Ebene aufzunehmen und die feinstofflichen Sinne zu schulen. Ein schöner Nebeneffekt dieses Trainings besteht auf lange Sicht darin, dass sich die feinstoffliche Gesundheit einstellt, die uns Menschen eine Vielzahl ungeahnter Möglichkeiten eröffnet. Denn wenn wir nicht länger um unsere Grundgesundheit ringen, können wir uns endlich unserer persönlichen Entwicklung widmen.

Zuvor gilt es jedoch, wieder in Kontakt mit der in uns liegenden Quelle der Dankbarkeit zu treten und sie frei sprudeln zu lassen. Das stellt angesichts des allgegenwärtigen Überflusses an Nahrung durchaus eine Herausforderung dar. Zuerst müssen wir überhaupt erkennen, dass uns in der Permanentverfügbarkeit etwas Wichtiges verloren geht. Etwas, dessen Fehlen uns spürbar zusetzt und unser Leben beeinflusst – was sich durch grassierenden Zeitmangel, Unzufriedenheit, Stimmungsschwankungen und Ähnliches bemerkbar macht.

Wir stehen als einzelner Mensch und als Gesellschaft vor der Aufgabe, ein anderes Bewusstsein zu entwickeln, basierend auf der Frage: Wie gehen wir heute so mit der Nahrung um, dass sie uns bis in die feinstofflichen Schichten nährt? Historisch gesehen, hat die natürliche Dankbarkeit vermutlich ausgereicht, um sich die Nahrung feinstofflich zugänglich zu machen. Heute müssen wir den Zugang bewusst suchen – und nicht nur das: Wir müssen ihn vorher oftmals freiräumen, weil der Nahrung Belastungen anhaften. Beides werden wir uns im folgenden Kapitel durch Übungen zugänglich machen.

– Kapitel 6 –

Lebensnahrung

Wenn wir krank im Bett liegen, dürfen wir uns in der Regel einer liebevollen Betreuung erfreuen: Menschen treten leise ins Zimmer ein, achten darauf, eher mit gedämpfter Stimme zu sprechen, und meiden anstrengende Themen, weil sie uns nicht unnötig belasten möchten. Es wird ein Raum geschaffen, in dem wir uns als Genesende nicht nur erholen können, sondern auch umsorgt fühlen. Vielleicht wird sogar eine »gute« Suppe gekocht, deren Duft allein schon die Wirkung hat wie eine wärmende Decke, in die man gehüllt wird. In solchen Situationen mag der Körper krank sein, aber es entsteht trotzdem ein wohliges Gefühl, möglicherweise sogar eine Stimmung, die sagt: »Nur Mut, das wird schon.«

Sind dieses Wohlgefühl und die Geborgenheit, durch die eine Erkrankung schon nicht mehr ganz so schlimm wirkt, eine rein physische Reaktion? Und verhalten sich die Menschen am Krankenlager so besonders achtsam, weil sie einzig und allein die körperlichen Heilkräfte damit fördern wollen?

Ein Blick durch die feinstoffliche Brille zeigt, dass die Erholung oder gar die Genesung von einer Erkrankung auch in unseren feineren Schichten stattfindet. Anstatt belastete Nahrung vorgesetzt zu bekommen, wird am Krankenbett die »gute« Suppe gereicht, wahrscheinlich aufmerksam zubereitet oder sogar mit einer gewissen Dankbarkeit, dass man die Möglichkeit hat, eine solche Speise zur Unterstützung der kranken Person anzubieten. Wir erhalten also nicht nur eine gesunde Mahlzeit, sondern auch eine belastungsfreie, was für den Feinstoffkörper von Bedeutung ist, da die Lebensenergie somit wieder zu fließen beginnen kann. Auch darüber hinaus bleibt unser Krankenzimmer energieraubfrei, es kommt zu keiner inneren Unordnung, und der künstliche Schutzwall wird nicht benötigt.

Das Beispiel des intuitiven Verhaltens am Krankenbett zeigt, dass die feinstoffliche Realität uns in der Regel näher ist, als wir denken. Es wirft allerdings auch die Frage auf, warum wir nur so liebevoll behandelt werden, wenn wir krank sind, beziehungsweise so aufmerksam mit jemandem umgehen, wenn sein physischer Körper malade ist. Als Baby oder Kleinkind sind wir noch mit einer solchen Rücksichtnahme bevorteilt worden, doch recht bald war unser Umfeld der Annahme, uns immer mehr zumuten zu dürfen. Das müsse man ja langsam mal aushalten können, hieß es dann.

Und wir selbst? Wie gehen wir mit uns um?

Wie wäre es, wenn wir uns neben der physischen ab jetzt auch um unsere feinstoffliche Gesundheit kümmern würden, indem wir darauf achten, was wir essen, auf welche Gespräche wir eingehen und was das Flüstern unseres Feinstoffkörpers sagt? Wenn wir über unsere Lebensenergie frei verfügen möchten, dann steht es an, liebevoll und aufmerksam mit uns selbst umzugehen. Das ist durchaus eine Herausforderung in der Gesellschaft, in der wir heute leben, aber versuchen Sie sich einmal selbst zu erklären, warum Sie nicht einen solchen Umgang mit sich pflegen sollten. Meine Vermutung: Sie werden keinen triftigen Grund finden.

Wenn Sie dieses Praxisbuch bis an diese Stelle durchlebt haben, möchte ich Sie nun bitten, für einen Augenblick innezuhalten und einen Blick zurückzuwerfen. Zu Beginn des Buches hatte ich Sie auf eine Reise eingeladen, auf der Sie Station für Station Ihren Feinstoffkörper entdecken konnten und zudem einiges darüber erfahren haben, wie Sie ihm zu Gesundheit und Vitalität verhelfen können. Wir haben damit begonnen, den Feinstoffkörper als real vorhandene Substanz zu ertasten, und uns damit beschäftigt, was er braucht und was ihn beeinträchtigt.

Wir haben erfahren, dass feinstoffliche Belastungen und übergangene Schmerzempfindungen den inneren Hunger befördern, sodass unser Feinstoffkörper nicht nur unter Druck gerät, sondern wir auch unseren natürlichen durchlässigen Schutzmantel einbüßen. Und, dass bereits der Verzicht auf eigenen Energieraub dabei hilft, dass sich der natürliche Schutz, über den jeder Feinstoffkörper von Natur aus verfügt, wiederaufbauen kann. Wenn die Ursprünge des inneren Hungers und des mit ihm einhergehenden Energieraubs erkannt worden sind, ist dies ein entscheidender Schritt raus aus seinem Kreislauf, hin zu einem Leben in der feinstofflichen Gesundheit. Aus dieser Haltung heraus bekommen wir dann auch wieder Zugang zu den durch den Überfluss in unserer Gesellschaft verschüttet gegangenen wichtigen Schlüsseln zu unserer frei fließenden Lebensenergie: Wir bekommen einen Zugang zu Dankbarkeit und Demut.

Genau daran schließen wir nun im Kapitel »Lebensnahrung« an, indem wir auf unserer Reise nun Wege beschreiten, die uns Zugang zum Lebendigen in uns und in der Nahrung verschaffen. Dabei werden wir in uns liegende Quellen freilegen, die durch den vom inneren Hunger geprägten Alltag vergraben wurden, und dadurch eine neue Haltung entdecken – voller Verständnis, Dankbarkeit und Demut, natürlichem Verlangen, Fürsorge, der Freude, eine Speise für sich und andere zu richten. Und auch eine Haltung, die für einen Umgang mit einem Neugeborenen passend wäre (ein Umgang, den wir vielleicht auch als Erwachsene verdienen). Wie würden unsere vielen verschiedenartigen zwischenmenschlichen Begegnungen aussehen, wenn jeder authentisch mit sich wäre und in einem feinstofflich ausgewogenen Zustand? Wie würde wohl unser Leben aussehen in einer Gesellschaft, die auf die feinstoffliche Gesundheit Wert legt? Wäre das überhaupt möglich?

Versuchen wir, uns diesen Fragen anzunähern, indem wir uns in diesem Kapitel mit der Essenz eines feinstofflich gesunden Lebens beschäftigen. Denn – das haben wir auf unserer Reise bislang herausgefunden – wenn wir innerlich gesättigt sind und über unsere Lebensenergie frei verfügen, dann können wir auch einen Beitrag dazu leisten, dass der innere Hunger in unserer Gesellschaft beendet wird. Der Weg dahin ist vielleicht nicht so weit, wie wir denken.

In den folgenden Abschnitten werden wir uns schrittweise dem natürlichen Zugang zur *Lebensnahrung* widmen. Zuerst geht es um eine dafür grundlegende innere Haltung, den Universalschlüssel »Verständnis«, mit dem wir uns schon ansatzweise beim Energieraub beschäftigt haben. Von dort geht es weiter zur vierten und letzten Anleitung, womit die Basis zur dann folgenden feinstofflichen Nahrungsaufnahme gelegt wird. Damit ist es möglich, Essen so zu unterstützen, dass die Belastungen neutralisiert werden und wir die Lebendigkeit der Nahrung erleben können. Von dort benötigt es nur noch eine Verbindung, die mit einer einfachen Technik namens »Ich will – ich darf – ich habe Verständnis« herzustellen ist, um dem inneren Hunger ein Ende zu bereiten.

Universalschlüssel Verständnis

Im Verständnis liegt das Geheimnis. Es ist das Grundverständnis in uns Menschen und zugleich ein erster Schritt, dem Leben in der Nahrung näherzukommen.

Richtig: *in* der Nahrung.

In unserem täglichen Essen ist etwas Lebendiges enthalten, das über Vitalstoffe und Zellmaterial hinausgeht. Nicht nur wir Menschen verfügen über ein feinstoffliches Feld, das uns umgibt, sondern auch unsere natürlich gewachsene Nahrung. Und dieses Feld ist es, das den inneren Hunger stillt, dem Feinstoffkörper seine eigentliche Fülle schenkt und uns einen natürlichen Schutzmantel verleiht.

Um uns feinstofflich ernähren zu können, gilt es mit dem feinstofflichen Feld der Nahrung in Kontakt zu kommen. Dazu muss jedoch erst einmal der oft dichte Mantel aus Belastungen, der die Nahrung umhüllt, aufgehoben werden. Wie eine Schicht kleben Firmenenergie, menschliche Empfindungen oder auch Stress durch Wachstumsbedingungen oder beim Transport an unserem Essen, so dicht, dass wir unsere Nahrung feinstofflich häufig kaum noch ausmachen können.

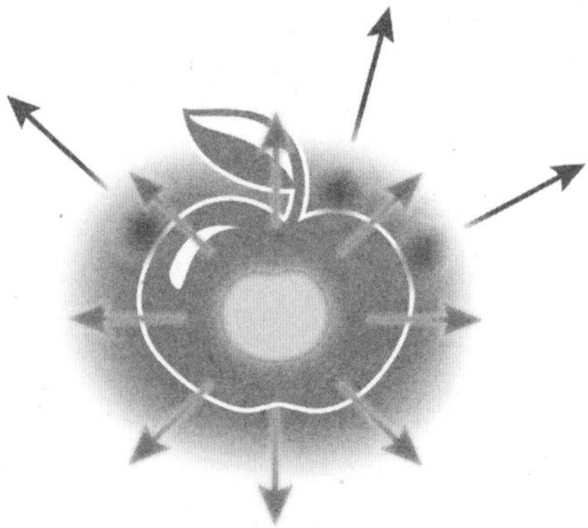

Abbildung 30:
Der Loslösungsprozess von feinstofflichen Belastungen

Verständnis jedoch ist der Schlüssel, der diese Ummantelung von der Nahrung abfallen lässt. Wobei ich noch einmal ganz klar herausstellen möchte, dass damit keineswegs gemeint ist, dass man mit allem einverstanden sein muss. Wir können die wütende Person aus unserem Fallbeispiel durchaus darauf aufmerksam machen, dass uns ihr Getobe stresst, während wir gleichzeitig anerkennen, dass auch uns Wut als Empfindung vertraut ist. Wir alle machen unsere Erfahrungen mit feinstofflichen Belastungen und ihren Auswirkungen. Einen Ausweg aus dieser Unordnung bietet uns etwas, das wir in unserem tiefsten Innern tragen: Verständnis, gepaart mit einer gewissen Demut, die anerkennt, dass wir Menschen alle in einem Boot sitzen. Wir dürfen etwas ändern und verbessern wollen, aber stets aus dieser inneren Haltung heraus. Indem wir Verständnis für das aufbringen, was wir Menschen beispielsweise mit einem Apfel von seinem Weg vom Baum bis auf unseren Teller tun. Innerlich auf die Barrikaden zu gehen bringt nur weitere Belastungen mit sich. Die in uns angelegten Quellen der Dankbarkeit, Liebe, Demut und des Verständnisses hingegen bieten uns eine Brücke an, um das Trennende der Belastungen zu überwinden. Der Weg über diese Brücke führt zu der Ursprungsenergie, die sich in der Nahrung entfalten will.

Durch den allgegenwärtigen Überfluss ist die innere Haltung der Dankbarkeit oft schwer zu erlangen. Zudem haben wir es überwiegend mit Nahrung zu tun, die durch ihre Biografie stark belastet ist und uns deshalb abstößt. Wir entwickeln sogar eine regelrechte Gegenwehr. Wenn ein Apfel unser gesamtes Abendessen wäre, ohne gefüllten Kühl- und Vorratsschrank in Reichweite, wäre Dankbarkeit für diese Mahlzeit etwas ganz Natürliches. Aber eine solch tiefe, echte Dankbarkeit im modernen Alltag aufbringen? Für einen Apfel? Für die Tiefkühlpizza, die wir nebenbei beim Spielen von Online-Games essen? Für das Frühstücksbrötchen, das zu schmieren uns am Morgen viel zu viel Zeit kostet? Schwierig.

Wenn wir dem inneren Hunger jedoch etwas entgegensetzen möchten, bleibt uns nichts anderes übrig, als unsere feinstofflichen Sinne zu trainieren und das eigene innere Erleben in den Mittelpunkt zu stellen. Erst durch unser Erleben erreichen wir den Ursprung der Nahrung, sodass sich jegliche Blockaden lösen können. Dieser Prozess kann schon beim Einkaufen beginnen, wenn wir etwas in den Korb legen, und endet bei Tisch, wenn wir die Gabel bereits in der Hand halten.

Ein schöner Gedanke, aber nicht alltagstauglich?

Denken Sie nur an das Gefühl, wenn Sie mit Begeisterung für liebe Gäste kochen. Wenn das Einkaufen und Vorbereiten der Nahrungsmittel schon Freude bereitet und Sie später bei Tisch feststellen, dass Sie schon vor dem ersten Bissen satt zu sein scheinen. Es ist ein schöner Nebeneffekt: Bei einem so liebevollen Umgang mit der Nahrung »isst« unser Feinstoffkörper schon fleißig, bevor wir physisch auch nur einen Happen zu uns nehmen.

Eine solche Essensvorbereitung ist weder anstrengend, noch bedarf es der Aufmerksamkeit, um die gute Stimmung aufrechtzuerhalten. Warum das so ist, wird verständlich, wenn man sich vor Augen führt, dass man während des bereitwilligen und freudigen Kochens auf die in uns allen liegende Quelle der Dankbarkeit zurückgreift. Sobald sie fließt, gibt es keinen Widerstandsverlust und somit auch keine negativen Folgewirkungen, wie Erschöpfung oder Gereiztheit. Wir müssen keine spezielle Technik anwenden, damit etwas von außen bewirkt wird, sondern begegnen der Nahrung aus einer inneren Haltung heraus, als wäre sie bereits in ihrem eigenen unverfälschten Urzustand und würde uns voller Lebensenergie entgegenstrahlen. Durch diese Hinwendung kann sie sich vollends entfalten und zu dem werden, was sie in ihrem Kern ist: Lebensnahrung.

Von der eigenen Frequenz des Lebendigen aus finden wir zu ebendieser Frequenz in der Nahrung. Es geht um das Sein, das in uns angelegt ist, und nicht um das Tun.

Doch wieso ist es oftmals eine Herausforderung, diese Frequenz des ursprünglich Lebendigen zu erreichen? Sobald wir unsere Umgebung nicht mehr bewusst wahrnehmen, kann davon ausgegangen werden, dass es zu stark um uns selbst geht oder dass wir zu fixiert sind. Wenn der Blick verengt ist, zieht sich das Feinstoffliche in der Regel zurück – und je mehr wir

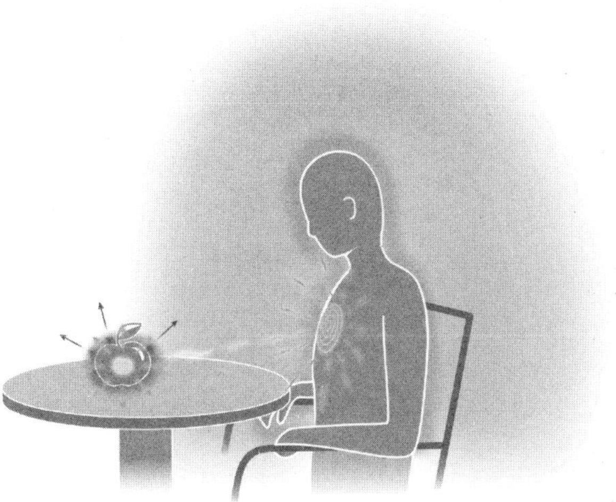

Abbildung 31:
Aus der Frequenz der Dankbarkeit und des Verständnisses in uns begegnen wir dem Lebendigen in der Nahrung. Dadurch setzt sich ein Prozess in Gang, durch den sich die Belastungen von selbst lösen und die Nahrung in ihren feinstofflich gesunden Urzustand kommt.

willentlich versuchen, es zu erlangen, desto mehr verbauen wir uns den Weg.

Unsere Unterstützung für die feinstofflich belastete Nahrung besteht darin, mit den in uns liegenden Quellen der Dankbarkeit und des Verständnisses in Berührung zu kommen – oder man könnte auch sagen: mit der Erkenntnis, dass wir als Menschen für die Belastung mitverantwortlich sind, genauso wie mit der Erkenntnis, dass es die Nahrung ist, die uns am Leben erhält. Allein wenn man dieses Bewusstsein lebendig im Inneren spürt, ist bereits ein großer Schritt getan. Es ist der Schlüssel, mit dessen Hilfe wir das ursprünglich Lebendige in der Nahrung wieder erreichen können. Wenn wir so viel Achtsamkeit der Nah-

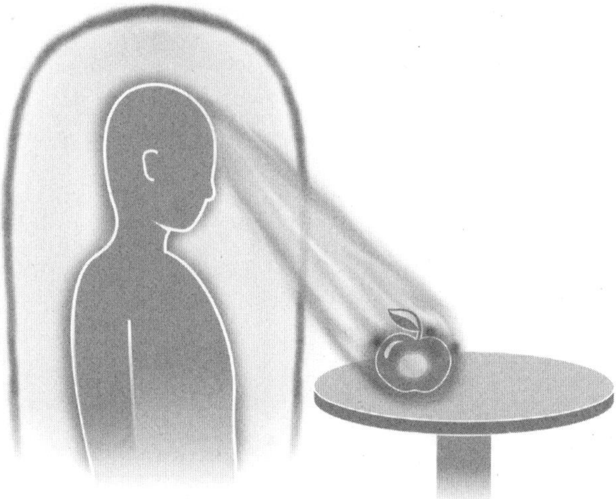

Abbildung 32:
Der Versuch, die Nahrung mental zu unterstützen. Es geht eine Energie vom Menschen aus, die sich als weitere Schicht über die Nahrung und die bestehenden Belastungen legt.

rung gegenüber aufbringen, kommt es wie von selbst zu einem Geschehenlassen, durch das die Loslösung der feinstofflichen Belastungen erfolgen kann.

Bevor wir zur vierten und letzten Anleitung übergehen, die uns beim Erreichen der richtigen inneren Haltung helfen soll, ein paar Worte zu dem nach wie vor beliebten Tisch- oder Essensspruch: Natürlich kann ein solcher Spruch ebenfalls einen Ordnungsprozess bei der Nahrung einleiten, solange er von Lebendigkeit getragen wird und nicht bloß Routine ist. Sobald sich die Dankbarkeit in uns auftut, können wir sie auch in Worte fassen. Allerdings führen Gewohnheiten oft dazu, dass das Lebendige verloren geht und nichts als eine leere Phrase bleibt. Achtsamkeit ist eben auch geboten, wenn es darum geht, Liebe in ein Essen »hineinzulegen«.

Schauen wir uns einmal genauer an, was geschieht, wenn wir »Liebe ins Essen tun«: Angenommen, die Nahrung ist feinstofflich belastet und nun wird versucht, das Unerwünschte mit »liebevollen Gedanken« zu neutralisieren, es zu segnen oder Liebe hineinzuprojizieren. Dabei geht von uns eine Willensenergie aus und legt sich als weitere Schicht über die Nahrung und somit auch über die Belastungen. Dadurch erscheint uns das Essen zwar vertraut, weil wir die zuoberst liegende Schicht der »liebevollen Gedanken« wahrnehmen, die wir selbst hinzugegeben haben. Das ändert jedoch nichts an dem, was sich unter dem Mäntelchen der »Liebe« verbirgt und nun arglos mitgegessen wird.

Die Unterstützung der Nahrung, damit sie aus ihrer Ursprungsenergie heraus frei von Belastungen wird, ist also kein mentaler Vorgang. Man kann es eher als eine Begegnung zwischen Mensch und Nahrung aus der gleichen Frequenz des Lebendigen beschreiben – wir tragen diese Frequenz ebenso in uns, wie die Nahrung es tut. Hier stellen wahrhaftig empfundene Dankbarkeit und Verständnis einen Zugang dar, während ein beabsichtigtes Aussenden von Energie ihn in der Regel verbaut. Natürlich sollten wir uns, aus feinstofflicher Sicht betrachtet, liebevoll mit dem Essen und seiner Zubereitung beschäftigen. Allerdings ohne die Intention, eine »liebevolle« Spur im Essen zu hinterlassen.

Um den einmal beschrittenen Pfad, der uns einen Zugang zu der dringend benötigten Lebensnahrung ermöglicht, weiter auszubauen, kommen wir nun zur vierten Anleitung, in der sich vieles, was wir bislang auf der Entdeckungsreise zum Feinstoffkörper kennengelernt haben, wiederfinden lässt und die den schönen Namen »Neugeborenes« trägt. Erweckt nicht allein das Wort »Neugeborenes« den Wunsch, ganz achtsam und fein zu werden und eine Umgebung zu schaffen, in der sich ein gerade erst in diese Welt gekommener Mensch ungestört entfalten kann? Solche Momente tragen das Angebot in sich, eine (feinstoffliche) Qualität in sich wahrzunehmen, die den Blick auf das Alltagsleben, das wir häufig führen, in einem anderen Licht erstrahlen lässt. Lassen Sie uns also aufbrechen und diese letzte Etappe auf unserer Reise in diesem Buch nehmen.

Anleitung 4: Neugeborenes

Wie schon zuvor so gilt auch für den Einstieg in die vierte Anleitung, dass Sie die bisher durchlebten Anleitungen – von der Grundhaltung über die »horchende Hand« bis zum »hinteren Raum« – nicht nur im Bewusstsein haben sollten, sondern sie zur Einstimmung auch wiederholen. Das dient nicht nur der Vergegenwärtigung des Erfahrenen, sondern bereitet den Feinstoffkörper für das nun vor ihm Liegende vor. Mit jeder Anleitung öffnen wir eine weitere Tür in die feinstoffliche Wirklichkeit, die uns umgibt.

Wenn Sie so weit sind und sich vergewissert haben, sich an einem ruhigen, geschützten Ort zu befinden, stellen Sie sich bitte folgende Situation vor: Jemand kommt auf Sie zu mit der Bitte »Könntest du kurz mein neugeborenes Kind halten?«. Nun stellen Sie sich die Frage: »Was dürfte sich an mir, an meiner Haltung verändern, damit ich dieser Bitte so achtsam und aufrichtig wie möglich nachkommen kann?«

Wichtig wäre es, dass Sie sich, während Sie dieser Frage nachgehen, nicht auf eine Erinnerungsreise zur Geburt Ihrer eigenen Kinder aufmachen. Beobachten Sie vielmehr im Hier und Jetzt, welche Veränderungen in Ihrer inneren Haltung ganz natürlich eintreten, wenn Sie sich bereit machen, ein solch zartes kleines Wesen in den Arm zu nehmen. Lassen Sie diesen innerlichen Vorgang geschehen, ohne ihn durch eine bewusste Einwirkung steuern zu wollen. Bleiben Sie so ruhig und inaktiv wie möglich in einer zulassenden Haltung und beobachten Sie: »Was verändert sich gerade bei mir? Wie erlebe ich mich?« Geben Sie dieser Entfaltung Raum. Sie spüren vielleicht, wie sich etwas Warmes und Weiches, von der Brustmitte ausgehend, verteilt und sich dadurch eine andere Atmosphäre einstellt.

Die Erfahrung zeigt, dass in dieser Situation – so es denn zugelassen werden kann – eine Veränderung in der eigenen Frequenz stattfindet. Wir erleben uns und unsere Umgebung anders, wie durch anderes Brillenglas. Meinem Eindruck nach scheint es sich dabei um etwas zu handeln, das in uns Menschen angelegt ist – auch wenn wir in unserem Leben bislang noch nicht mit neugeborenen Kindern in Berührung gekommen sein sollten. Es kommt einem Instinkt gleich, mit liebevoller Behutsamkeit dem »Neuankömmling« zu begegnen. Der positive Nebeneffekt besteht darin, dass wir gleichzeitig in Kontakt mit unserem eigenen lebendigen Ursprung kommen. Dies zu ermöglichen ist die Aufgabe der vierten Anleitung: Nehmen Sie die Gelegenheit wahr, Ihrer eigenen, in Ihnen angelegten Essenz zu begegnen.

Anleitung 4: Neugeborenes

Stellen Sie sich die Frage: »Wenn ich jetzt ein neugeborenes Kind überreicht bekäme, wäre ich innerlich in der passenden Haltung? Und wenn nicht, wie könnte diese Haltung aussehen?« Wenn sich bei Ihnen das Gefühl einstellt »Ja, ich bin dafür bereit«, dann können Sie aus dieser Atmosphäre heraus mit den folgenden Übungsschritten weitermachen.

Tasten Sie respektvoll mit Ihrem Bewusstsein den hinteren Raum ab.

Heben Sie mit dieser gleichen warmen, behutsamen Qualität Ihre rechte Hand über den Kopf und lassen Sie die Hand »horchend« werden, um einen angenommenen Windhauch zu verorten oder einen Ton zu erlauschen. Möglicherweise ist jetzt eine neue Qualität der Verbindung mit sich selbst zu erleben.

Dann positionieren Sie die Hand wieder an der Seite Ihres Feinstoffkörpers und warten auf Einlass, ehe Sie als »Gast« eintreten. Das dürfte Ihnen jetzt, mit dieser Grundhaltung und Frequenz, deutlich leichter fallen. Man tritt ja auch sachte und innerlich zurückgenommen in einen Raum ein, in dem ein Neugeborenes schläft. Und warum sollte man nicht genau so behutsam und wohlmeinend mit sich selbst umgehen?

Nachdem Sie die äußere Grenze Ihres Feinstoffkörpers ertastet haben, platzieren Sie Ihre Hand etwa eine Handbreit von der Brustmitte entfernt (siehe Abbildung 33) und richten Ihre Aufmerksamkeit auf folgende drei Fragen:

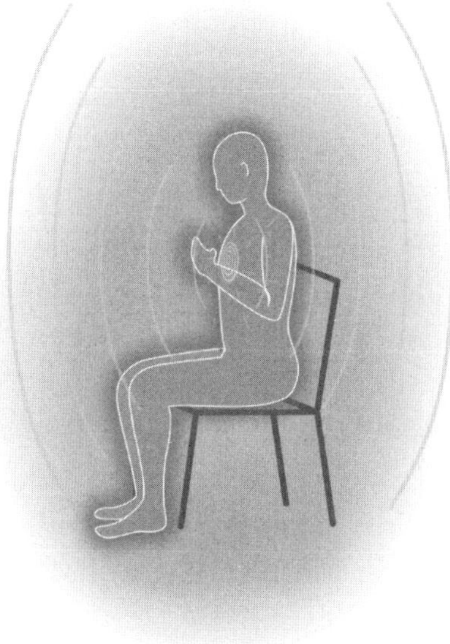

Abbildung 33:
Den Feinstoffkörper ertasten mit der inneren Haltung, ein Neugeborenes überreicht bekommen zu können.

- »Was nimmt die Hand wahr?«
- »Wie fühle ich mich selbst?«
- »Wie erlebe ich die Atmosphäre im Raum?«

Die vierte Anleitung erscheint auf den ersten Blick vermutlich als die leichteste von allen. Aus meiner persönlichen Sicht würde ich sagen, dass sie den vorangegangenen Anleitungen eine Tiefe und Schönheit verleiht, in deren Bewusstsein man nur zu gern jede Minute des Tages erleben möchte.

So gesehen bietet es sich selbstredend an, sich die Frage »Wäre ich in diesem Augenblick bereit, ein Neugeborenes in die Arme zu nehmen? Oder wie wäre die passende Haltung?« nicht nur zu Übungszwecken zu stellen, sondern auch immer wieder im Alltag darauf zurückzugreifen. Achten Sie doch einmal darauf: Halten Sie durch die Auswirkung der Frage mehr inne, kommen Sie in Ihrer sonstigen Umtriebigkeit mehr zur Ruhe? Wenn Sie die Haltung einnehmen, ein Neugeborenes in den Arm zu nehmen, merken Sie vielleicht, welche eigentlich unnatürliche und unangenehme innere sowie körperliche Haltungen Sie als Gewohnheit haben, die in dieser sanfteren Frequenz sofort wegfallen. Schließlich würde man ein Neugeborenes ja auch nicht bestürmen und mit einem rustikalen »Hallo, Kumpel!« begrüßen. Wenn diese Frage – und mit ihr die innere Frequenzanpassung – ins Leben integriert wird, lässt sich zum Beispiel beobachten, dass sich im Laufe der Zeit körperliche Verhärtungen oder gewohnte Abwehrmechanismen lösen.

Möglicherweise fiel es Ihnen dank der drei vorangehenden Anleitungen leicht, sich in die passende Verfassung gegenüber einem Neugeborenen zu begeben. Allgemein lässt sich immer wieder beobachten, wie stark sich Menschen umstellen müssen, wenn sie Kindern begegnen. Das Gesicht wird eine freundliche Maske, und die Stimme künstlich auf weich gestellt (»Ach, da ist ja meine süße kleine Maus!«), weil wir für gewöhnlich mit einer künstlichen Schutzmauer und ohne Kontakt zum inneren Erleben unterwegs sind. In so einem Fall stellt die Umstellung auf eine sehr junge, als zart erlebte Person durchaus eine Herausforderung dar. All das fällt dank der vierten Anleitung weg, es braucht keine Verrenkungen mehr. Wir sind in einer Natürlichkeit, in der man uns ganz selbstverständlich ein neugeborenes Kind anvertrauen könnte.

Durch die vier aufeinander aufbauenden Anleitungen – von der Grundhaltung über die »horchende Hand« und den »hinteren Raum« bis hin zur Haltung »Neugeborenes« – kann unser Feinstoffkörper die Art von Beachtung und Zuwendung bekommen, nach der er sich so dringlich sehnt. Dies dient letztendlich unserer feinstofflichen Gesundheit und somit unserem inneren Wohlbefinden. Deshalb empfiehlt es sich, unserem Feinstoffkörper regelmäßig mit diesen vier Anleitungen zu begegnen – damit er sich nach seiner der Vergessenheit geschuldeten Verkümmerung wieder in seiner Natürlichkeit entfalten und seiner Bestimmung entsprechend lebendig in unser Leben integriert werden kann.

Probieren Sie die Umsetzung der vier Anleitungen nicht nur aus, während Sie dieses Buch lesen, sondern machen Sie sie zu einem wiederkehrenden Bestandteil Ihres Alltags, etwa, wenn Sie unter Stress stehen, Ihnen ein anstrengendes Treffen bevorsteht oder Sie einfach einen Moment haben, um sich selbst etwas Gutes zu tun. Ich kann mir gut vorstellen, dass Sie die vier Anleitungen schon bald bewusst einzusetzen wissen.

Nun, da Sie Ihren Feinstoffkörper entdeckt haben, sollten Sie im Kontakt mit ihm bleiben – und diese vier Anleitungen sind dafür von großem Nutzen.

In Seminaren erlebe ich bei der Umsetzung der vierten Anleitung regelmäßig, wie bewegend und berührend diese Erfahrung für Menschen ist. Manche scheinen sich selbst zum ersten Mal in einem solchen Zustand zu erleben. Dabei ist es aus meiner Sicht die normale, für uns Menschen gedachte Grundhaltung. Alles andere ist kein Ausdruck unseres Selbst, sondern von etwas, das an uns haften geblieben ist wie die Belastungen an der Nahrung.

Während wir uns auf die Suche nach dem Lebendigen in der Nahrung machen, können wir uns selbst begegnen. Es ist dieselbe Haltung, mit der wir der Nahrung entgegentreten, damit ihr Ursprung aus sich heraus wieder frei zum Ausdruck kommen kann.

Wenn wir uns innerlich so aufstellen, dass wir jederzeit ein Neugeborenes entgegennehmen könnten, bewahren wir uns den Zugang zum Leben. Das Kultivieren einer solchen Feinheit und Achtsamkeit ist keineswegs etwas Künstliches, sondern entspricht unseren natürlichen Anlagen. Es ist nichts anderes als gelebte feinstoffliche Gesundheit und das Ende des inneren Hungers. Genau wie das Verständnis und die Dankbarkeit, die uns den Weg zum Höheren Selbst und somit zum eigentlichen Leben ebnen.

Und wie könnte die Welt aussehen, wenn wir Menschen uns alle die innere Haltung bewahren könnten, jederzeit ein Neugeborenes in Empfang nehmen zu können? Wie wäre die Welt, wenn bei allen der Zugang zum Leben und dem inneren Wissen frei wäre, sodass man sich weder abgeschnitten fühlt noch vom inneren Hunger getrieben durch das Leben kämpfen muss? Die Idee, an dieser Haltung zu feilen, ist also durchaus vielversprechend.

Wie man Nahrung feinstofflich unterstützt

Wenden wir uns nun noch einmal dem Thema der feinstofflichen Belastungen zu, die es vor dem Essen zu neutralisieren gilt. Wir haben selbst die Möglichkeit, die Nahrung feinstofflich zu unterstützen – mithilfe von etwas Urnatürlichem in uns selbst. Denn aus meiner Wahrnehmung heraus gehört die Dankbarkeit neben der Liebe und dem Verständnis unbedingt zu uns Menschen – es ist, als wären es in uns angelegte Quellen, die bloß freigelegt werden müssen.

Bereits bei der Zubereitung der Speisen oder bei Tisch können wir damit das Essen von feinstofflichen Belastungen befreien. Meist wird in diesem Moment schon eine Veränderung der Nahrung erlebbar, und es kann sich eine natürliche Dankbarkeit einstellen, dieses Essen vor sich stehen zu haben. Wenn die Belastungen ihre Wirkung verlieren, wird oft gesagt, dass das Essen plötzlich »strahlt«, intensiv die Sinne anspricht oder wirkt, als habe vorher ein grauer Schleier darübergelegen, der plötzlich weggezogen worden ist.

Ein auf diese Weise »geordnetes« Essen wird den Feinstoffkörper nicht mehr belasten, was an sich schon sehr viel wert ist. Eine feinstoffliche Nahrungsaufnahme hat dadurch aber noch nicht stattgefunden. Denn die ist nur durch Ihre eigene innere Bewegung möglich, die Ihnen niemand abnehmen kann. Schönerweise ist auch sie in uns angelegt, und es macht Spaß, sie wachzurufen. Bevor wir nun zur Tat schreiten, gibt es vorab noch einige Indizien, wie es sich anfühlen kann, wenn der Feinstoffkörper satt und zufrieden ist.

Anzeichen für einen satten und zufriedenen Feinstoffkörper

- ✦ Der physische Körper entspannt sich merklich, zum Beispiel lockern sich verspannte Schultern, verhärtete Kiefermuskulatur wird weicher, Magendrücken verschwindet und auch das Gefühl, als hätte man einen wandernden Ameisenschwarm unter der Haut, löst sich auf.
- ✦ Die Gedanken kommen zur Ruhe. Themen, die man eben noch nicht hatte loslassen können, rücken wie von selbst in den Hintergrund.
- ✦ Ein warmes, wohliges Gefühl breitet sich im Körper aus. Man fühlt sich voller Lebensenergie und gleichzeitig geborgen, vor der Außenwelt geschützt.
- ✦ Tischgespräche gestalten sich plötzlich locker, auch Momente der Ruhe werden als angenehm empfunden. Das Bedürfnis, um jeden Preis eine Unterhaltung am Laufen zu halten, verschwindet, die Atmosphäre wird freundlich und ruhig.

Drei Schritte: Ich will – ich darf – ich habe Verständnis

Um die Nahrung zu unterstützen, damit sie von Belastungen frei wird und eine feinstoffliche Nahrungsaufnahme stattfinden kann, bedarf es einer bestimmten inneren Haltung, die sich in drei Schritten entwickeln lässt.

Stellen Sie sich vor, am Ende einer langen Wanderung fänden Sie noch einen vergessenen Apfel in Ihrem Rucksack. In diesem Fall würden Sie ganz von allein Dankbarkeit verspüren und wahrscheinlich auch eine gewisse Demut. Vielleicht lässt sich diese Haltung mit früheren Zeiten vergleichen, wenn man sich nach einem arbeitsreichen Tag an den Tisch setzte und von Herzen froh über die Mahlzeit war, selbst wenn sie nicht allzu üppig ausfiel.

Es ist ein Geschenk, mit etwas so Lebenswichtigem versorgt zu werden. Vielleicht erkennen wir das erst wieder in dem Moment, in dem wir bewusst Lebensnahrung zu uns nehmen und erleben, auf welche wohltuende und zutiefst befriedigende Weise sie uns durchströmt. Wenn durch ein kleines Stück Apfel – mehr braucht es oftmals gar nicht, um den Feinstoffkörper ausreichend zu nähren – Lasten, wie Schwere und Erschöpfung, von uns fallen und wir uns fühlen, als wären wir aus dem Schatten ins Sonnenlicht getreten.

Zuvor gilt es jedoch, die lebendige Dankbarkeit in uns wachzurufen, ohne etwas zu projizieren. Sie muss echt und fühlbar sein, eine eigene Schwingung entwickeln, nur dann wird sie sich als Zugangstor erweisen.

Schritt 1: Ich will

Um sich dieser Empfindung anzunähern, versuchen Sie, sich nun einmal in folgende Situation hineinzuversetzen: Sie machen eine Wanderung, doch als sich der Hunger meldet, ist der Rucksack genauso leer wie Ihr Magen. Weit und breit gibt es nur Natur, keine Chance, eine Wegzehrung zu erwerben. Während der Hunger sich immer deutlicher meldet, entdecken Sie am Wegesrand einen Baum mit reifen Äpfeln.

Was würden Sie in diesem Moment empfinden, in dem Sie nur noch die Hand auszustrecken brauchen, um einen knackigen Apfel zu pflücken und Ihren zermürbenden Hunger zu stillen?

Ich vermute, spätestens jetzt dürfte sich dank der erdachten Szene ein deutliches »Ich will!« bemerkbar machen. Dabei handelt es sich keineswegs um Gier, dafür ist die Annährung zu vorsichtig. Es ist vielmehr, als würde sich etwas in Ihnen freudig dem Apfel annähern, indem Sie dem natürlichen Verlangen Raum geben, dieses Nahrungsmittel zu sich zu nehmen. Es entsteht ein innerer Bezug zu dem Apfel, indem Sie sich mit Vorfreude dem Wissen »Ich möchte diesen Apfel essen!« öffnen. Manche Menschen beschreiben dieses Gefühl, als würde eine Wärme von ihrer Brust ausgehen, die dem Apfel entgegenstrebt. Vielleicht können Sie ja etwas Ähnliches beobachten, es reicht jedoch vollkommen, wenn Sie ein klares »Ich will« in sich erleben. In dem Fall ist es Zeit für den zweiten Schritt.

Schritt 2: Ich darf

Während Sie die reifen Früchte am Baum betrachten, entdecken Sie ein Schild, auf dem »Privat« steht. Es ist also nicht ohne Weiteres möglich, die Hand auszustrecken und sich einen Apfel zu pflücken, ganz gleich, was der Appetit sagt. Glücklicherweise nähert sich in diesem Augenblick eine Person – nehmen wir einmal an, es ist eine Frau –, die Ihren hungrigen Blick zu bemerken scheint. Sie gesellt sich zu Ihnen und erklärt, dass ihr die Obstwiese gehöre. Nachdem Sie sich eine Weile miteinander unterhalten haben – vielleicht über Ihre Wanderung, das Wetter und die bevorstehende Ernte –, sagt die Obstbäuerin schließlich: »Sie dürfen sich gern einen Apfel nehmen!«

Nun, wie fühlt es sich an, wenn sich ein lebendig erlebtes »Ich darf« und die damit verbundene Freude und das Endlich-loslassen-Können ausbreiten?

In Zeiten des Überflusses ist das Gefühl von »Ich darf« in Vergessenheit geraten. Wozu sollte es auch notwendig sein, wenn es nicht mehr als den Gang zum Kühlschrank braucht, um sich etwas Essbares zu organisieren? So kommt es, dass viele Menschen das Gefühl von »Ich darf« angesichts einer Speise oft erst nach einer Fastenkur oder nachdem sie wegen einer Erkrankung längere Zeit auf Schonkost gesetzt waren, wahrnehmen können.

Zurück zu der Wanderung und dem unverhofften Glück dank einer spendierfreudigen Obstbäuerin. Nun gesellt sich zu dem »Ich will« ein freudiges »Ich darf« hinzu – und uns ergeht es wie Kindern, wenn sie etwas wollen und dann dürfen. Der Apfel scheint unser zartes Entgegenkommen auf einer feinstofflichen Ebene zu erwidern, seine ursprüngliche Kraft strahlt uns entgegen. In diesem Moment ist die normale ursprüngliche Begegnung zwischen Mensch und Nahrung wiederhergestellt. Halten wir die Nahrung vor uns, integriert sie sich ohne Widerstand in unseren Feinstoffkörper, der sich öffnet und freudig auf sie zugeht.

Schritt 3: Ich habe Verständnis

Von der Vorstellung zurück in die Realität: Vor uns liegt jetzt ein gekaufter Apfel. Der Apfel hat vermutlich einen längeren Weg hinter sich, und es stehen zwischen seinem Ursprung und uns viele Menschen und Firmen, die es ermöglicht haben, dass wir diesen Apfel nun essen dürfen. Entsprechend verstehen wir, was dem Apfel auf seinem Weg feinstofflich widerfahren ist. Wir stehen am Ende des Weges und bringen Verständnis für die Spuren auf, die durch menschliches Tun oder auch Wachstumsbedingungen im Apfel verblieben sind.

Durch unsere Haltung »Ich möchte – ich darf – ich habe Verständnis« lösen sich die angehafteten Belastungen, und wir überwinden den Widerstand, der sich beim Einkaufen vielleicht gezeigt hat, da nun der nötige Ausgleich bewerkstelligt wird. Denn was bedeutet Nahrung für uns Menschen? Sie bedeutet Leben.

Nun setzen wir die drei beschriebenen Schritte mit der folgenden Übung in die Praxis um.

Übung 11: Feinstoffliche Unterstützung der Nahrung

Wählen Sie ein frisches Obst oder Gemüse aus, das Sie jetzt gern essen möchten, wie zum Beispiel einen Apfel, eine Birne oder eine Möhre. Für die Übung ist es wichtig, dass das Lebensmittel weder zubereitet noch mit Zucker oder Konservierungsmitteln versetzt wurde, sondern naturbelassen ist. Es ist auch vorteilhaft, wenn der Appetit zuvor nicht durch eine Mahlzeit gestillt worden ist, sodass ein echtes Interesse für das Nahrungsmittel besteht. Nehmen Sie sich für diese Übung wieder Zeit und lassen Sie sich bei diesem wichtigen Prozess nicht stören.

Überprüfen Sie als Erstes, wie Ihr Feinstoffkörper auf das Nahrungsmittel reagiert. Führen Sie es dabei, wie im Kapitel »Was feinstofflich hängen bleibt, wiegt schwer« beschrieben, von der Seite kommend etwa fünfzehn Zentimeter vor die Brustmitte und beobachten Sie, ob sich etwas verändert. Notieren Sie die Reaktion Ihres Feinstoffkörpers.

Legen Sie das Nahrungsmittel dann vor sich ab und betrachten Sie es während der weiteren Schritte lediglich aus den Augenwinkeln.

Überprüfen Sie nun Ihre Grundhaltung. Fragen Sie sich: »Bin ich in der Lage, die horchende Hand wahrzunehmen?«

Was macht der hintere Raum? Die Unterstützung der Nahrung sollte kein »Projekt« werden, also etwas, das Sie mit dem Bewusstsein angehen: »Ich tue.« Es wird auch keine Energie eingesetzt, sonst projiziert man sie bloß auf die Nahrung. Es geht um eine Haltung des Geschehenlassens. Damit erfahren Sie auch den hinteren Raum.

Dann versetzen Sie sich innerlich in die Lage, ein Neugeborenes entgegennehmen zu können.

Jetzt fügen Sie die Aspekte »Ich will - ich darf - ich habe Verständnis« hinzu. Nehmen Sie sich kurz Zeit hierfür. Spüren Sie Ihr

Wollen, Ihr Dürfen und erleben Sie Ihr Verständnis für den Weg, den der Apfel oder die Möhre bis zu Ihnen genommen hat.

Beobachten Sie:

- »Was erlebe ich bei mir?«

- »Wie nehme ich die Umgebung wahr?«

- »Wie erlebe ich das Nahrungsmittel vor mir?«

Nehmen Sie das Nahrungsmittel wieder in die Hand, führen Sie es erneut vor die Brustmitte und beobachten Sie die Reaktion Ihres Feinstoffkörpers darauf. Überprüfen Sie, mit Vertrauen und Skepsis gleichermaßen: Hat sich etwas daran verändert? Notieren Sie Ihre Wahrnehmung.

Sollte Ihrer Wahrnehmung nach keine positive Veränderung bei der Nahrung eingetreten sein, wiederholen Sie die Übung ein- bis zweimal. Die Unterstützungsschritte sollten insgesamt nicht mehr als etwa zwei Minuten in Anspruch nehmen, sonst kann es passieren, dass man der Nahrung die eigene Energie überstülpt. Sollte es Ihnen nicht sofort glücken, haben Sie Geduld, und probieren Sie es zu einem späteren Zeitpunkt erneut mit einem anderen Nahrungsmittel. Die Erfahrung zeigt, dass es einiges an Übung benötigen kann, bis dieser Vorgang gelingt.

Bei den Seminaren beschreiben Menschen, dass sich etwa die Möhre, die sie gerade unterstützt haben, leichter und durchlässiger anfühlt. Während sie vorher bei der Überprüfung ein Druckgefühl in der Brust oder am Hals, ein Stocken oder Zurückweichen des Feinstoffkörpers oder eine Gegenwehr wahrgenommen haben, bleibt der Feinstoffkörper nach der gelungenen Unterstützung ruhig und ungestört im Fluss, und es ist kein Widerstand der Nahrungsmittel gegenüber mehr zu erleben. Manchmal wird auch von einem freudigen Streben des Feinstoffkörpers hin zur Nahrung berichtet.

Feinstoffliche Nahrungsaufnahme

Wenn es uns gelingt, dass die Nahrung, die wir zu uns nehmen, von feinstofflichen Belastungen befreit wird, ist für die Gesundheit unseres Feinstoffkörpers bereits das Wichtigste geschehen. Ein unbelasteter und vitaler Feinstoffkörper ist eine wichtige Grundlage für die innere Ordnung, zumal er sich in diesem Zustand ein Stück weit aus sich selbst heraus ernährt. Von dem gerade erarbeiteten Vorgang, die Nahrung feinstofflich zu unterstützen, ist der Schritt zur feinstofflichen Nahrungsaufnahme nicht mehr weit und kann ganz natürlich gelingen. Oft beginnt dieser Prozess bereits vor dem ersten Bissen.

Es fängt damit an, die Erlebensfähigkeit beim Essen wachzuhalten. Hier ist die richtige (Körper-)Haltung von Vorteil. Eine aufrechte Haltung und ein lockeres Hinführen der Nahrung zum Mund hat sich bewährt, denn wenn der Arm seitlich eng am Körper klebt, kann das Feinstoffliche nicht mehr frei fließen. Eine leichte Öffnung unter dem Arm hingegen fördert den Fluss, allerdings nicht übertrieben oder mit Muskelkraft, sondern ganz natürlich.

Hinzu kommt meist, dass wir aus einem Schutzbedürfnis heraus gekrümmt oder zumindest verkrampft dasitzen. Wenn Großeltern ihre Arme weit öffnen, um das Enkelkind zu empfangen, tragen sie meist ein Lächeln auf dem Gesicht. Nicht nur aus Freude über das Kind, sondern weil sie sich mit dieser Geste feinstofflich öffnen und sich dadurch etwas im hinteren Raum entfalten darf wie »Flügel«.

Wenn Sie ein besseres Gefühl dafür bekommen möchten, was diese Schulterlockerung und die Öffnung unter dem Arm bewirkt, probieren Sie erst, wie es sich anfühlt, die Nahrung zum Mund zu führen, wenn der Arm stramm am Körper anliegt. Das fühlt sich ganz schön beengend an, nicht wahr? Leider ist das die Haltung, die in der Kindheit oft als Ausdruck für gute Tischmanieren vermittelt wird. Dann lassen Sie die Schulterspannung los und den Ellenbogen natürlich locker zur Seite fallen. Wenn Sie den Ellenbogen jetzt noch ein wenig anheben, können Sie beobachten, ob sich im hinteren Schulterbereich etwas entfaltet oder im Rücken zu fließen beginnt.

Auch den Kiefermuskel gilt es bewusst zu entspannen, ein kleiner Kniff, der sich als hilfreich erwiesen hat. Falls Sie, wie viele andere Zeitgenossinnen und Zeitgenossen auch, unter Verspannungen des Kiefers oder unter Zähneknirschen leiden, ist es bestimmt interessant zu beobachten, ob sich an diesen Beschwerden nach einer Weile etwas verändert, wenn der Feinstoffkörper statt feinstoffliche Belastungen die erforderliche Nahrung bekommt.

Wenn Sie die Nahrung bereits im Mund haben, probieren Sie einmal, nach den ersten zwei Kaubewegungen bewusst die Spannung der Kiefermuskulatur loszulassen und dabei den Unterkiefer leicht fallen zu lassen. Es ist eine feine, minimale Bewegung, kaum von außen wahrzunehmen. Dabei kann erlebt werden, wie die feinstofflich nährende Substanz der Nahrung vom Mund aus über den Kopf zu strömen beginnt und sich im Feinstoffkörper verteilt und entfaltet.

Jetzt ist es an der Zeit, das in der vorangegangenen Übung unterstützte Nahrungsmittel physisch sowie feinstofflich zu genießen. Falls erforderlich, bereiten Sie das Obst oder Gemüse für den Verzehr vor, indem Sie es waschen, putzen oder schneiden.

Übung 12: Feinstoffliche Nahrungsaufnahme

Bleiben Sie in der gleichen Grundhaltung wie bei der Unterstützung der Nahrung und geben Sie in sich der natürlichen Dankbarkeit für diese Nahrung Raum.

Nehmen Sie das Nahrungsmittel in die Hand und führen Sie es zum Mund, mit einer leichten Öffnung unter dem Arm.

Führen Sie es bewusst weiter zum Mund, beißen Sie ein Stück ab und »ertasten« Sie es behutsam im Mund.

Entspannen Sie kurz Ihre Kiefermuskulatur und lassen Sie den Unterkiefer für einen Augenblick leicht hinabfallen, bevor Sie entspannt weiterkauen und schließlich schlucken.

Nehmen Sie sich nach dem Essen die Zeit, Ihren Feinstoffkörper zu ertasten. Machen Sie sich Notizen zu den drei Fragen: »Wie fühlt sich der Feinstoffkörper nach dieser Nahrungsaufnahme an? Wie fühle ich mich selbst? Wie erlebe ich meine Umgebung?«

An dieser Stelle gäbe es viel zu sagen über das Gefühl, wenn nach Jahren oder sogar Jahrzehnten des inneren Hungers der Feinstoffkörper wieder genährt ist und in einen gesunden Zustand kommt. Ich beobachte bei den Seminaren, wie sich Körperhaltung und Gesichtszüge der Menschen entspannen, wie sie in kürzester Zeit verjüngt, frischer und vitaler aussehen. Sie sitzen entspannt beisammen, ohne den Drang zu reden, und die Zeit scheint keine große Rolle zu spielen. Die Außenwelt mit dem üblichen Stress und der Hektik scheint ihnen in dem Moment nichts anhaben zu können. Manchmal erzeuge ich für die Erfahrung dann ein lauteres Geräusch, wie ein Händeklatschen, und die Menschen beobachten, wie ihre Feinstoffkörper den Reiz sanft abfedern und sie innerlich ungestört bleiben. Es wird auch immer wieder berichtet, dass es schwer sei, dieses Erleben in Worte zu fassen. Durch das neue oder lang vergessene Lebensgefühl dürfen die bekannten Begriffe wie »Zuversicht« »Zufriedenheit« und »Glück« neu ausgefüllt werden.

- Kapitel 7 -

Der innerlich erfüllte Mensch und die Gesellschaft

Wird der Feinstoffkörper passend ernährt und werden seine Signale wie feinstoffliche Schmerzempfindungen beachtet, verwandelt er sich in ein geschlossenes System, das weder Zeit noch Kraft auf den Erwerb von Ersatznahrung verwenden muss. Dadurch ist ein wichtiger Schritt für unsere innere Ordnung getan: Es regieren nicht mehr die Unordnungen, die sich etwa durch lärmendes Durcheinander im Kopf oder zwanghafte Verhaltensweisen bemerkbar machen. Stattdessen entsteht ein Freiraum, in dem die Energien gemäß des eigenen *Höheren Selbst* fließen können. Dann gehören das Gehetze, das unerfüllbare Sehnen und Suchen der Vergangenheit an. Es versiegt das verunsichernde Gefühl von Bedürftigkeit und das ewige »Habenwollen«. Dafür wird ein Erleben von tiefer Ruhe möglich. Es entsteht ein Urvertrauen ins Leben, dass für uns gesorgt ist und wir bekommen, was wir brauchen. Dann sind wir endlich fit genug, um so zu leben, wie es für uns gedacht ist.

Wenn der Zugang zum Höheren Selbst (wieder) freigelegt wurde, müssen wir uns nicht mehr nächtelang den Kopf darüber zerbrechen, welchen Weg unser Leben nehmen soll. Wir spüren Vertrauen und eine Gewissheit, während sich unser Pfad in einem natürlichen und stimmigen Fluss Stück für Stück enthüllt. Das Ziel dabei besteht darin, endlich wieder eins mit sich zu sein, wieder im eigenen Leben zu sein.

Möglicherweise geht es jedoch um noch sehr viel mehr als um die Entwicklung des Einzelnen, obwohl die dringend angebrachte Veränderung in der Gesellschaft ohne sie kaum stattfinden kann. Wenn die Menschen durch das innere Verhungern mit ihrem eigenen täglichen Lebenskampf beschäftigt sind, wird die Wandlung der Gesellschaft kaum auf friedvolle Weise stattfinden können. Der innere Hunger macht es dem Einzelnen schwer, über seinen persönlichen Horizont hinauszublicken und das Gesamte zu erfassen, weil er in seiner Notlage nur mit sich selbst beschäftigt ist. Gezwungenermaßen zieht er Mauern um sich und hält die Nähe anderer nur schwer aus, obwohl wir doch alle darauf angelegt sind, die Gesellschaft anderer zu genießen, an ihnen zu wachsen und gemeinsam, jeder nach seinem eigenen Plan, unsere Gesellschaft zu gestalten. Das wird jedoch erst mit einer grundlegenden feinstofflichen Gesundheit möglich, durch die sich die Menschen näherkommen können, ohne feinstofflich vampiristische Raubzüge befürchten zu müssen. Erst dann kann ein äußerlich ruhiger, innerlich jedoch lebendiger Austausch stattfinden. Erst wenn wir uns selbst wieder auf der feinstofflichen Ebene begegnen, können wir auch andere Menschen auf diese Weise erreichen, um nicht zuletzt auch dem weitverbreiteten Phänomen der Vereinsamung ein Ende zu bereiten.

Solange Energieraub eine Art Vollzeitjob für viele Menschen ist, um zu überleben, bringen sie weder die Kraft, Zeit noch den notwendigen inneren Freiraum für kreative Lösungen auf. Statt aus dem Höheren Selbst heraus individuell zu handeln und somit der eigenen Lebensströmung zu folgen, hängen sie sich an fremde Schiffe, etwa an Kollektive wie große Meinungsgruppen. Je mehr Menschen jedoch dazu übergehen können, aus einer inneren Fülle heraus ihre persönliche Entwicklung anzugehen, desto gesünder könnte sich auch die Gesellschaft entwickeln.

Es ist an der Zeit, dass wir Menschen mit einem vergessenen Teil von uns in Kontakt kommen – nicht nur intuitiv, sondern bewusst. Das kann nicht zuletzt auch einen Wandel in unserer Gesellschaft bewirken.

Es gibt viele Zeichen dafür, dass immer mehr Menschen unbewusst danach suchen. »Das kann doch nicht alles im Leben sein, es muss doch mehr geben« ist einer der Sätze, die mir bei meiner Arbeit immer wieder begegnen. Hätten die Menschen ein Bewusstsein für ihren Feinstoffkörper, würden sie anders mit sich, mit anderen Lebewesen und mit der Umwelt umgehen: sorgsamer, behutsamer, respektvoller. Ein achtsameres zwischenmenschliches Klima könnte daraus resultieren. Ist der innere Hunger erst einmal beseitigt, verändern sich die Möglichkeiten der zwischenmenschlichen Kommunikation. Dann kann es endlich um das jeweilige Thema gehen, anstatt dass Profilierungsgehabe, Einschüchterung, Positionsgerangel oder Gejammer ihm den Platz rauben.

Die Entdeckung des Feinstoffkörpers stellt einen Weg dar, um die Voraussetzung für eine friedliche, kreative Veränderung unserer Gesellschaft zu schaffen, bei der es nicht darum geht, Druck gegen das gegenwärtige System aufzubauen, das den Überfluss und die Kreisläufe der Industrie hervorgerufen hat. Stattdessen können wir mit Verständnis und Dankbarkeit auf die Fülle reagieren, sodass sich etwaige anhaftende feinstoffliche Belastungen lösen können. Es geht darum, dem einzelnen Menschen die Gelegenheit zu geben, sich selbst in einen Zustand der feinstofflichen Balance zu bringen, von dem aus er Veränderungen angehen kann. Der Weg fängt beim Einzelnen und zugleich in der Gesellschaft an, der er aufgrund seines Menschseins angehört und die er mitgestaltet. Entweder aus der beengten Sicht des inneren Hungers heraus – oder aus einer unverstellten, offenen, umfassenden Perspektive.

Ich hege hierzu einen Gedanken: Wenn sich eine bestimmte Anzahl an Menschen für ein Leben im Einklang mit ihrem Feinstoffkörper entscheiden würde, könnte sich unsere Gesellschaft ohne Gegendruck zum Vorteilhaften für Mensch und Umwelt entwickeln. Es ist ein Weg *mit* dem Leben – dem eigenen und dem des Planeten.

Ein paar inspirierende Fragen

Wie wäre es, wenn wir Menschen uns mit der Haltung begegnen würden, als könnten wir jederzeit ein neugeborenes Kind in die Arme nehmen?

Wie wäre es, wenn wir mehr in Kontakt mit uns wären und von daher eine innere Führung im Leben hätten?

Wie würden sich Gespräche wandeln, wenn die tägliche Portion Ersatznahrung nicht mehr nötig wäre?

Was könnte alles entstehen, wenn wir die Zeit und die Kraft frei hätten, die wir bisher mit der Suche nach feinstofflicher Ersatznahrung verbringen mussten?

Wie wäre das Miteinander, wenn wir, statt hinter von uns selbst aufgebauten Schutzmauern zu vereinsamen, den Blick frei hätten für die Bedürfnisse anderer?

Wenn wir vertrauensvoll aufeinander zugehen könnten, statt uns gegen Angriffe verteidigen zu müssen?

Wenn wir die Fähigkeit zu immer mehr Verständnis füreinander weiterentwickeln würden, statt uns immer absoluter in Meinungsgruppen zu polarisieren?

Wie wäre es, wenn wir in Kontakt mit den in uns liegenden Quellen der Dankbarkeit, Demut, Liebe und des Verständnisses leben könnten?

Wie wäre unsere Welt, wenn die Entwicklungsenergie eines jeden Menschen zur Entfaltung und sein Höheres Selbst zum Ausdruck kommen würde?

Schlusswort

Nun ist es so weit: Wir sind am Ende unserer gemeinsamen Entdeckungsreise innerhalb dieses Buches angekommen, zu der wir aufgebrochen waren, um den Feinstoffkörper in seiner Substanz kennenzulernen und zu erkunden. Für mich ist es immer wieder berührend zu erleben, wie Menschen zum ersten Mal ihren Feinstoffkörper entdecken: Auf einmal sitzen sie vollständiger, präsenter vor mir. Denn ein wesentliches Puzzleteil, das ihnen bislang zum umfassenden Verstehen ihres Lebens gefehlt hat, ist ihnen plötzlich bewusst geworden.

In Ihrem Rucksack befinden sich nun Hilfsmittel, mit denen Sie Ihren Feinstoffkörper eigenhändig weiter schützen und stärken können. Unsere gemeinsame Reise hat Ihnen auch gezeigt, wie Sie eigene Erfahrungen mit der feinstofflichen Realität und ihren Gesetzmäßigkeiten machen können. Darin liegt ein großer Wert, denn die von Ihnen durchlebten Erfahrungen sind nun Teil Ihrer Lebensrealität, ein Grundstock, auf dem Sie aufbauen können und sollten. In einem abgedunkelten Zimmer tasten wir nur mühsam herum und müssen uns merken, wo etwas steht, um uns zurechtzufinden. Die Erfahrung aber bringt Licht in solche dunklen Räume. Wird es heller, können wir viel besser mit dem, was sich im Zimmer befindet, leben. Und je mehr Sie auf die Erfahrungen mit dem Feinstofflichen aufbauen, desto mehr Licht bringen Sie in viele Ihrer Lebenssituationen.

Neben dem Kennenlernen des Feinstofflichen war es deshalb auch wichtig, dass Sie bereits eine gewisse Eigenständigkeit auf diesem Gebiet erwerben konnten, genau wie Sie als Kind Schritt für Schritt gelernt haben, sich durch die grobstoffliche Welt auf zwei Beinen zu bewegen und ihre Naturgesetze ganz natürlich zu einem Bestandteil Ihrer alltäglichen Handlungen werden zu lassen. In dem Moment, in dem Sie etwas neu Erlerntes nicht mehr unter Anstrengung abrufen müssen, weil Sie es in sich verankert wissen, ist es zu einem festen Teil Ihres Erfahrungsschatzes geworden. Genau dieser Prozess kann nun für Sie auch im Feinstofflichen stattfinden, bis es unwichtig wird, woher Sie die Anstöße bekommen haben – ob nun von mir oder einer anderen Quelle.

So gesehen beginnt genau jetzt, mit dem Ende dieses Buches, Ihre eigenständige Entdeckungsreise. Nutzen Sie die Übungen als Wegweiser, indem Sie sie regelmäßig wiederholen, sodass sich Ihre feinstofflichen Sinne stabilisieren und erweitern können. So könnte es beim regelmäßigen Üben – das zeigt die Erfahrung – möglich werden, dass Sie Ihren Feinstoffkörper wahrnehmen, ohne ihn mit der Hand zu ertasten. Seine Reaktionen sind dann noch natürlicher mitzubekommen. Auch in Bezug auf Nahrungsmittel merken Sie nach einer Weile, wie der Feinstoffkörper auf sie reagiert, während sie noch vor Ihnen im Supermarktregal liegen.

Sie können Ihre persönliche Forschung auch voranbringen, indem Sie die Feinstoffkörper anderer Menschen, wie im Buch vorgestellt, ertasten. Es kann durchaus eine spannende Erfahrung sein, verschiedene Feinstoffkörper wahrzunehmen und zu erfragen, wie diese Art von Berührung erfahren wird. So bekommen Sie mit, wie unterschiedlich Feinstoffkörper zu erleben sind – genau wie sich physische Körper voneinander unterscheiden. Kinder zum Beispiel spüren es oft sehr deutlich, wenn ihre Feinstoffkörper achtsam ertastet werden, und reagieren darauf oft positiv und neugierig.

Auch das feinstoffliche Sehen kann sich dank der vier Anleitungen und der entsprechenden Übungen auf ganz natürliche Weise entwickeln. Vielleicht kennen Sie ja eines dieser beliebten Bilder, in denen ein dreidimensionales Element oder eine zweite Ebene verborgen ist: Zuerst kann man es nicht erkennen, erst mit der Zeit entdeckt man plötzlich die versteckte Dimension, die dem Bild eine neue Bedeutung verleiht. Nach kurzem Erstaunen lässt sich das zuvor Verborgene nicht mehr aus dem Gesamteindruck wegdenken. So ist es auch mit dem Feinstofflichen. Wenn man es einmal gespürt, ertastet, erlebt und gesehen hat, ist es nicht mehr aus der eigenen Lebensrealität wegzudenken. Wir merken, dass wir es schon immer wahrgenommen und vielleicht sogar gesehen hatten. Nur wird unser Gehirn in der Verarbeitung von Wahrnehmungen oft von der Gewohnheit begrenzt. Wir können nicht alles registrieren, was unsere Sinne aufnehmen. So können wir auch weiterhin Verständnis für Menschen haben, die ihren Feinstoffkörper nicht beachten, und dafür, dass es eine ganze Kultur wie unsere heutige westliche Gesellschaft gewohnt ist, daran vorbeizuschauen. Doch wenn unsere Aufmerksamkeit einmal auf das Feinstoffliche gelenkt wurde, kann unsere Wahrnehmung immer klarer werden – und die Forschungsreise kann beginnen.

Danksagung

Auf dem Weg, Sie anzuleiten, Ihren Feinstoffkörper zu entdecken, und mein Wissen in die passenden Worte zwischen zwei Buchdeckeln zu kleiden, habe ich von meiner Frau Angela viel Unterstützung bekommen. Sie verfolgt und begleitet meine Arbeit seit vielen Jahren. Ihre weitreichende Übersicht war eine große Hilfe, eine passende Struktur für dieses Buch zu entwickeln, damit die in vielen Seminaren erprobte Anleitung auch in gedruckter Form lebendig nachvollzogen werden kann. Für die sprachliche Umsetzung zeichnet sich Tanja Heitmann verantwortlich, der die Herausforderung gelungen ist, den Spagat zwischen meiner persönlichen Sprache und den Ansprüchen eines leicht zugänglichen Praxisbuchs zu meistern. An dieser Stelle möchte ich meinen beiden Unterstützerinnen meinen herzlichen Dank aussprechen.

Vielen Dank!

Über Ronald Göthert

Ronald Göthert, geboren 1964 in Oberfranken, erforscht seit jungen Jahren aus seiner eigenen feinstofflichen Wahrnehmungsfähigkeit heraus Zusammenhänge der feinstofflichen Wirklichkeit in Bezug zum Menschen. In den 1990er-Jahren gelang es ihm, eine neue Therapieform für die feinstofflichen Körper zu entwickeln, mit der man sich von feinstofflichen Verletzungen und Belastungen befreien kann. Auf diese Weise verhilft die Methode den Menschen zu mehr Gesundheit und innerer Ordnung.

Ab 1999 legte Ronald Göthert seinen kaufmännischen Beruf nieder, um hauptberuflich nach der von ihm entwickelten Methode zu behandeln. Außerdem vermittelt er seither in Seminaren die Grundlagen der feinstofflichen Gesundheit und der inneren Ordnung des Menschen – seit 2021 auch in einem Video-Seminar. Der Inhalt dieses Buches entspricht dabei der ersten von vier aufeinander aufbauenden Einheiten.

2008 formte er aus seinen therapeutischen Ansätzen neue Berufe, in denen er Interessierte auch ausbildet: zum Feinstoffpraktiker und zum Feinstoffberater NDGM (nach der Göthert-Methode). Außerdem gibt es mittlerweile auf der Basis seiner Seminarkonzepte den vermittelnden Beruf des Feinstofflehrers NDGM.

Ronald Göthert gibt sein Wissen über die feinstoffliche Gesundheit auch in Weiterbildungen für Menschen in den Gesundheitsberufen weiter. Es ist sein Grundanliegen, Menschen in ihrer inneren Entwicklung zu fördern.

In seine anhaltende Forschung fließt auch sein Interesse an der Natur sowie an Wohn- und Lebensräumen für das menschliche Wohlempfinden ein. Sein Wunsch ist es, dass das Feinstoffliche Teil des Allgemeinwissens wird und immer mehr Menschen einen praktischen Zugang zu ihren Feinstoffkörpern haben und wissen, wie sie ein feinstofflich gesundes Leben in der inneren Ordnung führen können. Dafür hat er bereits zwei Bücher publiziert:

- *Feinstoff Nahrungsberater*, GME-Verlag 2010
- *PRO Rücken. Mit feinstofflicher Arbeit zur inneren Ordnung und einem befreiten Rücken*, GME-Verlag 2016

Angebote der Göthert-Methode®

Göthert-Seminare

Das Seminar zum Buch, auch als Videoseminar: »Entdecke deinen Feinstoffkörper – für Schutz und Stärkung der Lebensenergie«

Aufbauende Seminare

»Die innere Ordnung des Menschen«, Teil 1 und Teil 2
»Zugang zum inneren Leben«

Feinstofftherapie

Hier wird unter anderem behandelt bei

- ✦ Erschöpfung
- ✦ innerer Unruhe
- ✦ Schlafstörungen
- ✦ unspezifischen Rückenproblemen

Beratungen werden angeboten bei

- traumatischen Erfahrungen
- emotionalen Belastungen (Ängste, Trauer, Verzweiflung)
- wiederkehrenden Lebensmustern
- Konflikten
- Lebensfragen

Weiterbildung für Menschen in Gesundheitsberufen

»Grundlagen der feinstofflichen Gesundheit«

Ausbildungen zu den Feinstoffberufen

Feinstoffpraktiker
Feinstoffberater
Feinstofflehrer

www.göthert-methode.de